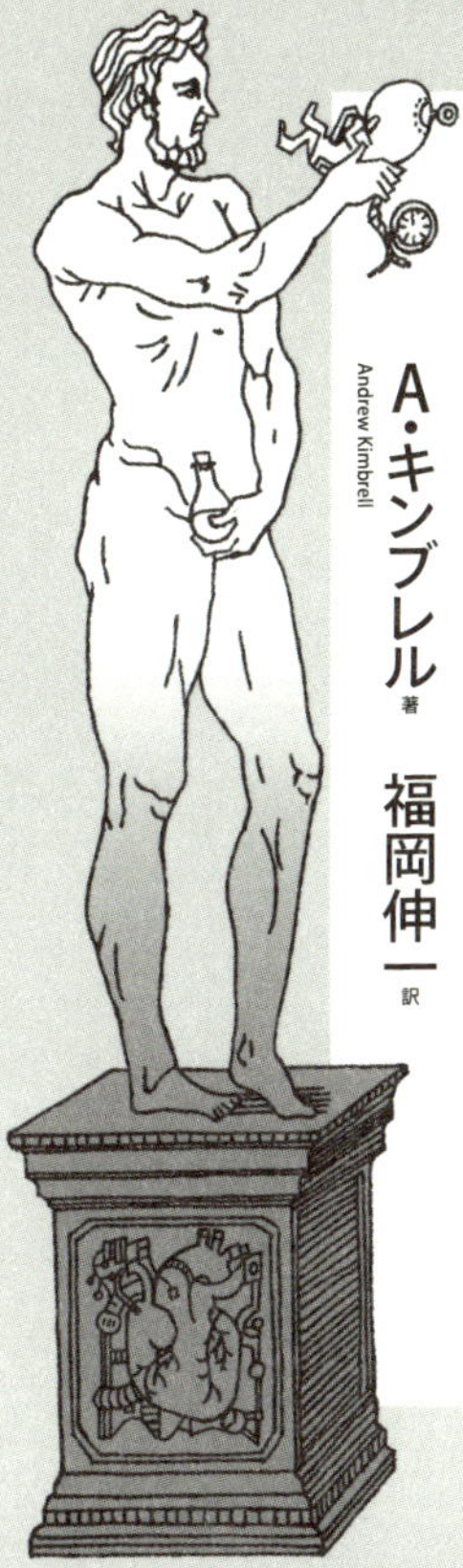

# すばらしい人間部品産業

THE HUMAN BODY SHOP

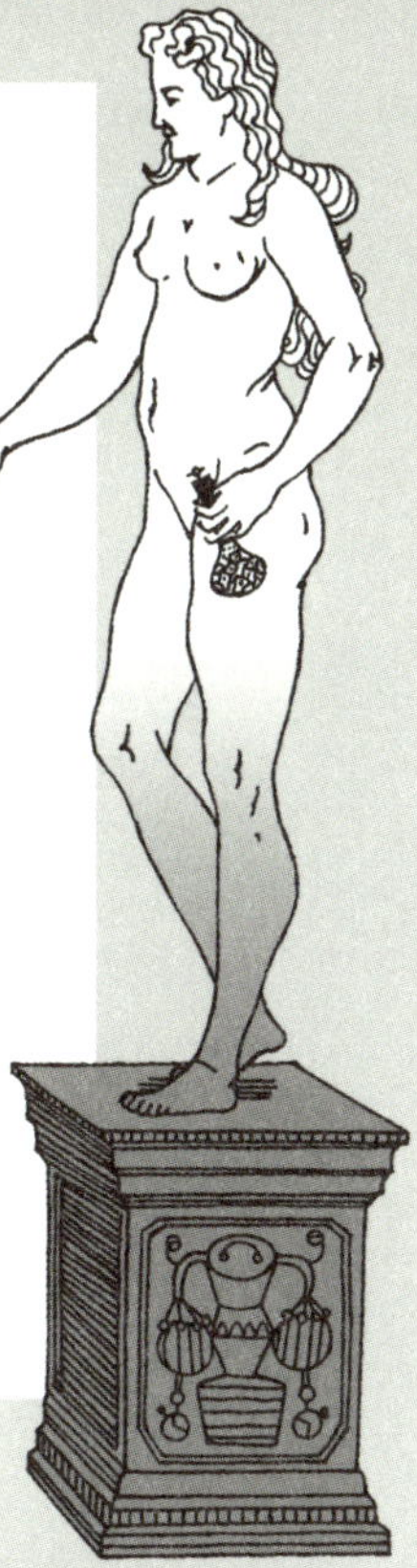

A・キンブレル 著
Andrew Kimbrell
福岡伸一 訳

講談社

# まえがき

オルダス・ハクスリーが反ユートピア小説『すばらしい新世界』を出版した頃（一九三二年）のアメリカは、いまとはずいぶん違っていた。当時、人びとの感覚はいまだ一九世紀的農本主義社会にとどまりつつも、かたや新しい都市工業的な秩序に冷静ではいられないといった状況下にあり、この本は読者に衝撃をもたらした。

ハクスリーの未来では、人間は、厳密な実用的価値に沿って、正確に規格化された基準にしたがって大量生産されるものとして描かれており、ここには当時、近代化の波がもたらした希望や不安と格闘していたアメリカの人びとの心をとらえる何かがあった。それゆえ、この本は読者を魅了すると同時に恐れをもたらしたのである。未来において、人間は、科学的な操作によって精神的な要素を抹殺された大量生産物として描かれており、この変性した人間像は、近代化の行く手に横たわるであろうものに対する予言的警告となっていた。しかしなお、多くの知識人をはじめとする大多数の人びとにとって、『すばらしい新世界』は本当に実現するものとしてではなく、隠喩（いんゆ）として、いうなれば近代化に対する強力なパロディーとして映っていたのである。

しかし今日、ハクスリーがみていたものは急速に日常のものとなりつつある。工学的手法と大量生産技術が生命現象の領域内部に深くくい込み、かつては神聖であった生命の聖典が侵されつつある。遺伝暗号が解き明かされ科学者たちが生命の設計図を書き換えつつある。遺伝子配列を添削し、編集し、あるいは組み立て、ときに種をこえて連結を施し、第二の生命創造を企てつつある。そしてこれは、市場原理と商品化の力によって創り出された人工的な進化なのである。

アメリカ国立保健研究所（ＮＩＨ）の科学者たちは、現在、人間の遺伝子の全地図を作成しようとしている。これは少し以前に人類を月に立たせたあの国家計画の向こうを張って、莫大なお金と時間をかけた大がかりな計画である。科学者たちは分子生物学の最新の成果から得られるはずの利益に過敏なあまり、何百もの人間の遺伝子に早くも特許権を主張しはじめた。市場アナリストによれば、今世紀の終わりまでには、すべてのヒト遺伝子は特許化され、製薬会社、化学会社もしくはバイオテクノロジー企業のいずれかの商業上の所有物と化しているであろうと予測されている。

人間のからだを商品化しようとするこの技術は、早くも私たちの生命観を変えつつある。いまや赤ちゃんをつくる方法だけでも新しい方法が十指に余るほど開発され、それらすべてが生殖過程の途中に介入する手の込んだ技術を売り物にしているのである。ヒトの体細胞遺伝子に対する遺伝子治療の第一例はすでに行われた。さらに、卵子や精子、あるいは胎児の遺伝的なエラーを矯正するための生殖細胞遺伝子に対する遺伝子治療の第一例の実施も、近い将来実現すると予測されている。バイオテクノロジー業界では、全生殖過程、すなわち受精から分娩までが、技術者の注意深く見守るなか、効率よい生産方式と豊富な商業資金に支えられて運営される日も遠からず訪れると期待されている。

ひとたび技術的な可能性にめどが立てば、未知のものへの畏怖畏敬の念は雲散霧消して、あとは好奇心だけが喚起されることになる。「いかにして？」という問いかけは「いつ頃できる？」あるいは「いくらかかる？」といった問いにとって代わられる。そして実際に成果が市場に出回る前に、すでに私たちは分子生物学の新しい奇跡とやらにも慣らされてしまうのである。生命の尊重、聖書における創造の意味についての伝統的な価値観など、長い間受け継がれてきた信念の数々に対して、市場原理は毎回勝利を収めてきた。このような世界では、遺伝子工学の新技術が、さしたる抵抗もなくむしろ両手を広げんばかりに歓迎されたいきさつもまったく驚くに足らない。

これまで人間は五〇〇年にわたってこの地球上のあらゆるものを囲い込み私有化し商品化してきたが、その最終局面として「人体」をテクノロジーの対象とし商品化するにいたったのである。われわれはこの惑星のかなりの土地を私物化し、生態系をまるごと商業的な財産に転化してきた。海洋資源についても同様である。大気すらこれをとらえて通気管を通して運び、売買したりリースしたりする市場ができている。そしていまや、人体そのものに手をつけ商品化しつつある。

それはまさに近代市場原理に残された最後の侵略地なのである。

本書『ヒューマンボディショップ』で、著者アンドリュー・キンブレルは、法律家であるとともに哲学者でもある彼の卓抜した才能をいかんなく発揮して、私たち現代人が最後に迎えたこの状況を解剖して見せてくれる。著者は人体の商品化こそが経済的生物（ホモ・エコノミカス）としての人類の最後の到達点であることを正確に言い当てている。彼は非常に詳細な記述によって、個々の新しい技術とそれに付随する金もうけのからくりを解説しつつ、市場が着実に人体を侵しつつあることをみせてくれる。いまこうしているあいだにも、いくつもの巨大企業が人体に群がって、利用できるありとあらゆる臓器、組織そして遺伝子をことごとく地上げしつつあるのだ。

人体そのものを植民地化したということは、近代資本主義の歴史における一つの偉業であり、人間の精神のなかのタブーを解体する過程における終章であるということなのだ。著者は、実際の値段をはじきだしてみせることによって、人体を切り刻んで競売台の上に並べるという熱意に驚くほどのお金がからむことに注意を喚起してくれる。

賃金を得るために自分の時間を売るにいたった私たちの歴史は、一〇〇年前にかのカール・マルクスによって丹念に調べあげられたわけだが、著者の分析は多くの点でこの調査を完成したものであるといえる。とうとう自分自身を売りに出しはじめた経緯を語ることによって、現代人がその精神性を失ってゆく最後の段階に読者を誘うのである。

本書は奇をてらったものではない。むしろ、テクノロジーと利潤という二人の神にますますとらわれてゆく私たち現代人の状況を痛々しく綴ったものである。小切手によって包装されたファウスト的贈り物についての、あるいは来るべきテクノロジーの楽園での、絶対もうかる約束手形についての幸せな物語なのである。むろんこのような過激な投機の代償は高くつく。キンブレルいわく、世界的規模の市場で自分自身の部品が高騰を続けるかわりに、私たちは魂を売り渡してしまったと。

本書『ヒューマンボディショップ』を読んでみると、メフィストフェレスが巧みに変装して技術者や企業家の顔をして、すでにドアの前に立っていることがわかる。単なる拒絶だけでは、この現代のファウストから身を守るに十分ではない。必要なことは、認識を変革することであると著者は言う。私たちそのもの、私たちがとるべき視点、および私たちの役割について新たな理解が必要である。著者キンブレルは読者に思い切った意識の跳躍を求めている。それによって、読者に物質とテクノロジー神話を信奉する狭い世界観から抜け出すこと、あるいは太古に人間が創造主と交わした契約を見直すことを期待している。また、自分自身のからだと精神の所有者としてのふるまい方を見直し、現代における生命観に責任をもつことを期待しているのである。著者のこの訴えは、現代に対する優れた挽歌でもある。それは本書のどのページにも見て取れ、読者の注意をおのずと喚起する。

著者は、現代の影の部分を取り出し光の下にさらして、よくみえるようにしてくれた。今度は私たちが、急速に近づいてくる「すばらしい新世界」への誘惑から自分自身を解放するため、思考転換をする番である。

一九九三年一月六日

ジェレミー・リフキン
ワシントンDCにて

目次

胎児利用の歴史／人間化されたネズミ／なぜ胎児組織なのか
胎児ビジネスを狙う企業／殺人か、再利用か／利用推進者たちの言い分／
胎児を使った「芸術品」／アメリカ　胎児移植をめぐる闘い／注目を集める「幹細胞」

Part II

# 赤ちゃん製造工場

The Baby Factory

Part III

# 遺伝子ビジネス

The Gene Business

Part IV

# 人間部品産業との闘い

Closing the Body Shop

すばらしい

人間部品産業

本書は、1995年に化学同人より刊行された
『ヒューマン　ボディ　ショップ』を改題、
一部修整・加筆の上、再出版したものです。

# 改訂版　はじめに

二一世紀を迎えた今日、人類の発展は生物学の進歩と否応なく結びついているといわれている。機械生産で勝利を収めた二〇世紀を「物理学の時代」とするならば、二一世紀はいわば「生物学の時代」だろう。

私たちは過去二〇年にわたり、迫りくる生物学の時代の予兆を無数に目にしてきた。新聞の見出しやニュースからは、現代社会の現実よりもサイエンスフィクションに似つかわしいイメージが数ヵ月ごとにとびだしている。これまで私たちは、唖然とするような数々の出来事に直面してきた。クローン技術によって生まれた哺乳類やヒトの胚（はい）。大規模な遺伝子操作や動植物の改変。研究や移植のための胎児組織の利用の拡大。不妊治療における卵子や胚の移植をはじめとした、膨大な数の新技術。引き続き行われているヒトゲノムの配列決定や解析（ヒト遺伝子は予想よりも驚くほど少ないことが判明している）。動物の臓器の人体への移植。労働者や胎児の遺伝子診断。動物の生産性をあげたり、人間の身長を高くしたりするために用いられる遺伝子組み換え薬品。

生物学の「進歩」がますます広がっていくにつれて、科学者や企業は、生命そのものの設計図に対するいまだかつてない支配力を手に入れつつあると公言し、微生物から人類にいたるまでの生物界全体の創造者や設計者の役割を標榜（ひょうぼう）するようになっている。科学的な才覚を新たに手にした彼らは、効率や実用性、計量可能性、予測可能性といった従来の産業上の価値観をあてはめながら生命のかたちに手を加え、その姿を変えるばかりでなく、合成生物学という手段で人工生命を生み出している。政府や民間企業が提供する膨大な額の研究資金、そして巨大な利益の可能性に突き動かされ、人間の生命のもっとも奥まった場所へ、そして自然界の最も奥深く隠された場所へと侵入しようとしているのである。彼らが唱える主張や約束はたいてい誇大宣伝されているが、人体をはじめとする生物界へのそうした技術や商用化の侵入こそが、倫理的にも、環境的にも、そして社会的にも、有史以来最も重大で厄介な問題であるという点には、ほとんど疑問をはさむ余地はないだろう。

次の一世紀のうちに、私たちは生命の設計者となるという、長くて不確かな、そして危険な旅に乗りだすべきなのだろうか。工学と商業の原則にのっとって、進化の模造品を設計すべきなのだろうか。その問いは、かつて人類が直面した技術上の問題のなかでも、もっとも重大なものである。生物学や医学の技術開発がスピードアップしている今日、その問いに答えを出さずにいることはとうてい不可能だろう。というのも、生物学革命は、すでに生命そのものの定義やそのとらえ方、使い方に大変動をもたらしているからである。

私たちは人間の臓器や組織、遺伝子に手を加え、それをほかの動物に移植することで、人間とそれ以外の動物との境界を曖昧なものにしている。生命を操作し、特許化し、クローン化することで、生命と機械との境界を消しつつある。胎児や新たな定義に基づく「脳死者」から幹細胞のような人体組織をより効率的に「収穫」しようと急ぐあまり、従来の生と死の概念を混乱に陥れている。体外受精、卵子や精子の提供、代理母契約による不妊治療を追求した結果、誰が母親で誰が父親かを定める明確なラインは、もはや存在しなくなっている。胎児の遺伝的な「異常」を診断することで、優生学的な判断を振りかざし、生きるに値する生命の条件を決めつけている。動物やヒトの遺伝子、細胞、胚などの生命の一部を特許化し、共通財産であるはずの生命を企業の所有する商品に変えている。人体部品の市場を開拓し、出産をめぐる契約を認めることで、生物学的な奴隷制度を生み出し、経済的に選択権を奪われた人びとを、かけがえのないものを売らせる行為へと走らせている。かつては「神聖なもの」とされた人間のからだそのものが、生物産業時代の原材料へと急速に変化しつつある。人体はいまや商品になってしまったのである。

**今日の私たちは自然、経済、そして人間をどうとらえてきたのか。ヒューマンボディショップ（人間部品産業）は、われわれの意識が招いた結果である。**

生物学や医学の最新技術に伴う危険を減らし、なおかつその恩恵を受けるためには、人類社会は来たるミレニアムでどのような制限を設ければいいのだろうか？　将来の見通しは、心強いとはとうていいいがたい。核技術や化学技術をめぐるこれまでの歴史をざっと見ただけでも、人類がテクノロジーを有効利用のみにとどめえたためしがないことは明らかである。いまの私たちには、バイオテクノロジー革命の倫理的な、経済的な、政治的な無数の影響に立ちむかうだけの準備はできていない。生命の操作や商品化がもたらした数かずの問題は、何よりも重要で一刻を争うものである。にもかかわらず、私たちはこの混沌としたモラルの乱れた状態を切り抜けてゆくうえで、指針となる適切な政策を生み出す努力を怠っているのだ。

しかも、かつてない影響力を有しているにもかかわらず、バイオテクノロジーに関する政策立案者たちは、正式な選挙で選ばれたわけでもなければ、一般市民を代表しているわけでもない。技術をめぐる問題を左右するのは、民主的な政策決定プロセスでも市民の投票でもない。むしろ、生物学革命を操っているのは、研究者や官僚、医師、ビジネスマン、科学者、判事などで構成される、無計画に組織されたグループである。たいていの場合、彼らの決定は、不可解なお役所的規制や、ほとんど市民には説明されぬままに進められる企業や取締役会の判断、あるいは、地方裁判所や連邦裁判所の意見から導きだされている。社会を良くしたい、助けたいといった願望から生まれているものもないわけではないが、何が効率的で何が利益になるのかというような、ごくごく狭い考えが動機になっているものもある。

動機がどのようなものであれ、新時代の生物学を規制し、制約を設けるべき今日の政策立案者たちは、広がりつづける生物学革命を適度に制限する方向へと社会を導けていないし、導こうとも考えていない。バイオテクノロジーの最前線にいる人びとは、その技術が社会にもたらす事態に正面から対応すべき確固たる見通しをもちあわせてはいない。前世紀の科学界は、自らが明るみに出した発見によりもたらされたモラルや倫理の問題に、率先して取り組んできたとはいいがたかった。そしてバイオテクノロジー・ブームにかかわる科学者のほとんどは、その傾向を受け継いでいる。

いわゆるバイオエシックス（生命倫理）を標榜する人たちでさえ、多くは生命の操作や売買の新展開に対して、それがどれほど疑わしいものであっても、ノーといえる強さをもちあわせていないように思える。そうした倫理信奉者たちは、ヒトの胚のクローン化や、ヒト遺伝子の動物への無制限の導入、胎児組織の規制なき利用といった、議論の余地がきわめて大きい先進技術にさえも賛成している。彼らは考えの及ばない問題をうまくやり過ごし、そのうち少し議論が可能になり、やがて「まあいいだろう」となって、ついには当たり前のものになるという一連の流れに手を貸しているように思える。私たちの倫理は急降下しているのである。

一九九二年に原書が出版され、このたび改訂された本書は、「人間部品産業」たる生命の操作や商品化の大部分を隠す秘密主義のベールを払い去り、私たちの無関心を改めようとする試みである。そもそも、現代の科学や経済の「影」の部分を明るみに出し、一般市民の監視の目にさらすという試みは、もっと早くに行われているべきだった。

第一部「人体と部品のあいだ」では、血液、臓器、胎児の売買とそのからくりについて見ていく。つづく第二部「赤ちゃん製造工場」では、生殖に関する部品やその産物、つまり精子や卵子、胚、あるいは赤ちゃんそのものの商品化や操作の分野に進んでみよう。「遺伝子ビジネス」と題した第三部では、人体の生化学的成分、遺伝子、細胞、そして胚といった生命の一部を操作し、クローン化し、特許化するバイオテクノロジーの新商売に関して触れてみたい。ここでは、読者は生命操作を行う人びとのいる研究所をのぞいたり、生命の売買に携わる企業の会議室を訪ねたりすることになる。生物産業を監督する連邦政府機関の官僚会議を聴くことにもなるし、あるいは、世界中の議会や裁判所を訪問して、人間部品産業をめぐる法廷闘争がどのように進められているのかを見ていくことにもなるだろう。人間部品産業に携わっている人びとの動機や目的をじっくりと探っていこう。これに反対を唱える人びとの意見も聴かねばならない。人体を商品化したり操作したりすることでもうけている側の人と、これによって犠牲になった多くの人びとにも会う必要がある。

この本の最後のパート、すなわち第四部「人間部品産業との闘い」では、この業界の基礎になっている考え方を探っていく。いまの私たちが置かれている状況を理解し、来る世紀、来るミレニアムを正しく見通すためには、なくてはならない作業である。第四部の各章では、人間部品産業を生み出したのは、必ずしも無責任な科学界や強欲な企業、問題を無視して行動を起こさない政府ばかりではないことを明らかにしていく。人間部品産業はむしろ、現代の幕開けに西洋文明にもたらされた自然や経済、そして人間に対する私たちの意識から生まれた必然の結果といえるものなのである。

終章「『からだ』についての思考改革」では、生命の操作と商品化がもたらした倫理的な、環境的な、そして社会的な危険地帯を、私たちの社会が切り抜けていくためのいくつかの具体的な指針を結論として提示している。この指針と併せて、現在の私たちに根づいている意識を見直すことも提案している。というのも、私たちが人間部品産業を終わらせようとするのなら、生命を構成する要素が商品と見なすことができないほど尊いものであることを理解し、現在の市場イデオロギー崇拝とのあいだでバランスをとらねばならないからである。

さらには、なんの疑いもなく産業の原理と効率を信奉することをやめ、生命や人体とのあいだにもっと親密な絆を築かねばならない。議会や司法による人間部品産業の規制は、確かに必要不可欠である。だがそれ以上に、究極的に求められているのは、人体に対する私たちの意識を変え、生命創造における人間の分際をあらためて知ることなのである。

アンドリュー・キンブレル

二〇一〇年八月

Part

# I

# 人体と部品のあいだ

Blood and Flesh

なぜなら血は命であるからである。
人間の血は物品である。

（申命記　一二章二三節）

（コミュニティー血液銀行訴訟における連邦取引委員会裁定、一九六六年）

# 1　血は商品か

Blood Tithes

血は誕生、死、勇敢、高貴、純潔、そして豊饒（ほうじょう）などと結びついた魔法の液体であり、生命の究極的な象徴である。

太古から人間は血を不可思議なものととらえ、血を目にすれば畏（おそ）れを感じ、血に背くことなく死んでいったのである。実際、ほとんどすべての文化は、血をその象徴的重要性に応じた方法で取り扱ってきた。たとえば古代エジプト人のあいだでは、病気やけがで失った力を取り戻すために血の風呂に入ればよいと言い伝えられていた。また彼らは脱毛や白髪には頭に血と油をすり込めばよいと考えていた。血はまたキリスト教の聖餐（せいさん）の儀式においても最も重要な役割を果たしてきた。ワインをキリストの血に代えて飲むのである。かつてキリストが使徒に向かって「さあ、一息に飲みなさい。これは私の血、契約の血である」と語ったからだ。

血を聖なるものととらえる考え方は、いくつかの文化圏で血の取り扱いに厳格な制限を生むことにもなった。旧約聖書は動物の血を摂ってはならないとしている。これは、血は肉と違って生命そのものであるから食べるべきではない、との考えに基づいている。たとえば申命記一二章二三節では「ただ、その血は断じて食べてはならない。血は命であり、命を肉と共に食べてはならないからである」と教えている。

血は生命の象徴であるとする考え方は、人種、信仰、伝統を問わず私たち人類に広くゆきわたっている。血を分け合うことで兄弟や姉妹の関係になるとする伝統は数多くある。また温血動物をみると、種をこえて親しみの感情がわく。逆に、血に関する信念はときとして人間を区別することにもなる。人類の歴史をとおしてみると、血は迫害と殺害の理由にもなってきた。たとえば、民族差別や人種差別は「純血」と「非純血」を分けるという考えに基づいている。

このようにタブーや偏見、あるいは聖餐の儀式に表れたような、血と人間の関係がこれまでの歴史のほとんどを占めてきたのと対照的に、二〇世紀になって血の取り扱い方はまったく異質のものとして現れてきた。近代医学、とくに輸血技術の進歩が血のもつ聖なる意味、象徴的な意味を消し去ってしまったのである。かわりに血はしばしば単に、医療産業における売れ筋の重要物資ととらえられるようになった。今日、血は最もよく売買される人体の「生産物」となっているのである。

このように血を公然と売買する行為は、人体の部品を商業的な対象とする倫理をめぐって、最初のかつ最も激しい議論を引き起こすきっかけとなった。

この論争はいまも決着をみていない。世界中で何百万リットルもの血液が売買されている一方で、私たちはしばしば助け合いの精神から無償で献血を行っている。このような血に関する曖昧な社会的スタンスの結果として、血は無償のものか、商品としてよいのか、という血をめぐる論議の中心的争点がいまも未解決なのである。

## 輸血の歴史

商品としての血の歴史は、輸血が救命法として利用されだしたときから始まった。歴史家によれば、七〇〇年以上前、病んでいたローマ教皇インノケンティウス三世が三人の健康な少年の血を受けたのが、人から人への最初の輸血の公式的記録であるという。この輸血が経口的に行われたものか静脈注射で行われたものかは記載されていない。いずれにせよ、結果は悲惨なものに終わった。少年たちは死に、法王も死に、輸血を敢行した医者は国外へ逃亡した。

このあと数世紀を経た一六二八年、ドイツのフランクフルトで粗雑な印刷の七二ページからなる小冊子が出版された。これによって血液の科学が大きく進展した。この小冊子は「動物における心臓と血の動態に関する解剖学的論考」と題された内科医ウイリアム・ハーベイの講義録であり、ヨーロッパにおける血液と人体に関する科学的認識を根底から変革するものであった。この歴史的な著作のなかでハーベイは心臓の役割を再定義し、血液循環の動態を次のように明らかにしたのである。

すべての考察と観察はいずれも次のことを証明している。すなわち、血液は心室の力によって肺を通って心臓にいたり、そこからからだの全器官へと送り出されていく。そこで血液は静脈と小孔に入り込む。あらゆる静脈によって血は周辺から中央へ戻される。それゆえ、動物の血液は必然的に循環しており、たえまない流動状態にある。これは心臓の運動もしくは機能によるものであり、脈動によってなされている。これこそが、心臓の働きと脈動の唯一の目的であると結論される。

ハーベイはさらに心臓と循環を当時使われていた「水ポンプ」装置と比較している。ハーベイによる血液循環の発見に触発されて、一六六五年著名な解剖学者リチャード・ロウアーが、イギリスの建築家サー・クリストファー・レンの勧めによって歴史的な輸血実験を行った。中空の羽の軸を使ってイヌの動脈を別のイヌの静脈につなぐことによって、ロウアーは輸血を行った。

手術は成功した。ロウアーのこの実験はイギリス啓蒙時代の初期にあった当時の知識人たちのあいだで、たいへんな評判を引き起こした。化学の父として知られるロバート・ボイルは、自分の手で輸血実験を試みた。その効果を確かめたボイルは間髪を入れず、人間を実験台にして輸血実験を行うべきだと熱心に主張した。「犯罪者を使って、人体実験をするのがよいだろう」とボイルは述べた。

一六六七年一一月ボイルの望みの叶う日がきた。ロンドンの王立協会で行われた公開実験で、ロウアーは健康ではあるが軽度の精神異常の男性に仔ヒツジの血を輸血した。この男には実験料として一二シリングが与えられた。この男性は報酬を受け取って医学研究の実験台となった最初の人物（の一人）として知られるようになる。男の精神状態が正常でなかったこともあり、ロウアーも同僚たちも、被験者からインフォームドコンセント（説明を十分に受け、納得した上での同意）を得る必要があるとは考えていなかったようだ。一週間後、被験者を訪問したサミュエル・ピーパス（のちの王立協会会長）は日記に「ずいぶんよくなっている」と記している。

実際には、これに先立つ数ヵ月前、動物血を人間に輸血する世界最初の実験がフランスで行われていた。ジャン・バプティステ・デニスは、何ヵ月も発熱が続く一五歳の少年に対して輸血を行った。この哀れな少年は、これまでの治療期間に二〇回以上も出血していた。デニスはこの少年に仔ヒツジの血約三〇〇ccを与えた。輸血そのものの効果によるのか、出血が止まったことによるのかはいまとなっては判断できないが、少年は明らかに回復した。

初期的な段階とはいえ輸血技術が開発された当時、なお血に関する多くの迷信が残っていた。たとえば個人個人の性格や動物の性質に違いがある理由は、血の中に隠されていると信じられていた。一七世紀の終わりには、輸血が注目されるにつれ、血液の交換によって性質の交換ができると考えられた。ボイルは、頻繁にマスチフ犬（ふつうの番犬）の血をブラッドハウンド犬（猟犬）に輸血することによって「嗅覚を鈍らせる」ことができるのではないかと述べた。ピープスは「クエーカー教徒の血を大司教に入れてみて」もっと敬虔なふるまいをするようになるかどうか、しばらく様子をみようといった独自のユーモアあふれる提言を行った。

最初の成功に反して、デニスをはじめ輸血推進者たちの前に悲惨な状況が立ち現れてきた。もちろん彼らは、動物の血と人間の血とが生物学的に不適合であるということを知るすべもなかった。デニスは、二人目の患者に動物の血を輸血したところ急死したことに驚愕した。死の実験が終わるや、死亡した患者の未亡人がデニスを殺人罪で訴え、裁判の結果、未亡人側が勝訴した。

このデニス裁判は、血には未知の力が隠されており、輸血をするなどとんでもないことだ、という多くの人びとの恐れを確かなものにしてしまった。この裁判で悪評がたち、一方で同様の死亡事故が続いたために、この後二年間のうちにフランス、イタリア、イギリスの各政府、そしてローマ教皇がすべての輸血を禁止してしまった。

輸血が禁じられても、血の機能に関する貴重で新しい考え方が引き続き生まれてきた。燃焼には酸素が必要であることに気づいた（酸素の名付け親でもある）フランスの化学者ラボアジェは、一七七七年、生理的呼吸も燃焼過程の一種ではないかと考えた。つまり、肺によって人体に取り込まれた酸素は血のなかに送り込まれて体内を循環し、そこで徐々に「燃やされている」のであろう、と。しかしラボアジェは、この卓抜な発見に対して正当な評価を受けずじまいに終わった。一七九四年、フランス革命の勝利者たちが学者など不要だと主張したため、彼はギロチン刑にされてしまったのである。そのとき、友人は「頭を落とすのには一瞬あれば足りるが、彼のような人物を生むのには一世紀では足りないであろう」と述べた。しかし、次の展開までに実際それほど長くはかからなかった。

一八一八年、イギリスの産科医ジェイムズ・ブランデルは、デニスたちの誤りに光を当てる輸血実験を行った。彼はイヌの血液は他の動物の血液とは不適合であることを示し、それゆえ人間への輸血は有害であろうと述べた。この後、ブランデルは、人間の輸血に関する先駆者として評価されるようになっていった。

輸血における偉大なブレークスルーが、二〇世紀の夜明けとともに始まった。一九〇〇年、オーストリアの若き研究者カール・ランドシュタイナーがはじめて血液型を発見したのである。彼は赤血球上には特殊な化学物質があり、他人の血液と反応すると致死的な結果を引き起こすことを見いだした。

この化学物質にはA型、B型があることがわかった。このうちいずれをもっているか、両方をもっているか、あるいはどちらももっていないかによって四つの血液型に分類され、それぞれA型、B型、AB型、O型と命名された。ランドシュタイナー以降、ある人から採取した血を他人に輸血するとき、「不適合」の赤血球を使ってはならないことがわかるようになった。血液型を間違うと致死的な抗体反応をもたらすことになる。ランドシュタイナーは「私の血はあなたの毒」という西欧のことわざを証明してみせたのである。

二〇世紀の前半に起こった二つの悲劇的な世界大戦では、無数の負傷者を救うため輸血の必要性が恐ろしく増大した。戦場での輸血は何万人にものぼり、重傷の兵士には一〇人から二〇人の提供者の血が使われるのがふつうであった。この大量の症例のおかげで、外科医たちは輸血に関する膨大なデータを収集することができた。そのなかには、たとえ血液型が合っていても拒絶反応が起こるという観察が何例も見いだされた。この観察に基づいて研究が進められた結果、四つの血液型はさらに細かく分類できることがわかった。このもう一つの発見は血液分析におけるRh型分類法であり、ランドシュタイナーによって一九三九年から一九四〇年にかけて見いだされた（彼はこの分野で四〇年以上にわたって中心的な研究者であり続けた）。この結果、血液型は全部で八つ（A、B、O、ABのそれぞれにRhプラス／マイナス）になった。

第二次世界大戦が終わりに向かいつつあるなか、血液に関する知識が増加するとともに輸血技術が向上し、それにつれて、アメリカの医療産業において、血液を使用する分野の重要性が飛躍的に高まってきた。輸血がより頻繁に行われるにつれ、連邦政府はこの新しい産業に規制を設けるよう動きだした。

一九四四年議会は、血液を保有する施設（血液銀行）は許可制とし、連邦政府の監督下に入り定期検査が義務づけられ、州間の血液輸送にも許可証が必要であるとした。一九四七年アメリカ血液銀行組合（AABB）が結成され、アメリカにおける血液銀行の主たる全国組織となった。一九五〇年代の終わりまでには、約二四〇〇キロリットル以上の血液が輸血のために用いられるようになった。最初の科学的輸血実験がなされてから、三世紀あまりを経て、この技術はようやく成熟した。数えきれない生命が救われ、血液の価値と需要は、これまでにない盛況をみせていた。この重大な転機を迎えて、いかに血液を入手し供給すべきかという歴史的な闘争が幕を開けようとしていたのである。

血のもつ象徴的神聖さをいくらか保ちつつ、血は社会的博愛行為として「無償」で私たちが互いに分け与えるべきものか？　それとも戦後の経済的潮流における他の商品と同じように、血液は宣伝され売買できる新しい物品としてよいのか？　血液をめぐる論争は一九五〇年代から六〇年代にかけて、奴隷制以来、人体の所有権に関する最も大きな社会的議論となっていった。

経済学者リチャード・ティトマスは、二〇年以上も前にこう述べている。

「人類の歴史と人間を商品とした奴隷制の成立をひもとくまでもなく、血を生きているものとして扱えるかどうかは、西洋社会における究極的な一つの試練である。これによってどこから『社会性』が始まり『経済性』が終わるのかが判断される」

## バンパイアとの闘い

人間部品産業をめぐるはじめての大がかりな社会的論争は、一九六二年に起こった法廷闘争から始まった。この歴史的事件（カンザスシティー・コミュニティー血液銀行と連邦取引委員会との間の裁判）は血液および人体の一部が、他の生産品と何ら変わることのない物品として規定できるかどうか、という問題を提起した初めての事例であった。

この注目すべき事件に発展した論議は、そもそも一九五〇年代初頭のミズーリ州カンザスシティーに端を発する。アメリカのほかの都市と同じように、カンザスシティーでも血液に対する需要が急増してきたが、供給が対応しきれないでいた。一九五五年、増加する血液需要に対応するため、金を払って血を集める方法をとる商業的血液銀行が設立された。ミッドウエスト血液銀行および血漿センターというのが、この銀行の名前であった。

ミッドウエスト血液銀行は決して評判のよい商売をしているわけではなかった。建物はスラム街にあり、「血に現金払い」という看板がかかっていた。のちに行われた連邦聴聞会の記録によれば、この銀行が血を買っていた客の多くはいわゆるドヤ街のホームレスの人たちで、前科があったり、慢性アルコール中毒や麻薬中毒にかかっており、食べたり麻薬を買ったりする金ほしさに売血に走っていた。批判的な人たちは、この銀行を貧しい人びとにたかるバンパイア（吸血鬼）であるとした。

報道によれば、この銀行の運営は乱雑で非衛生的であった。ある証言者は「床一面に虫がはい回っていた」と述べた。またある医者は、この銀行がビール缶で血液を運ぼうとしたことを覚えていると証言した。さらに、ミッドウエスト血液銀行の経営陣はあまり信頼のおける人たちではなかった。この銀行はある夫婦によって所有、経営されていたが、夫は小学校しか出ておらず、まったく医学の経験がなくて、以前は車のセールスをしていたりバンジョーを教えていたという。また、もう一人いた共同経営者に鉄砲を突き付けて追い出したとの話も伝えられていた。妻は登録ずみの看護師であると述べていたが、カンザスシティーからもミズーリ州からも、免許発行の事実はなかった。にもかかわらずミッドウエスト血液銀行は連邦管理官から免許の交付を受け、一九五八年には、この経営者夫婦はさらにもう一つ、ワールド血液銀行を設立した。

同じ頃、地元の市民、医者、病院経営者などが共同して、無償のボランティアから集めた血液を供給する非営利目的の地域血液銀行を設立しようとしていた。その志は高かったにもかかわらず、この血液銀行の計画は最初から難航した。血液銀行を運営しようとするとき、このような雑多な集団はそれだけで組織という形態になじまないものがあったようだ。数年にわたる調整の結果、一九五七年末、ようやくカンザスシティー・コミュニティー血液銀行が会社として設立され、一年後営業を開始した。一九五八年、この非営利的なコミュニティー血液銀行が営業を開始するやいなや、カンザス地域のほとんどすべての病院、医者、病理学者たちがいっせいにこの銀行の血液を使うことに賛同した。

この動きは、ミッドウエスト血液銀行の評判の悪さを思えば、まったく驚くに足らないことであった。数ヵ月のうちに、コミュニティー血液銀行はカンザスシティーにおける血液供給に関して事実上独占状態を達成した。二つの営利的血液銀行であるミッドウエストとワールドは、コミュニティー血液銀行の急速な成功を見て激怒し、これは病院と医者とコミュニティー血液銀行が共謀して自分たちを業界から追い出そうとしていると考えた。

一九六二年七月、ミッドウエストとワールド血液銀行は大がかりな法的措置に出た。彼らは、コミュニティー血液銀行およびその従業員、カンザス地域のいくつかの病院、病院経営者、医者たちを相手どって、これらの被告人らは営利目的の銀行の、金で買われた血液を使用しないよう共謀し、さらに他の者にもその血を使わせないように仕向けた疑いがあるとして、連邦取引委員会（ＦＴＣ）に提訴したのである。訴状によれば、「（被告人たちは）州間通商において血液の売買、頒布を妨害、制約、制限するための合意、了解、連帯もしくは一連の計画された行動を起こし、以来それを続行してきた」。これは血液および人体部品の通商制限を告発したはじめての提訴であった。

一九六三年九月、連邦取引委員会調査官ウォルター・Ｋ・ベネットを前にして聴聞会がつぎつぎと開催された。数ヵ月後、彼は被告コミュニティー血液銀行およびその関係者は、告発どおり有罪である、と裁定した。ベネットは被告人たちが血液という「物品」の取引を制限するような共謀を行ったと結論したのである。この決定は多くの医学関係者のあいだに衝撃と混乱をもたらした。この決定によって、営利血液銀行から営業妨害のかどで訴えられることを恐れて、医師は今後治療に使うため無償の血液を自由に選ぶことができなくなると危惧した。コミュニティー血液銀行はただちに上告し、この訴訟は委員五人全員で構成される連邦取引委員会に決定が委ねられた。

裁判係争中、被告側のコミュニティー血液銀行とその関係者は、血液は売買すべき物品ではないとの立場をとり続けた。血液は医療行為に用いられる生きた人体組織であり、自動車のような生産物ではなく、また薬とも異なると彼らは主張した。血液は商業の対象となりえず、またすべきものでもなく、それゆえ連邦取引委員会は、血液の使用を規制したり、血の売買を防ごうと努力する者を罰する権限をもたないと訴えた。買われた血液を使うか、無償の血液を使うかの判断はモラルの問題であり、経済の問題にあらずというのが彼らの一貫した考え方であった。アメリカ医学会や赤十字社、AFL-CIO（労働組合）などの外部賛同者たちも、「血で商売するのは倫理に反し道徳にもとる」と主張する声明文を発表した。医者たちもつぎつぎと「人血をはじめ人体の一部分を売買することは間違っており、買われた血液は決して使わない」と証言した。

医者はまた、血液はすべて生体の機能成分として人体が生み出したものであり、売買や消費を目的としてつくり出された「生産物」ではないと述べた。血液を商品とみなすのは危険なつくり話であって、そうなれば人体のほかの部分にも商売の範囲が広がっていくだろう。またいったん血液が商品であるとなったら、歯止めがきかなくなる、もし血液が商品ならば、人体のほかの部分もいくらでも商品化されていくだろうと彼らは危惧を表明した。

聴聞会が進むにつれ、この論争はますます世間の耳目を集め、議会を動かすまでになってきた。一九六四年から一九六五年にかけて、ミズーリ州上院議員エドワード・V・ロングは、非営利的血液銀行は独占禁止法の適用外とし、血液は公的には物品とみなさないとする法案を議会で通過させようと努力した。この法案は広く支持されたが成立するまでにはいたらなかった。

一九六六年九月、議会の動きが行き詰まりをみせる中、連邦取引委員会は裁定を下した。三対二で、委員会は第一審の裁定を支持し、被告コミュニティー血液銀行、病院、医者およびその関係者は、ミッドウエストならびにワールド血液銀行の血液売買を妨害するよう共謀した疑いで有罪とした。連邦取引委員会は非常に明瞭に「すべての（人）血は、連邦取引委員会法令第五条に照らして、『生産物』または『物品』と認められる」と述べた。委員会の意見書は以下のように続く。

すべての（人）血は、「生物学的生産物」である、とする事実上の結論には、これまでの審議経過で十分な根拠が認められる。結果として、この件において血液を取得し、加工し、供給した営利目的の当該銀行は、商品を製造し販売する業務を行っていたと認められる。当委員会は、このような業務の運営を妨げる効果を期待した共謀を有罪とする司法権を明らかに有するものであり、これを執行する。

しかし、五人の委員のうち二人は多数意見に対して反対意見を強く主張した。

一九六七年、連邦取引委員会の裁定に不満のロング上院議員は、再び、血液は物品ではなく、非営利的血液銀行を独占禁止法の対象外とする法案を上院に上程した。しかし、これもまた成立しなかった。連邦取引委員会の判断と議会におけるロングの二度目の失敗によって、血液の商業化を主張する声があたかも完全に勝利を収めたかのようにみられた。

しかし、コミュニティー血液銀行は、連邦取引委員会の裁定を第八巡回区控訴裁判所に上告した。一九六九年、巡回区裁判所は劇的にも連邦取引委員会裁定を覆した。裁判所はコミュニティー血液銀行のような非営利的企業は、連邦取引委員会の規制を免れるとしたのである。この判決によって、医学関係者は独占禁止法や商法にとらわれることなく、自由に非営利的な血液だけを使えるようになった。裁判所は、血液が連邦取引委員会の規定にあるような物品ではないとする考え方に共感を示したが、この点に関して特別な判断を下すことはなかった。

## 汚れた血

この事件の後、数年間にわたって血液の取り扱いをめぐる紛争がますます高じてきた。血の販売に対して改めて世間の怒りに火がついたのは、第三世界における吸血鬼的行為についての恐ろしい報道がなされたことによる。大もうけをしている血液銀行が、経済的に恵まれず飢えに苦しんでいる世界中の人びとから血を吸い取って、高い値段で売りさばいている事例がいくつも報道されたのである。

そのうち最もひどい事件は、アナスタシオ・ソモザに関するものであった。彼は独裁者として、家族とともにニカラグアの政治を半世紀にわたって支配していた。一九七三年、そのソモザとキューバからの亡命者である医者ペドロ・ラモスは、マナグアにプラズマフェレシスという名の血清センターを開設した。このセンターは「貧困と飢えに苦しむ」人びとから血を買いあげ、さらに投獄されている政治犯たちに献血を強制したという。このセンターはＦＤＡ（アメリカ食品医薬品局）の認可を受けて、収集した血清を主としてアメリカや西ヨーロッパで売りさばいていた。一九七三年から一九七七年にかけて、毎年三〇万人にのぼる「献血者」の血を集め、その三分の二を輸出していた。

センターは実際のところ野放し状態にあり、報道によれば金めあての売血者から限度を超えた採血を行って何人もの死者を出しているという。このセンターに長い間通っているある売血者は売血の動機を次のように語った。

貧乏だからしかたがない。金がいるから何度もここに来るしかない。病気の弟には仕事がないし、いまの自分にもあまり仕事がなく、家族が多いから十分な稼ぎではない。ニカラグアで仕事を得るのはほとんど無理だ。それでごらんのとおり、みんなとても貧乏だ。寒いし震えている。ここへきて血を抜くと、そのたびにだんだん弱っていくし、いつも気分が悪い。だいぶ体重も減った。なんだかからだのなかが空っぽになったようだ。ここの連中は、血を売りにくる人間から採血することだけが仕事だ。われわれがどうなろうと、どう暮らしていようと知ったこっちゃない。あれが医者だとは信じがたい。ドブに倒れて死んでいようが、気にもとめないし、助けようともしない。彼らの目的はおれたちの血を抜くことだけだ。

ある勇敢な新聞記者たちが、この血液販売組織の実態を告発しはじめた。ニカラグアの指導的反体制紙ラ・プレンザの編集長ペドロ・ヨアキン・チャモロはソモザの行為を「ニカラグア国民の血による非人間的商売」と形容した。国際赤十字連盟、教会関係者をはじめ、いくつかの国際的医学組織がチャモロの告発を支持した。噴出するソモザ政権批判に怒りつつ、これを恐れたソモザの側近は殺し屋を雇った。一九七八年、路上でチャモロは撃ち殺された。のちに殺し屋の一人は、殺人と引き換えに一四〇〇ドルを受け取ったことを認めた。

チャモロの葬儀には何千人ものニカラグア国民が参列し、抗議の声をあげた。彼らは叫んだ。「だれがチャモロを殺した？　ソモザだ！」。激昂した民衆は市内を暴れまわり、「バンパイア、ソモザ！」と叫びながら集結して血清センターを焼き討ちにしてしまった。このデモ行為はソモザ政権崩壊への前兆となった。八ヵ月後、ソモザはパラグアイに脱出した。ペドロ・ラモス医師もすでにアメリカに逃げ、マイアミで再び血液ビジネスを行おうとしていた。一〇年を経て、チャモロの妻、ビオレタがニカラグアの大統領に選ばれた。

一九七〇年代はじめまでに、増大する全世界的規模の血液売買を危惧して、いくつもの国際機関が対応策を講じる動きをみせた。一九七三年、赤十字社連合は急速に拡大する血液市場に関する注意書を発行し、一九七五年の第二八回世界大会では、参加国全員による無償の献血組織づくりを呼びかける決議を採択した。アメリカでも一九七二年、ときの大統領リチャード・M・ニクソンが無償の献血を促進する全国的な血液政策を発表し、ボランティア献血を鼓舞した。

イギリスの作家で経済学者でもあるリチャード・ティトマスは著書『贈与による関係論――血液から社会政策まで』で、血液の商業化に対する闘いを支援した。一九七一年に出版され各界に大きな影響を及ぼしたこの本は、どの国もすべての血を無償の献血で集めるようにせよと力説している。ティトマスは、無償献血の使用は基本的にモラルの問題であり、このような行為は個人とその社会をより寛大なものにすると述べている。また彼は、献血行為は単なる贈与にとどまらず、他人にもまた献血を促す信頼行為となるとしている。

お金を要求しない献血者は、ほかの人もまた将来、助け合う行為をしてくれるだろう、誰かが必要とすればいつでも手にすることができる贈り物を一緒につくろう、という信念から献血するのである。見ず知らずの誰かの、未来の行為への確信を表明することによって、モラルの感覚をすべて失ったホッブス流の人間観を否定しているのである。個人として、自己愛を超えた大きな善の形成に参加しているといってもよい。自分を愛するためには他者を愛する必要があることに気づくのである。逆に、他者に対する義務感を避けようとすれば、徹底した個人主義に陥るしかない。

このような献血の「無償性」は、以後二〇年間に徐々に広まっていったが、それは単に助け合いの精神に基づくものだけではなかった。献血の精神は、しばしば安全な血液供給を確かなものにする方法としても支持されたのである。輸血によって病気が非常にたやすく伝染することは、初期の頃からよくわかっていた。買われた血は、もっぱら貧困層に由来することが多かったので、梅毒の病原菌や肝炎のウイルスなどに汚染されている可能性が高いと考えられた。

輸血用血液のスクリーニングによる予備検査は一九四七年、梅毒菌検出テストを行う試みとして開始された。一九五〇年代、六〇年代には、血液供給はＢ型肝炎ウイルスによる汚染で手痛い被害をこうむった。何人もの輸血患者が肝炎に感染してしまったことが調査の結果判明したのである。これらの調査は、おおむね無償献血のほうが売血よりも危険なウイルスに汚染されている率が低いという見方を支持していた。一九七一年、Ｂ型肝炎ウイルスに汚染された血液を検出するスクリーニング検査法が開発された。しかし、アメリカ赤十字社によれば、輸血に伴って肝炎になる危険性はなお一〇〇〇件に一例の割であるという。

一九六〇年代と七〇年代においては脅威であった肝炎が、一九八〇年代にはエイズとなった。一九八〇年代のはじめ、エイズウイルス（ＨＩＶ）が発見され、各国に広がっていることが判明し、世界に衝撃をもたらした。血液供給に関してただちに懸念がもたれたにもかかわらず、一九八五年になるまで献血液中のＨＩＶを検出する、信頼できる方法が開発できなかった。

多くの人びとにとってこれは遅すぎた。輸血による感染者の正確な数字はわからないが、スクリーニング検査が行われるまでに毎年少なくとも何百人もの人が感染してしまった。ＨＩＶのスクリーニング検査法が確立されてから一〇年以上経っても、依然として輸血はＨＩＶの感染源となっている。一九九〇年代には、アメリカをはじめとする世界中の企業が、ＨＩＶに汚染された血液を故意に販売したとして訴えられ、輸血患者（同性愛者を含む）側が勝訴する例も少なくなかった。疾病管理予防センター（ＣＤＣ）は現在、平均的な輸血患者は、七万五〇〇〇回に一回の割でＨＩＶに汚染された血液を輸血される危険があると推計している。今日、血液に対して、ＨＴＬＶ-１（白血病ウイルス）、Ｃ型肝炎、ＨＩＶ-２（エイズウイルス２型）のスクリーニング検査も行われている。

アメリカの輸血用血液は比較的安全に保たれているにもかかわらず、会計検査院（ＧＡＯ）が一九九七年に実施した調査では、献血一万ユニットのうち八ユニットの割合で、輸血患者がウイルス、細菌、アレルギー反応といった深刻なリスクにさらされていることが明らかになった。ＧＡＯの推定によれば、五ユニットの輸血を受ける平均的な患者の場合、一〇〇〇人のうち四人の割合で汚染された血液を輸血される危険があり、それにより病状が悪化する事態や、ときには死にいたるおそれもあるという。

多くの国では、汚染の割合はアメリカよりもずっと高い。たとえば、中国では一九九六年、一部の地域で血液提供者の七〇パーセントがＨＩＶ、肝炎ウイルスなどのウイルスや細菌に感染している事実が判明したことを受け、政府が血液売買の全面的な禁止に乗りだし、献血や血液供与の規制を厳格化するよう命じた。

倫理面と安全面との理由の相乗作用によって、アメリカでは、最終的に献血の無償性が勝利を収めた。一九六六年のカンザス事件判決以降、アメリカにおいて輸血用の血として有料で集められた血液が使用される率は、事件当時、全血液供給量のうち八〇パーセントだったものが、二五年後には一パーセントにまで減少した。この過程で、何万人ものアメリカ人にとって、献血を行うことが他人に対して親愛の感情を示し、社会に貢献する重要な手段となったのである。

毎年約一三〇〇万件もの無償献血が行われ、血液の自由市場を主張していた人びとが予言したような献血不足もいまのところ生じていない。一九八四年以来、アメリカで重大な血液供給不足は発生していないのである。それどころか、二〇〇二年のGAOの報告書では、二〇〇一年九月一一日の同時多発テロ後には、アメリカの血液供給量は過剰状態になったと述べられている。

輸血に必要な血液の大部分はいまや無償の献血によってまかなわれているにもかかわらず、血液の売買とそれによる金もうけが止まったわけではない。バンパイアたちはいまも規制されることなく存在する。製薬産業の成長分野として、血液はいまも世界中で売買され続けている。

過去二〇年のあいだに、血液と血液製剤は、ひそかに最も大きな医学産業商品となった。何種類もの抗体や血液凝固因子などの血液製剤が、国内や国際的な製薬企業にとっての金鉱となっているのである。企業やブローカーが血液を買って、これを分画しワクチンや検査薬その他の薬品を製造することが、ますます盛んになってきている。ある種の血液提供者の場合、自分の血が一パイント（約〇・四七リットル）あたり何百ドル、あるいは何千ドルもの価値をもつこともあるのだ。

## 血液業界のOPEC

サンディエゴの週刊紙には、いつも次のような広告が掲載される。

> 麻疹（はしか）　狼瘡（ろうそう）　水痘（すいとう）　肝炎
> おたふく風邪　ヘルペス　Rhマイナス　単核症
> ご自分の病歴がお金につながります！

**あなたは狼瘡にかかっていたり、最近何か病気をしませんでしたか？**
**もしそうなら、あなたの血清は医学にとても役立ちます。同時にそれが収入にもなります。**

この広告は、M・D・ラボラトリーズという会社が掲載したものである。この会社は、供与者に金を支払っていすに座らせ採血し、半リットルばかりの血から商品となる血漿（けっしょう）だけを分離したあと、残った赤血球を体内に戻すことを商売としている。

この手の営利血液センター、もしくは製薬研究所は現在数百社はあるという。採血操作は血漿分離交換法（プラズマフェレシス）とよばれ、大半の血球成分は再び体内に戻されるので、供血者は週に二度も来院することが可能である。

血液の約五五パーセントは血漿であり、血漿のうち九二パーセントが水分で、七パーセントがタンパク質、残り一パーセントが他の成分である。第二次世界大戦初期に、血漿を他の血液成分から効率よく分離し、さらに血漿から有効成分を取り出して患者に使用する技術が開発された。血漿分離技術はこの半世紀にさらに高度なものへと発展してきた。

広告にあるように、血漿を分画すると重要な血液凝固因子や免疫グロブリン（抗体）といった価値ある血漿タンパク質が得られ、いろいろな病気や症状を治療するのに役立つ。そこでM・D・ラボラトリーズ社は、血液中にお金になる抗体をもっている供血者を見つけようと広告を出しているわけである。こうした抗体は、受動ワクチンとして使われたり、病気の診断薬として利用できる。狼瘡やA型肝炎の抗体保持者には、M・D・ラボラトリーズ社から採血一回あたり五〇〜二〇〇ドルが支払われる。麻疹にかかったことがある人なら三〇〇ドル、ある種の血液凝固因子を欠いている人の場合六〇〇ドルにもなることがある。

非常にまれな血液供与者には、さらに好条件が待っている。有名な例はテッド・スラビンの血液である。スラビンは血友病患者で、一九五〇年代の中頃B型肝炎を患った。血友病には繰り返し輸血が必要だったので、その際に感染したようだった。

一九七〇年、血友病協会が血友病患者に対してB型肝炎抗体の検査を行うことになった。スラビンもこのとき検査を受けた一人だった。検査の結果、彼の血液中には驚くべき高濃度のB型肝炎ウイルス抗体が検出されたのである。この検査結果の意味するところが、スラビンにはすぐに理解できた。自分の血は、B型肝炎の診断薬を血漿からつくっている企業にとって、また血液由来の病気を研究している人びとにとって、非常に貴重なものであると。彼は自分のこの珍しい血を売る商売をはじめた。営利企業には一パイント（約〇・四七リットル）あたり六〇〇〇ドルで、また非営利的な肝炎研究者には無償で供与した。ほどなくスラビンは血液企業家として、自分の血液をはじめとした珍しい血液を販売する会社、エッセンシャル・バイオロジカル社を設立するまでになった。彼は血友病とその合併症で、一九八四年にこの世を去るまで商売を続けた。

血液を集めて買い上げ、血液製剤を売る営利的な血液企業はアメリカだけで四〇〇社以上にのぼっている。これらの企業によって、アメリカでは一九九六年に一五〇〇万件を超えるプラズマフェレシス（血漿分離交換法）が行われたと推計されている。このうち九五パーセント以上の供与者に対して報酬が支払われている。この結果、およそ七〇〇万リットルの原料血漿が買い上げられ、これらはさらに分画されて、種々の抗体や抗血友病因子、アルブミンといった血液製剤に加工される。このほかに赤十字社のような非営利団体が、二〇〇万リットルの血漿を供給している。これらは無償の献血者から得られたものだが、血液製剤市場には市価で卸しているのである。全世界的にみると、一五〇〇万リットルもの血漿が毎年供給されている。

一九八〇年代の中頃には、アメリカは血液製剤の生産・輸出の分野で世界をリードするようになった。当時、アメリカは全血漿の六〇パーセントを集めていたが、製造された血液製剤のうち国内消費はたった二二パーセントであった（ヨーロッパが二八パーセント、日本が四七パーセントを消費）。アメリカにおけるこの血液製剤の余剰分は輸出にまわされ、世界規模では二〇億ドルにのぼる市場となった。ある評論家によれば、原油市場を支配するＯＰＥＣに相当するものが血液の分野にあるとすれば、それはアメリカであるという。

## 「ぼくのママは貨物車です」

増大する血液の商品化がもたらす法的問題、倫理問題の今後の展開は、なお定かではない。しかし、アメリカ国内における近年の裁判事例をみると、血液の商品化が進むにつれ、血液の法的定義、さらには人体そのものの法的定義に関して今後困った悲喜劇的な事態が出現することが予想できる。その好例として、一九八〇年国税庁がマーガレット・クラマー・グリーンを相手取って争った訴訟事件がある。

グリーン夫人は中流の家庭を営む三児の母で、家計の足しにするため自分の血液を売っていた。一九七六年頃の数年間、彼女はＡＢ型でＲｈマイナスという珍しい自分の血液を、メルトンにある自宅から二〇マイル離れたフロリダ州ペンサコーラにある血液企業セロロジカル社に売って収入を得ていた。この会社はプラズマフェレシスを用いて、グリーン夫人から一回につき半パイント（約二三五cc）の血漿を採り、残りの赤血球は夫人に戻していた。この操作によって夫人は週に二回供血でき、一九七六年には、合計九五回の供与を行った。血漿を良質に保つために夫人は特別の食事と薬をとるようにいわれていた。

一九七六年グリーン夫人はこの供血によって、額面七〇〇〇ドル以上の所得を得た。六六九五ドルが供血代で、四七五ドルが交通費であった。国税庁とのいざこざは、グリーン夫人がこのうち二三五五ドルは必要経費として控除されるべきだと主張したことからはじまった。控除の内訳として、自分のからだの金属資源と抗体の損失、セロロジカル社への行き帰りの交通費、医療保険代、薬代、特別な食事代などがあげられた。国税庁はこれに同意せず、所得税五七七ドルの追加支払いを命じた。

グリーン夫人はこの問題を国税不服審判所に訴え出た。審判所は新奇の法律問題が生じたので、張り切って取り組んだようだ。その結果、審判所はまず第一に血液は物品であると裁定した。そしてグリーン夫人は事実上、彼女は生産物である血液の「工場」であり、かつ「貨物車」であるとした。そして夫人は雇用されていたのではなく、むしろ「販売業者へ製造者が生産物を売る、あるいは生産者から加工業者への通常の商売を行っていた、とみなされる。事実、実体をもつ売るべき商品がある価格で手渡され、パイントあたりの値段で支払いが行われていたのである」と、認定された。審判所は、今日、人体の生産物ではないにせよ、いろいろな有機産物が販売されており、血液もまたそうしたものの一つとみなしうる、として以下のように述べた。

申立人の血液が希少価値をもつので、そこから血漿を製造し製品化することが営利行為となりえた。これは、ちょうど他の企業家が鶏卵や蜂蜜や牛乳や羊毛を買い取って、加工・販売することにより利益を得るのと同様である。確かに人体を神聖なものとする感覚は伝統的に存在するが、中立人の血漿の販売をして、ことさら他の天然から採れる原産品の販売と、法的にこれを区別するに足るいかなる理由も見いだすことはできない。

審判所は、「この件では（グリーン夫人が）ユニークな製造装置である」として、高タンパク質の食事代にかかった経費を商品製造にかかわる必要経費であると認定した。また九五回の供血の行き帰りの交通費の控除も認められた。審判所は、グリーン夫人が「個人」旅行をしたのではなく（一般的な旅行代は控除されない）、この場合夫人は「生産物を市場へ運ぶ貨物車」にあたると述べた。商品を貨物車で販売場所へ輸送する代金は必要経費として控除の対象となりうる。しかし、夫人の主張のうち血液中の金属資源の損失に対する控除という点には同意しなかった。金属資源の損失に対する控除について、これを定めた議会の意図するところは「地理学上の金属資源」に対してであって、「納税者のからだ」に対するものではないとの理由であった。

喜劇的な側面を別にしても、このグリーン夫人の一件は、血液や人間のからだの定義の変化を端的に示している。以前、私たちが抱いていた、神秘的かつ神聖なものであるという定義からみると、今日の商業的な定義ははるか隔たったところに移行してしまっている。

二一世紀の今日では、インターネットをチェックしさえすれば、血漿を「即金」で買い取ると宣伝するサイトが無数に見つかるようになっている。かつて神との契約のしるしであった血が、いまや製薬会社との商業契約にかたちを変えてしまったのである。血の取り扱いに関するタブーは、市場における自由売買に道を明け渡してしまった。法律上でも人間のからだは単に、新しい、お金になる医学的生産品の「工場」、もしくは「容器」とみなされるようになってしまったのである。

裁判所や政治家たちが血液と人体の新しい定義を浸透させようとする一方で、血液売買の妥当性についての議論の余地は大きく、今後も論争が続くだろう。

他方、血液の商品化をめぐる倫理的な問題はそれほど深刻なものではないという人もいる。血液は採っても補充されるから、というのがその理由である。採血自体にそれほど危険はない。供血者もすぐ元どおりに血を回復させる。確かに血の象徴的意味はなくなってきた。ある種の血液収集は、社会的な相互扶助の精神よりも市場原理に基づいて行われているが、これも命に別状はない。したがって、売血に伴う問題はほとんどないというわけである。

しかしながら、もう何年も前から多くの人びとが、血液の問題は人体が商品化への坂道を転がり落ちるほんのはじまりにすぎないのではないかと危惧している。そして歴史はその見方が正しいことを示している。輸血技術と血液科学の進歩が、血液と血液製剤の潤沢な市場を生み出したのとまったく同じように、移植技術と新しい外科手術が人間の臓器を高価な商品にしつつある。

血と異なり、取った臓器は再生されない。しかも臓器摘出には危険が伴う。さらに、臓器を死体、生体あるいは胎児から摘出するいずれの場合でも、生と死の定義の変更をめぐる重大な問題がもちあがってくる。一九八〇年代初頭までに人体の一部分を商品化する動きが活発になるにつれ、もはやアメリカ議会をはじめ、世界中の政策立案者もこれ以上見すごすことのできない倫理的・経済的問題が生じてきた。

主なる神はそこで、人を深い眠りに落とされた。人が眠り込むと、アバラ骨の一部を抜き取り、その跡を肉でふさがれた。そして、人から抜き取ったアバラ骨で女を造り上げられた。（創世記　二章二一、二二節）

成長産業に携わっているのです。（インド医科学研究所で患者から取った腎臓を売っているアトマ・ラム博士の言葉）

# 2 臓器移植ビジネス

Transplanting Profits

人間の四肢、臓器、骨、組織などを移植するという考えは、歴史を通じていつも人びとの想像力をかきたててきた。

創世記ではアダムの肋骨（ろっこつ）からイブをつくったことが物語られている。ギリシャ神話でも、動物の一部を人間に移植する話がある。最もよく知られているものは、ダイダロスとイカロスの父子が、からだに翼をとりつけて悲惨な結果に終わる話である。さらに、死体の一部を取ってきて病気の人に移植するという考えも、古い文学や美術の中に見受けられる。なかでも、移植を描いた最も有名な中世絵画は、イタリアの画家クレモナのジロラモ作とされる一五世紀のものである。このカンバス画は、医者の守護神である伝説上の聖人コスマスとダミアンが死体から取った足を、がんに冒された聖尼僧の足と取り換えようと移植を行っているところを描いたもので、白いひげをたくわえた神が、天使の聖歌隊を従えて穏やかにかつ、許しを与えるようにこのようすを見おろしている。

ある医学史家によれば、初期の人体組織の移植は単に伝説や奇跡ではなく、実際の史実であるという。彼の調査によれば「二〇〇〇年以上前に、インドの外科医によって主としてリノプラスティ（鼻(び)梁(りょう)再建術）が行われていた」という。しかし、西洋医学が皮膚移植を実際に行いはじめたのは、一九世紀になってからである。

一八〇四年、初期の移植の先駆者たちが、動物において皮膚移植の成功例を報告した。一九世紀終わり近くになると、人から人への皮膚移植が盛んに行われるようになった。そういった移植の記録は、主として実際にその場にいあわせた人の手によることが多く、真に迫ったものである。その好例は、ウインストン・チャーチルが一八九八年のスーダン戦争のさなか負傷した友人将校に、いかにして自ら皮膚を提供したかを生々しく記録したものである。

モリニューはある戦闘で負傷し、彼の部下の英雄的活躍によって救出された。彼は看護師に付き添われてイギリスに運ばれるところであった。私は同行して彼を護送することにした。

私たちが話していると、医者が彼の傷の手当てをするために入ってきた。それはかなりの重傷であった。医者はできるだけ早く傷を皮膚でおおわなければならないと診断した。医者は低い声で看護師に何か言い、看護師は腕まくりをした。それから彼らは部屋の隅のほうに行き、彼女から皮膚を切り取って、モリニューの傷に移植した。かわいそうなことに看護師は青ざめていた。それから医者は私のほうに向き直った。彼はひどく骨ばったアイルランド人だった。「君からも取る必要がある」と彼はアイルランドなまりでいった。逃げ場はどこにもなかった。

私が袖をまくりあげると彼は優しくつけ加えた。「生きながら皮をはがれた男の話を聞いたことがあるかね。それはちょうどこんなぐあいだよ」それから彼は私の前腕の内側から、ちょうどシリング硬貨大の大きさの皮膚と少しばかりの肉を切る作業にとりかかった。この苦行について医者が言ったことの正しさは、彼がメスをゆっくり前後に動かしているあいだ、私の感覚が十分に教えてくれた。

しかし、私は彼が薄い肉の層を伴ったみごとな皮膚の断片を切り取り終わるまで、何とかじっと持ちこたえた。それからこの貴重な皮膚片は、わが友の傷の上に移植された。それは現在もそこにとどまっているのである。

## 移植革命

人間への臓器移植は、二〇世紀のはじめになってはじめて試みられた。とはいうものの、初期の試みは、動物からとった腎臓を人間に移植するという倫理的に問題のあるものであり、成功するはずもないものであった。

移植研究にとって、一九四〇年代におけるサー・ピーター・B・メダワーの業績は大きな突破口となった。フランク・バーネットの発見に触発されて、からだの免疫系がいかにして移植された異物組織を認識し、拒絶するかを説明したのである。この研究をもとに、臓器提供者と受け手の組織が適合性をもつかどうかを検査する、組織分類法が開発されるにいたった。彼の発見は近代的移植の幕を開けたのである。メダワーとバーネットは、この発見によって一九六〇年ノーベル医学生理学賞を受賞した。

人間から人間への最初の臓器移植は、一九五一年デイビッド・ヒューム博士によって行われた。彼は、治療のすべがなく死にかけている患者に、死体から取った腎臓を移植した。以後四年間に、ヒューム博士はジョセフ・マレー博士とともに、死体から提供された腎臓を用いて一〇例の移植手術を行った。しかしすべてが失敗に終わった。

一九五三年二月一一日、腎臓移植を受けた患者が六ヵ月間生きのびて、彼らはようやくまずまずの結果を収めた。そして一九五四年マレー博士率いるチームがボストンのピーター・ベント・ブリガム病院で行った手術は、世界初の腎臓移植成功第一例とみなされている。患者リチャード・ヘリックは、一卵性双生児の兄弟のロナルドから腎臓の供与を受け、心筋梗塞で死ぬまでの八年間生存したのである。以来二〇年間のあいだに腎臓移植はまたたく間に一般的なものとなった。一九七五年までに世界中で二万五〇〇〇例もの腎臓移植が行われ、最長生存年数は二〇年であった。腎臓ほど成功し、一般化した臓器移植はほかにない。

最初の腎臓移植が行われてからほぼ一〇年後、コロラド州デンバーの退役軍人病院でウイリアム・グラル博士とトーマス・E・スターツル博士は、世界初の肝臓移植を行った。移植を受けた四七歳の掃除夫ウイリアム・グリグスビーは三週間ののちに死亡した。一九八〇年代初頭までに二三〇〇例ほどの肝移植が行われている。最長生存年数は約七年である。

最も移植の成功例が少ない臓器は肺である。史上はじめての肺移植は一九六三年六月ミシシッピ医療センターのジェイムズ・ハーディ博士によって行われた。この移植手術には議論がまき起こった。というのも、患者ジョン・R・ラッセルは殺人罪で終身刑を受けていたからである。彼は「もう失うものは何もない」から実験動物として使われたのではないかとの疑惑がもたれた。術後、一八日たって彼は死亡した。一九八〇年はじめまでに約四〇〇の肺移植手術が行われ、最長生存例はわずか一〇ヵ月である。

移植の歴史の中で、他の何よりもまさって世間の耳目を集めた一大事件は最初の心臓移植であった。

一九六七年一二月三日、南アフリカの外科医クリスチャン・バーナード博士はケープタウンのグルートシューア病院において、五五歳の商店主ルイス・ワシンスキーに対して、交通事故に遭った若い女性の心臓を移植したのである。手術の後、ワシンスキーは「私は新しいフランケンシュタインだ」と語った。彼はこの新しい心臓とともにわずか一八日間生きただけだった。バーナード博士の二例目の患者で、四八歳になる歯科医フィリップ・ブライバーグ博士は、なんとか八四週間生きのびた。

人間の心臓の不思議な象徴的性格ゆえに、このバーナード博士の手術はまたたく間にマスコミの格好の餌食となった。初の心臓移植を行った当時四五歳だったバーナード博士は、若さにあふれ写真写りも良かったので、一躍世界的な「スター」にまつりあげられた。それから数年間というもの、雑誌グラビアに金持ちや有名人と話す博士の姿がしばしば掲載された。

すい星のごときバーナード博士に続こうとする者が、雨後の竹の子のように現れてきた。翌年までに六四の模倣者チームが二七ヵ国で一〇七例もの心臓移植を試みた。しかし、これらの心臓移植のほとんどがとんでもない失敗に終わったことがわかるにつれて、数ヵ月のうちにマスコミも冷めたものになっていった。医学雑誌も、この心臓移植騒ぎに批判的な記事を載せはじめた。「あまりにも多く、あまりにも急ぎすぎ」といった見出しがよくみられた。心臓移植に関するこういった初期の空騒ぎが大いに災いして、心臓移植手術が実際の治療法として再開されるまでに一五年の月日が費やされることになった。

臓器移植は一九八〇年代に入って、ついに成熟期を迎えた。より高度な外科手術法、免疫に関する知見の増大、拒絶反応を抑制する効果的な薬品の開発などの寄与により、移植を受けた患者の生存率は飛躍的に良くなった。生存率の向上に伴い、移植手術も対数的に増大している。一九八二年と一九九〇年代初頭とを比べると、心臓移植数は二〇倍に、肝臓は四〇倍、腎臓は二倍以上に増えている。一九九五年には、腎臓一万八九二例、心臓二三六一例、肝臓三九二五例、膵臓九一八例、肺八七一例、心肺同時六八例、合計一万九〇三五例もの移植が記録された。加えて三万例以上の角膜移植が行われた。

過去一〇年にわたる移植革命によって、人体は驚くべき品数の再利用可能部品に区別されるようになった。生きた臓器や皮膚をはじめとする人間のからだの構成要素はすべて、人間部品産業における販売可能な商品となってきた。

たとえば一人のドナーからは、以下のように実にさまざまなものが収穫できる。

角膜二つ　視力回復
内耳　ある程度の聴覚障害の改善
あご骨一つ　顔面再建術に使用
心臓一つ
心外とう膜　（心臓を包む硬い組織でできた袋で、外科手術後脳の被膜に用いる）
心臓弁四つ
肺二つ
肝臓一つ
腎臓二つ

膵臓一つ　　　　糖尿病患者におけるインシュリン分泌機能の再生
胃一つ　　　　　（実験的な移植例はあるが著明な成功はない）
骨二〇六個　　　（四肢の再生に長腕骨、大腿骨が用いられ、肋骨は指骨の連結、顔面再建術に使用）
股関節二個
じん帯、軟骨約二七個　　かかと、膝、尻、ひじ、肩関節の再建に使用
皮膚約一・八六平方メートル　　火傷の一時的被膜
血管九万六五四〇キロメートル以上　　血栓周辺の血管再生に主として静脈が用いられる
骨髄約二・五五キログラム　　白血病をはじめとする疾患治癒

現実に人体が部品として扱われたわかりやすい例は、ウイリアム・ノーウッドの場合であろう。ただしこれは同時に悲劇的な例でもあった。

一九八五年、当時二二歳のノーウッドは強盗にあって殺された。医者たちはただちにこのからだを利用することにした。死後すぐに彼のからだの各部分は、少なくとも五二人の異なる人びとに移植された。不幸な事実は、この後になってはじめてわかった。ノーウッドはＨＩＶ陽性（エイズ患者）だったのである。移植を受けた五二人のうち少なくとも四人がエイズを発病し、それが原因で死亡した。

人体部品がどんどん容易に移植できるようになるにつれ、移植の商業化が急速に拡大しつつある。一九九一年現在、移植に費やされる経費は毎年総額数十億ドルにも達する。心臓移植であれば平均一〇万ドル以上、肝臓移植なら二〇万ドル、腎臓移植には平均二万五〇〇〇ドルかかる。幸いなことに、アメリカでは連邦医療保険制度が、通常の移植なら術後一年の薬代を含めて経費の大部分を負担してくれる。しかし、たとえ保険が適用されても以後何年にもわたる薬代は最終的には巨額なものに

なるのだ。

それに加えて、移植手術が非常に有効な治療法になるにつれ、人間の臓器や部品に対する需要がはるかに供給を上回ってきた。一九九七年末時点で、五万一〇〇〇人以上のアメリカ人が臓器の提供を待っている。待っているあいだにも、三〇分ごとに新しい名前がつけ加えられ、リストの長さが伸び続けているという。一九九六年には、三九一六人の患者が臓器提供待ちのあいだに死亡したと推測されている。

人間の臓器という、かつてなかった需要が急にわき起こってきたことによって、一九八〇年のはじめには臓器および組織の再利用をめざす自由市場をつくるべきかどうかという歴史的な大論争がはじまった。ちょうど一九六〇年代から七〇年代にかけて血液の取り扱いをめぐる論争が、法的議論、生命倫理的議論に先鞭をつけたように、一九八〇年代には人間の臓器の取り扱いが、政治家や市民の注目の的となってきたのである。人間の臓器の商品化をめぐる論争は以後ますます激しさを増し、現在最も緊急を要する全世界的な課題となっている。

## 世界に広がる臓器売買市場

一九八三年のクリスマス、ニュージャージー・タイムズに次のような広告が掲載された。

> 腎臓売ります
> 健康な三二歳の白人女性
> 連絡されたし

またこれより数年前にはロサンゼルス・タイムズに次のような広告が出た。

> 移植用に眼を売ります
> 一つ五万ドル、あなたの大切な人の眼を助けます
> かわりにあなたも誰かを助けることができます
> まじめに考えて下さる方は連絡先××××へ

これは特殊な例ではない。一九八〇年代はじめ、ジョージアに住むある男性は腎臓を一つ二万五〇〇〇ドルで売りたいと広告した。そのお金でファーストフードのレストランをはじめるつもりだったという。また、五〇〇〇ドルという安さで腎臓を提供するという人物も現れた。カリフォルニアでは腎臓の流通価格は驚くほど高く、自称腎臓業者によれば、一六万ドルとのことである。

一九八三年、バリー・ジャコブ博士がとりかかった臓器商業化の試みは最もよく知れわたった例である。ジャコブ氏は国際腎臓交易なる会社を設立し、世界中から腎臓を買い上げてきてマージンを上乗せし、金持ちの患者に売りつけようとしたのである。このジャコブ氏の計画に世論が大騒ぎになったこともあってか、アメリカ議会は臓器売買を禁じる歴史的な法案であるアメリカ臓器移植法（NOTA）を通過させた。

一九八四年に成立したNOTAは州間における臓器、もしくはその一部の売買を禁止している。この法律は、借金返済や子供の食費を求めて臓器を売るしかないような、経済的に困窮している人びとを利用した臓器売買のおそれがあること、買い上げられた臓器の品質に問題が多いことを指摘しつ

つ、「人間の臓器を売買した」罪を犯した者は懲役最長五年の刑、ならびに罰金最高五万ドルを科すとしている。「人間を自動車の部品のように売ったり買ったりするものと考えるべきではない」と述べているアルバート・ゴア上院議員（元・副大統領）は、この法案を通過に導くのに中心的役割を果たした。

しかし、NOTAは臓器売買のすべてを禁じているわけではない。この法律は移植に関する臓器売買のみを禁じており、研究用の臓器売買は認めている。さらにこの法律は、あらゆる人体成分の売買を禁止しているわけでもなかった。血液や精子などの「再生可能」な成分は、法の適用外としているのである。このような問題点はあるにせよ、NOTAは人間部品産業に対して、はじめて監視の目を向けたという意味で歴史的なものとなったのである。それゆえ、あとで述べるように、臓器売買の再開を意図する人びとの攻撃目標にもなってゆくのである。

一九八九年、今度はイギリスを拠点としてヨーロッパ市場の開拓をめざす国際的臓器売買の計画が、あるドイツ人実業家によって企てられた。「ある生活水準をもつ職業人で、その水準を維持もしくは向上させたいと思って腎臓を売りに出す人」が提供者になると彼は説明した。同じ年、イギリス政府は臓器売買を違法とした。仕事を餌にイギリスにおびき寄せられたあるトルコ人が、来てみると病院に入れられ金持ちの患者に移植するため腎臓を取られたという話がちょうど明るみに出た。このようなニュースも法案成立に拍車をかける一因となったようだ。

またソビエトのある医学研究所が、ロシア人の腎臓をドイツの患者に対して六万八五七〇ドルで提供する――マルクだてでも可という条件付きで――との申し出をしてきたというニュースも伝えられた。これに対する世論の怒りに促されるかたちで、ドイツの政治家たちも同種の禁止法成立に尽力している。

しかし一方、このような反対論や禁止令にもかかわらず、何万もの臓器が世界中で売買されている。インド、アフリカ、ラテンアメリカ、東ヨーロッパなどでは臓器売買が許されている。食事や家、借金の返済、さらには大学の授業料を得るため、人びとは臓器を売るのである。一九九一年現在、エジプトでは臓器が一万から一万五〇〇〇ドル、もしくは同額の電気製品と引き換えに売られている。インドでは、生きた提供者からの腎臓は一五〇〇ドル、角膜は四〇〇〇ドル、皮膚一切れ五〇ドルが相場である。インドやパキスタンでは、腎臓病の患者で、近親に腎臓提供者がいない場合、新聞に最高四三〇〇ドルの買い値で「求腎」広告を出すことが許されている。

近年の調査によると、インドで臓器を売る人の大部分が低所得者であり、彼らにとって臓器を売って得た金額は一生涯に稼ぐ額よりも大きくなるという。腎臓を売って中規模の喫茶店を開いたある提供者は、「この額なら片方の眼か片腕だって売ってもいいです」と語った。夫が職を失ったので腎臓を売ることにした二児の母親は、「私に売れるものがそれしかなかったんです。いまでも自分の腎臓に感謝しています」と語った。

インドでは臓器バザーが、よくもうかることで知られている。ムンバイの臓器バザーは、「金持ちのアラブ人たちで混み合っており、彼らは腎臓をいくらであっても買って、近くの入院費一日二〇〇ドルの医院か病院でそれを移植してもらう」という。チェンナイ（旧マドラス）は、臓器を求めるシンガポール人やタイ人の好む場所だという。インド政府は臓器売買を禁止する法案を成立させることができないでおり、インドの医学関係者の多くも、臓器市場に対して頭を痛めている。ムンバイにあるジャスロック病院の著名な神経科医V・N・コラバクラ博士は、「私たちは、人間のモラルを功利主義の犠牲にしてしまう商売への水門を開いてしまったようだ」と述べている。

国際的な臓器売買をめぐるスキャンダルは、日常茶飯事になってきた。先ごろ、イギリスの医学雑誌は、アルゼンチンの州立精神病院で患者の血や角膜、その他の臓器を取り出して売っていた、という恐ろしい事件を報じた。記事によれば、患者から臓器を取り出して売っていたのはブエノスアイレスの近くのモンテデオーカ精神衛生研究所である。患者を殺して臓器を取ったあと、研究所は家族に患者は脱走したとか死んだなどと伝えていたという。研究所は一九七六年から九一年までのあいだになんと一四〇〇人以上が脱走し、それとほぼ同数が死亡したことにしていた。

家族からの訴えでようやくこの研究所は捜査をうけ、当局は脱走したとされる何人かの遺体を収容した。そのなかには眼球が摘出された一六歳の少年の死体が含まれていた。病院長および一一人の関係者がつぎつぎと逮捕された。

一九九六年には、中国からの亡命者がアメリカ議会の公聴会に証人として立ち、「中国政府が死刑囚の臓器を日常的に売っていた」と証言した。こうした臓器の移植を受けたのは、中国政府や軍の高官のほか、日本人やアメリカ人などの外国人や、香港在住者だったという。

かつては中国公安局の一員で、現在はロンドンで亡命生活を送っている高培祺氏は、「中国では刑務所と病院が密接に連携していて、移植の必要にあわせて死刑執行の予定を組むことができる」と証言している。毎年どれくらいの数の臓器が死刑囚から摘出され、移植されているのかは明らかになっていない。だが、目撃者の推定によれば、そうした移植の回数は年間二〇〇〇件ないし一万件にものぼり、そのほとんどが腎臓ないし角膜の移植だったという。

一九九〇年代初頭、世界保健機関（ＷＨＯ）は、第三世界における臓器売買は「危険なほどの勢いで拡大」しつつあると報告した。その報告を受けてＷＨＯは、参加諸国に臓器売買の禁止を強く要請した。

あるWHO高官は「これはわれわれにとってゆゆしき問題であり」、「われわれはこれにいかに対処して行くか決断しようと努力している」と語った。ヨーロッパの厚生大臣たちも、そろって臓器の商業化に警告を発する声明を出した。一九八七年の声明では以下のように述べている。

**臓器の提供はそれ自体をみれば、大いなる人道的行為といえる。しかし、立法措置を取らず無制限な運用を許せば、人類にとって非常に大きな危険が及ぶことになろう。それは、人体に価格を与え、命を値踏みするということである。貧富を問わず多くの国々が、増大する臓器の商業化に直面しているのである。**

だが、WHOやEUの要請もむなしく、二一世紀最初の一〇年では、「臓器移植ツーリズム」が依然として活況を呈している。臓器販売業者が特に熱心に利用しようとしているのが、自然災害である。

たとえば、二〇〇四年のインド洋津波は、インドの不法臓器ビジネスにとっては夢が現実になった瞬間だった。多くの人が突如として家を失った結果、臓器ハンターたちは俄かにありあまるほどの腎臓を手に入れられるようになったのである。そのうえ、政府は大災害への対応に忙しく、臓器ブローカーを効果的に取り締まることができなかった。移植用臓器の売買を禁止または制限する政策を各国が導入しはじめても、臓器販売業者たちはインターネットや航空機を活用し、ある国から別の国へと動きまわっては世界中で客を探し求め、餌食にできそうな絶望した人びとを見つけては、規制のない国々でビジネスを続けているのである。

## 売買推進者たちの圧力

臓器売買禁止に向けて世界的な呼び掛けがある一方で、アメリカでは臓器売買の再開を求める声が盛んにあげられている。商業化推進者たちは臓器提供を増やそうと、さまざまな経済的誘因を編み出しつつある。USAトゥデイの近年の社説は臓器の必要性が非常に高まっていることを指摘し、臓器提供者がもし死亡した場合には家族に報償金を支払う制度を提案している。このような「死亡時の報償金制度によって、単なる助け合いの精神だけでは十分でない場合の動機を生み出すこと」を期待しているのである。

法学者で、商業化賛成者でもあるロイド・R・コーエン氏もこの考えに同意している。彼は臓器供与契約を広く一般市民に奨励するような制度を提唱している。この契約制度では、もし臓器を売ろうという人が死亡した場合、手際よく臓器が摘出され移植に使われるよう取り決めをしておく。一方、それによって得られたお金（おそらく主要臓器一つあたり五〇〇〇ドル）は、臓器提供者が生前に指定しておいた個人に支払われるというものである。そして病院は法律によって、提供者の死体を臓器摘出に適した状態に保持する義務があるようにしておく。

コーエン氏はこの商業的方法を以下のように熱心に勧めている。

市場は、物品を低価値の状態から高価値の状態へ変換する最も効果的な制度である。この範疇（はんちゅう）に相当するものとして、私は死体の臓器以上に適した例を思いつくことができない。死体における腎臓の価値と病気の人における腎臓の価値との差が意味するところは、双方が納得しうる交換が十分

**に成立しうるということである。**

臓器売買推進者たちは、人体の部品を商業化することによって個人が自分自身のからだに対する支配と権利をさらに強化することができると主張している。作家であり弁護士でもあるアメリカ弁護士会のローリー・アンドリューは、人体の部品に関する制限つき商業化を次のように支持している。

**最高裁がプライバシーの権利を規制し、われわれのほとんどが自分のからだのいろいろな部分を医者にゆだねる以外に方法がないような今日にあって、私が心配するのは自分の臓器が持ち去られたあと、私たちはそれがどう使われるのか、これをコントロールできる手段をまったく何も持ち合わせていないという点である。われわれは所有権を主張するときが来たと思う。**

もっと直截的にいう人もいる。「自殺幇助（ほうじょ）」で悪名高いジャック・キボキアン医師は、「人体の部品は所有財産にあたる。われわれはこれを所有し、どんな状況においてもこれがどうなるかについて絶対的権利を有する」と述べている。また別の推進派は、臓器を売るのは貧しい人が暮らしを良くし、家族を幸福にする合法的方法であるとさえ述べている。

臓器の商業化を求めるこれらの意見の裏には、需要と供給の法則がいずれ平衡点をつくり出し、臓器売買のジレンマを解消するだろうという現代的信念がある。イギリスの倫理学者デイビッド・ラムは、臓器の商業化をめざす世界中の動きはすべて、いわゆる市場原理の効用を信じていることの表れであるとしている。

このように商業化を好ましくいう意見も多いが、臓器売買に対して長期的観点に立つ議論にも耳を傾けなくてはならない。さまざまな利益を誘因として臓器を得ようとする手段は、確かに供給を増加させるであろう。しかし、商業化に反対する人たちは、臓器の売買は人間のからだに対する価値観を著しく損なうものであると主張する。ペンシルベニア大学のレニー・C・フォックス博士は、臓器提供やからだに関する日常の言葉が著しく経済用語化していることに気づいて驚かされるという。「生を授かった」という言い方やそれに内包される助け合いの気持ちが追いやられ、移植「産業」であるとか臓器の「需要」と「供給」あるいは「不足」といった言葉に、また人間の「部品」（これはしばしばヒューマンボディパーツの略でＨＢＰと記される）の不足といった言葉に置き換わっている。フォックス博士は「人間部品」の商品化に抵抗していくことが、社会のためにも医療のためにも重要であるとして次のように述べている。

人間のからだから臓器を提供するという行為は、とても値段がつけられるようなものではない尊い行為であるという信念に基づいて臓器移植は行われるのであり、それは決して偶然ではなく、確固たる理由がある。授かった生命を分け与えるという考え方のもとに、臓器移植は成立してきたのである。

だから、たとえ重大なタブーを冒すようなやり方で私たちのからだに手をつけ、利用する方法であるにせよ、臓器の無償提供には高いモラルと高い意義がある。臓器売買の禁止法案の精神は、助け合い、団結、社会性といった価値と結びついたものである。これらの価値観は、医療行為の真髄であるばかりでなく、人間社会の一員であること、および自己利益を超えた方法で社会に貢献する精神の中心にあるものだ。

近年増加する第三世界からの報道が、問題の所在をさらに明確にしている。すなわち、臓器市場開放を求める声とは、貧しい人びとが金持ちに臓器を売ることを促すための遠回しのいい方にすぎない、という点である。国際反安楽死委員会の会長であったリタ・L・マーカーは次のように記している。

「端的にいえば、臓器の代金というのは、ほとんど経済的圧迫に耐えきれないような境遇にいる人びとのからだに対する助成金のようなものだ。つまり、貧困層、何にも恵まれず、ほとんど絶望的で、生きているより死んだほうがましだという哀れな人びとである」

また次のように述べている人びともいる。

「貧困から逃れるために低所得者が臓器を売ることを認めるだけでなく、無力で抑圧された状況下にいる人すべてに、臓器を売ることを交換条件にして、その状態から脱出することを勧めることもできる。たとえば、臓器提供によって長期受刑者の刑期を短縮してはどうか」という提案がある。もし私たちが文明社会にとどまるつもりならば、臓器供給の効率化のために政策が変更されることに、多くの人は反対すべきだろう。目的のために手段が正当化されることはありえない。

選択の自由という考え方も、臓器売買を正当化する絶対的なものにはなりえない。私たちの社会において、個人から搾取しないという社会的価値観を維持する責務がある。この考え方は、法的にも倫理的にも共通の判断基準となりうる。この価値観を守るためには、ときとして、個人の選択の自由が制限される場合もある。

ある種の搾取には、自由市場経済の原理においてですら容認できないものがある。私たちは人間を奴隷として売ることを許さない。私たちは売春を認めない。最低賃金以下で労働する「権利」を認めない。私たちは、人種、信条、性別、身体障害に基づく不当な労働差別に対してこれを制限する。経済的に恵まれない者がやむにやまれず臓器を売る行為はそのまま、この搾取の範疇に該当するものであり禁止すべきである。これが臓器売買に反対する人たちの主張である。

臓器売買を求める議論は、自分勝手な解釈とはいえ、その根拠を自由市場原理に求めている。一方、臓器売買禁止を求める議論は、究極的には、その根拠を伝統的な人間尊重の価値観に求めているといえる。自分自身とそのからだが尊厳あるものだという定義が、人間部品の自由売買によって変化してしまうおそれがある。倫理学者ウイリアム・メイは次のように説明している。

**もし私がノーベル賞を買うことができるなら、ノーベル賞の意味を堕落させることになる。もし私が南北戦争のとき認められていたように徴兵免除を金で買えば、市民であることの意味を堕落させることになる。もし私が子供を買ったり、売ったりすれば、親であることの意味を堕落させることになる。もし私が自分自身を売れば、人間であることの意味を堕落させることになる。**

## 「死」の再定義

臓器の商品化をめぐる国際的な議論が過熱するにつれて、この貴重な医学的資源に対する需要が、死の定義の歴史的な、かつ、危ぶむべき変更にかかわるようになってきた。

歴史がはじまって以来、西欧的伝統において、死とは魂が肉体を離れることを意味すると考えられてきた。昔のユダヤの教えは、息をすることが生命の本質であるとしている。創世記にもはっきりと「主なる神が地の塵から人をつくりたもうた。そして鼻から生命の息吹を吹き込まれ、人間に生きた魂をお与えになった」と記されている。これまでの歴史の中では、呼吸の停止が主たる死の基準であった。これが魂の離脱を示す明らかなしるしなのであった。

死の定義が基本的に観念的なものから生物学的なものに変わったのは、一七世紀にハーベイが血液循環を発見し、一八世紀に入ってから心臓が聴診できるようになってからのことである。

二〇世紀までには、鼓動と自発呼吸の停止が死の基準として確立していた。医者が死にゆく人の胸に聴診器を押しつけて、一心不乱に鼓動に耳を傾けている。あるいは、医者がいないような場合には、家族が死の淵に瀕した者の鼻に鏡をあててわずかな息のしるしを求めている、といった光景が古典的な死の情景であった。

しかしながら、一九六〇年代の終わりには、死に瀕した患者に対する看護技術に急速な進歩がみられ、死の光景も劇的に変化した。脳のすべての機能が失われたような患者でも、呼吸と血液循環を人工的に維持する生命補助装置によって生きながらえることが可能となったのである。二一世紀を迎えたいま、家族はしばしば「脈打つ死体」とでもよぶべき姿となった愛する者を目のあたりにする。これは死をめぐる新しい悲劇の一部といえよう。脳の機能は停止したにもかかわらず、機械の力によって呼吸と脈が保たれているのである。法的に重大問題となるのは、いつ「プラグを抜いて」この患者を死にいたらしめたらよいか、ということである。

これは家族にとっても、恐ろしい判断となる。患者を前に家族は心がはりさけんばかりのジレンマに陥るが、その一方で、臓器を求める者の目には、この患者はまたとない贈り物に映る。人工的な延命法が、臓器を取り出すために必要な時間を稼いでくれるのである。延命装置による呼吸と血液循環の維持によって、臓器は摘出されるまで良好な状態を保っているのである。

しかし、このような患者から臓器を「収穫」するためには、死の新しい定義が必要となる。呼吸と心拍の停止に基づく定義はもはや適用できない。一方、臓器の新鮮度を保つため、医者は血液循環と呼吸があるうちに臓器を摘出しなければならない。

このジレンマに直面して、ハーバード大学医学部の一九六八年委員会は歴史的な提案を行った。彼らは脳の機能に基づいた死の判断基準を提唱したのである。この新しい、脳に基づく死の基準は、一般に「全脳死基準」とよばれている。脳死とは、脳と脳幹が不可逆的かつ完全に機能を停止することであり、脳が死ぬと呼吸と心機能はいずれ不可逆的に完全に停止することになる。

この「全脳死基準」には三つの大きな特質がある。第一に、有能な医者の手によれば、全脳の不可逆的機能停止の診断は臨床的にも実際的で信頼できるものであるといわれること。第二に、脳死患者は医学的にみて絶望的であり意識を取り戻すことはありえず、数時間、もしくは数日、まれな例では数週間以内には虚血と心停止にいたる。最後に、すでに述べたように、このような患者は臓器提供者として理想的な状態にある。脳死定義のもとでは外科医は、心臓が脈打ち、たとえ人工的ではあるにせよ、肺が呼吸を続けているような、しかしすでに「死んだ」患者から臓器を取り出すことができるのである。

一九八一年までにアメリカ医学会、アメリカ弁護士会、ホワイトハウスの委員会はみな「全脳死基準」を支持するまでになった。わずかなあいだに、ほとんどの州で脳死を公式的に是とする法案を可決した。いまや、集中治療室における心を乱すジレンマは一変した。

ウイラード・ゲイリン博士が一九七四年の革命的な論文『死者からの収穫』で述べているように、「全脳死基準」からみて死亡している脳死患者について、いつでもプラグを抜くことを認めるならば、それはまた一定のあいだ、プラグを抜かない権利をも黙認していることになる。つまり「生ける死体」は、臓器摘出のために一定の時間、延命させることができる。延命装置につながれて臨終のみぎわにある者の近親者たちは、愛する者が確かに死んでいるという事実、脳の機能はすでに停止しているという事実をある時点で理解することになる。だから問題は、その後、延命装置を止めることではなく、むしろ臓器の摘出までに必要な一定の時間、装置を動かし続けることのほうが心痛む決断になる。

今日、脳死患者は、臓器提供者としてわずかな時間だけ延命されるにすぎない。しかし技術の進歩に伴い、これらの死体は何ヵ月も、いや何年も人工的に呼吸と心臓の機能を維持し続けることが可能になると、多くの人が考えている。ネオモート（neo＝新鮮な、mort＝死体、の合成語）とでも命名されるべきこの死体は、貴重な臓器や血液の供与源にまるごと使える「貯蔵体」として、あるいは薬物テストや治療実験に用いるための研究「資材」として利用できるのである。

このネオモートの考え方に好意的なハロルド・シェイン博士は「これは非常に非難を受けやすいアイデアである」と認める。「しかし技術と知識がこれだけ進歩したいま、これを認めてさらに議論を前進させる必要がある」とも述べている。いくつかの世論調査ではこのネオモートの考え方の是非について、アメリカ国民の意見は賛否両論がちょうど半々であった。将来に関する方向性はなお議論が続くなか、死の定義の変更によってすでに臓器の供給量は大幅に増大している。事実、心臓と全肝臓に関しては脳死患者が唯一の供給源であり、大部分の腎臓についてもそうである。現在、すべての臓器提供の約九八パーセントは集中治療室の患者に由来する。

しかしながら、脳死の概念は何の疑問ももたれずに勝利を収めたわけではない。全脳死基準適用から三〇年を経ようとするいまもなお、この考え方はわれわれに混乱をもたらしている。どの程度脳の機能が残っているかにかかわらずコーマ（昏睡）患者は、みんな脳死状態であると多くの人が誤解している。

さらに重大なことには、人の生死の判断に最もよくかかわっているはずの医療の現場でも、全脳死基準は多大な混乱をもたらしている。移植のための臓器摘出にたずさわる一九五人の医者と看護師に対する昨今の調査は、驚くべきものであり、問題を提起する結果を示した。脳死判定の法的かつ医学的基準を正しく答えられた人は、これら脳死判定にかかわる人たちのうち、たった三五パーセントだったのである。さらに調査を受けた半分以上の人が、筋道立った死の概念を正しく理解していないとわかった。五人に一人の割で脳死を誤ってとらえており、生きている患者を法的に死んだと判断してしまう可能性もなきにしもあらず、との結果であった。

全脳死基準を臨床で適用するにあたって、その基準が十分理解されていないことがショッキングであることはいうまでもない。また、臓器のより大きな供給を目的として、死の基準を拡大することに反対する声も多数存在する。正統ユダヤ教の人びとやアメリカ先住民たちをはじめとする信仰集団の多くは、「自然」に召されるまで患者は生きていると信じている。さらに、もし臓器が必要だからという理由で死の定義が変更されうるのなら、死の定義はどんどん前だおしされていくだろうと多くの医療関係者が危惧を表明している。死の定義が今後ますます前だおしされて、最後は死の定義自体がある種の予報に似た性格をもつものになるのではないかとさえ恐れられている。

## 生ける屍

ここ十数年のあいだに、死の法的定義をさらに拡大しようとする動きが目立ってきた。近年の主張は、全脳死の考え方を大きく超えて脳の「高次」機能を失った状態をも法的な死に含めようとするものである。これはしばしば大脳死、あるいはいくぶん正確ではないが新皮質死とよばれている。この新しい死の定義の背景にある考え方は、永久的に人格を失った状態は実際上生命を失ったことになる、とするものである。このような拡大は、多くの人にとって当然予想されたものであった。

この新しい考え方が公然化すれば脳の高次機能は失われてはいるが、低次機能は保持され、しばしば自発呼吸ができるような患者でも法的に死んだとみなされることになる。このような状態の患者は「永久的植物状態（ＰＶＳ）」とよばれる。

これは、有名なカレン・アン・キンランの事例によって広く知られることになった。この拡大解釈的な脳死の定義によれば、ＰＶＳの患者だけでなく、ある種の新生児も死者に包含されることになる。アメリカでは毎年一〇〇〇から三〇〇〇人の無脳症の赤ちゃんが生まれる。これらの赤ちゃんには脳の大部分がない。このような赤ちゃんの内臓は誕生後急速に機能低下してしまう。そこでいくつかの州で、無脳症の赤ちゃんが実際に死ぬ以前に、法的に「死んでいる」とみなして、臓器を有効利用しようではないかという動きが現れた。一九八七年一〇月一六日、南カリフォルニアのロマリンダ大学医療センターのレオナルド・ベイリー博士は、カナダの無脳症の赤ちゃん、ガブリエル君から心臓を取り出して、カリフォルニアの赤ちゃん、ポール君に移植した。この種の移植手術がアメリカで行われたのはこれがはじめてであり、賛否両論の声が大きくわき起こった。

一九九二年三月、マスコミはテレサちゃんという赤ちゃんを見守って連日のように報道を行った。テレサちゃんは、呼吸や心拍をコントロールする脳幹より上の脳が形成されなかった無脳症の赤ちゃんであった。両親はこの事実を妊娠中から知っていたが、中絶しないことに決めていた。そのかわり、テレサちゃんを生んで、その臓器を必要とする他の赤ちゃんに提供しようと決心していたのである。両親は自分たちの悲劇から何か役立つことが引き出せればと考えたのだった。

しかし問題が一つあった。もし、医者がテレサちゃんの自然死を待つとすると、彼女の臓器はもはや他の赤ちゃんへの移植に適さないものになる可能性があった。しかし医者は、テレサちゃんから生きながらにして臓器摘出することには同意しなかった。そこで両親は、テレサには脳幹機能がまだあるけれども、誕生時にすでに「死んでいた」とみなす法的裁定を裁判所に願い出た。そうすることによって臓器の摘出を可能にしようとしたのである。

しかしタラハッセにあるフロリダ高等裁判所は、細かい手続き上の不備を理由に、この申し立てを棄却した。生まれてから一〇日目、テレサちゃんは死亡した。

裁判所が迅速に脳死裁定をしなかったため、テレサちゃんの臓器が使えなくなってしまった、と多くの人が憤慨した。一方、たとえどんなに短くて不完全な生命でも、この子が生きていることは確かだとする意見もあった。

この意見に反対する人たちは、そもそも脳の高次機能がないのだから、生きているとする議論には意味がないと主張した。エール大学の医療倫理学教授ロバート・J・レバインは、無脳症の赤ちゃんは人間というよりは魚に近いと言っており、この意見は法律評論家からも支持を受けた。ここ数年来、無脳症の新生児は死産とみなすことに賛成する法律家たちが何人もいる。

しかし、無脳症の子供は決して死んではいないという考え方を支持する声も多い。コラムニスト、チャールズ・クラウトハマーは次のように書いている。

生きる望みのない無脳症児の臓器を、他の小児の命を救うために使えないことは確かに残念なことではある。しかし、一方を救うために他方の罪なきものを殺すのは単なる蛮行以外のなにものでもない。ある生命を長びかせるために、望みのない生命を縮めることは、この方向へ進む重大な第一歩となり、この一歩は決してそこで踏みとどまることはない。無脳症の事例は最前線の一例であり、最前線は常に前進する。次に来るのは、不可逆的な昏睡に陥った成人を利用しようという考え方であり、その次に来るのはアルツハイマー病の患者を利用しようということになる。望みのない状態にある彼らから、何か役立つものを取り出してなぜ悪い、ということになるのだ。

脳の「高次機能」や「人格」を失ったものを含めて死の定義を拡張することの主たる理由は、ここでもまた、全脳死の場合と同じように、より多くの臓器が必要だからということなのである。アメリカでの全死者は毎年二〇〇万人以上であるが、臓器提供可能な状態はそのうちたった二万五〇〇〇程度である。臓器提供に適するような限られた死に方をするために基本的に必要なことは、健康でかつ突然死することであり、たとえば交通事故や脳卒中の場合である。たとえ摘出作業がうまく行われても使用可能な臓器の供給量には限りがある。したがって、移植手術は心臓病、腎臓病、肝臓病、肺病に対して、いつでも使える決定的な治療法とはなりえないのである。

死の定義を拡張して、脳の高次機能を失った場合を含めることができれば、臓器提供に適した「死体」を何万も増加させることができる。

## ネオモートの再利用

もう一つの重要な点は、脳の高次機能だけを失った患者の多くは、臓器の供給源として長期間そのままの状態を維持できるという利点がある。このような場合、患者は自発呼吸が可能で、現在脳死患者が必要とする人工呼吸装置もいらないので、ネオモートとしてずっと容易に保有できることになる。死の定義の拡張を主張しているロバート・スミス博士は、次のように説明している。

大脳新皮質死の定義に基づいて死を宣告された患者（無脳症児も含む）は、生物学的に何年も生命を維持できる。これは全脳死の場合、数時間から数日しかもたないのと比べると大きな違いである。それゆえ、大脳新皮質死の基準を適用すれば、移植臓器の入手と利用の機会を飛躍的に高めることができる。献体された遺体の取り扱いに関する現行法規のもとでも、大脳新皮質死患者のからだや臓器は長期的研究のために臓器銀行といったかたちで保持・提供することができ、薬物検査や試薬の製造などの目的に利用する可能性を増大することができよう。

国内のあちこちの病院で息のある何千ものネオモートが、生きた臓器銀行として臓器供与や研究のために使われるといった未来の一場面に対して、多くの人が反対を表明している。

脳の高次機能の死という考え方に批判的な人びとは、何を脳の「高次」機能とし何を「低次」機能とよぶのかについて、信頼に足る科学的基準が何もないことを指摘している。さらに彼らは、まれなこととはいえ、永久的植物状態から患者が生き返ったという報告がいくつかあるという事実も指摘している。これらの報告は、不可逆的な意識の消失を診断することは確実にはできないことを非常によく示している。この不確実性がつきまとう限り、永久的植物状態の患者や脳の高次機能を失った患者から臓器を摘出することは、生きた人間を生体解剖することになるかもしれないのである。

一九八七年ヨーロッパ厚生大臣委員会で述べられたように「本当は死んでいない患者から臓器を摘出することをよしとするくらいなら、移植をしないことにするほうがいまのところ人類の未来にとっては望ましい」といえよう。

たとえ不可逆的な脳の高次機能死を確実に診断できたと仮定しても、永久的植物状態の患者を死体として扱うことは非常に複雑な倫理上の問題を引き起こす。

倫理学者デイビッド・ラムは次のように述べる。

いまだ息がある死体という考え方は、倫理的に受容しがたい。たとえば、それをどう葬ればよいのか。呼吸を続けているというのに埋葬したり火葬することができるだろうか。それとも誰かが最初に死体を「窒息」させろとでもいうのか。

仮に、何ヵ月も植物状態にある人間を、その家族の誰かがやむにやまれず窒息させたら、これはいったいどういうことになるだろうか。殺人？　それとも死体を侮辱したことになるだろうか。

これに加えて、クラウトハマーたちがいうように、脳の高次機能死を含むよう死の定義を変更して行けば、将来さらに死の定義の拡大を引き起こすことになる、というのももっともな懸念である。ある有名な移植専門家は次のように述べている。

脳の高次機能の停止を死とする定義に私は反対である。というのもこれは危険な坂道に通じる第一歩になるからだ。もし高次機能の喪失を死と同一とみなすなら、高次機能とはどの高次機能のことだろうか。いずれかの大脳半球の損傷をいうのか、両方をいうのか。もし半球の一つとするなら、言語をつかさどる優位なほうの半球をいうのか、それとも情感をつかさどるもう一方の半球をいうのか。

新生児の専門家であるジャクリン・バーマン博士も、子供の死について同じような懸念をもっており、無脳症児が自然死する以前に臓器供給源として使われることに反対している。そして、無脳症児が限られた寿命しかないと予想されるからといって、死の宣告が正当化され臓器提供に利用されることに懸念を表明している。もし、短い寿命しかない赤ちゃんと脳に重度の障害をもつ赤ちゃんがすべて潜在的な臓器供給源とされるなら、水頭症、第四型脳内出血、第一三、第一八トリソミーなどの小児患者はすべて含まれてしまうと、バーマン博士は憂慮している。

臓器の売買をめぐる議論でみてきたように、私たちのからだに対する見方が、死をいかに定義するかを決定する鍵となる。生命とは何か、死とは何か、誰が臓器提供者として適切であり、誰が不適切なのか、このような疑問は人間とは何か、何が個性をつくるのかということを私たちがどれくらい理解できているか、という問題につながっていく。

医療の世界で大勢を占める見方は別として、死の定義はモラルや倫理の基準と分離して考えることはできない。多くの人びとは、脳の高次機能を失った患者を都合のよい臓器供給源か医学研究の試科として便利だというふうにしかみていない。そういう人たちは、その患者を生きていて存在意義のある人間とはみなしてはいない。しかし、いまだ息があり、ひょっとするとからだの機能も保たれているような患者を前にしたとき、脳の機能の有無だけで人間としての尊厳の有無を決定してよいのだろうか。それが決定できない以上、いわゆる植物状態の患者も無脳症の赤ちゃんも、そう簡単に死んでいるとはいえないはずである。これらの状態にある人たちのからだが生きている限り、それに対応して人格もまた機能しているとも考えられる。だから、仮に他人を救命することが目的だとしても、これらの状態にある患者を高額な臓器の供給源としてのみ取り扱うことはできないはずである。

もし、脳機能の損傷を受けた患者が各種の検査によって望みがないとわかったとしても、生をまっとうするまでは丁重な尊厳ある看護を受けるべきである。医者が臓器を求めて生体解剖することは許されない。患者は利用されるべき対象ではなく、患者として存在する意義がある。

この患者は、からだはまだ生きているけれど人間としては死んだとみなそう、というのは実際のところ、ばかげた考え方であり、倫理的にも問題がある。このような新しい死の定義を主張する人たちは古くからある精神と身体の二元論を再生産しているといえる。

植物状態の患者を臓器供給源に使うことを支持している精神科医スチュワート・ヤングナー博士は明らかに、いわゆる意識とからだの二元論の迷信に陥っている。彼は「人格が消失したあとに残るのは単なるものである。所有者に先立たれた身体という遺産である」という。このような、意識とからだをきっぱり分離しようとする考え方は、脳死論の支持者たちによって宣伝されてきたものだ。これによって、からだの価値を解体して、臓器や生体成分の供給源以上のものとはとらえられないような、新しい死の定義を信奉する人びとが生み出された。哲学者ハンス・ヨナスはこの新しい脳死の概念に反対して、次のようにまとめている。

私にはこの新しく提案された死の定義の裏に潜んでいるものがみえる。明らかに実用的な動機はさておき、それは、古くからある霊魂とからだの二元論の奇妙な再来である。今回は新たに脳とからだの二元論という形で現れてきた。すなわち本当の人間性は脳のなかにあって（もしくは脳によって体現され）からだの残りの部分は単なる従属物にすぎない、という考え方である。

しかし、たとえ人間性を表す高次機能が脳のなかに存在するとはいえ、私のアイデンティティとは生物体全体としてのアイデンティティである。したがって昏睡状態にある患者のからだは、たとえ機械の助けを借りているにせよ、呼吸し、脈拍があり、その他の機能が残存している限りにおいて、その人のアイデンティティの連続した一部分であるとみなさなければならないだろう。その連続性は、神と人間との契約に基づく神聖さの表れといえる。この神聖さゆえ、からだを単なる手段として用いることが許されないのである。

臓器移植が死の定義をめぐって重大な混乱を引き起こしたのとちょうど同じように、生の定義に関しても非常に多くの議論がわき起こりつつある。次の章では、胎児が新生児と同様に臓器の供給源となりつつあるという状況をみてみよう。臓器移植において、胎児の臓器が盛んに使用されるようになってきているのである。また胎児臓器を動物に移植して、より実用性の高い研究材料をつくりだそうという試みもある。胎児臓器市場をはじめとした胎児の臓器をめぐる論議は、やがて現在の臓器産業に関する問題をすべておしのけてしまうくらい深刻なものになるだろう。

神々は、自らが与えた贈り物を取り返すことはできない。

（アルフレッド・テニソン）

# 3 胎児マーケット

Harvesting the Unborn

ペンシルベニア州エクストンにある国際高等医学研究所（ＩＩＡＭ）の解剖「専門家」は、一日中ニコリともしない。彼は地元の中絶専門の医院をまわって、中絶された胎児の残骸を集めているのである。彼にとって、胎児の組織なら心臓から脳の一切れにいたるまで、すべてが収集対象となる。医者や研究者にとって価値がある胎児組織なら何でも取り扱う。研究所には常時一二人の専門家がおり、胎児を収集する。彼らは二四週齢までの胎児から集めた臓器や組織を貯えており、毎月およそ四五〇体の中絶胎児から、七〇〇の試料を取り出している。一二週齢の中絶胎児から試料を取り出すこともあるが、頻度はやや少ない。合計この研究所では年間八〇〇〇以上の胎児臓器を収集していることになる。

貴重な胎児臓器を収集するため、この研究所ではもっぱら妊娠六ヵ月目の中絶を行う一八ヵ所の医院と契約を結んでいる。中絶胎児を研究や臓器摘出用に利用するかわりに、研究所は中絶専門医院に「サービス料」を支払い、研究所は胎児部品を研究者に分与する際にお金を取っている。この研究所から胎児を買う研究者は、胎児部品の種類に応じて五〇から一五〇ドルを「手数料」として支払う。

顧客に対して研究所では胎児の病歴、家族歴などに関するカルテを保管するよう心がけている。しかしながら、胎児部品がＨＩＶ（エイズウィルス）や梅毒に感染していないかどうかのチェックには、別途料金を課すことにしている。この研究所の理事長だったジェイムズ・Ｓ・ブラッドレーによれば、胎児組織の売り上げは年間一〇〇万ドル近いという。

一九八六年に設立されたこの研究所は、国内に数ヵ所はあるといわれる胎児組織供給元の一つである。これら大手胎児収集業者をはじめ、ほとんどすべての胎児取り扱い業者の行動は秘密のベールでおおわれている（たとえばＩＩＡＭは電話番号を電話帳に載せていないし、供給元の研究者名や供給源として使っている医院名を決して明かそうとしない）。これら胎児ブローカーたちは、実際のところ野放し状態である。というのも、胎児需要が高まるにつれ、アメリカ中のあちこちで「にわかじこみ」の胎児ブローカーが出現して需要に応えているのが現状だからである。連邦機関でさえ、胎児臓器の収集の実態をつかみかねている。国立保健研究所（ＮＩＨ）の調べでも、調査を受けた者の多くは「胎児部品」の収集についての情報が明らかになるのを嫌がった。彼らは研究が進行中なので、機密保持の必要があると述べた。しかし、彼らはまた法律上の問題が生じたり、規制を受けるかもしれないことを懸念し、世論の動向にも配慮していたと報告されている。

毎年、ＩＩＡＭのような胎児組織ブローカーによって約一万五〇〇〇の試料が研究者や医師に供給されていると推定される。また、胎児部品を手に入れるのにブローカーや組織バンクを使わずに、自ら地元の中絶専門医院と胎児組織の供与について協定している大学や私企業の研究所も多い。連邦中絶基金による無作為調査では、一五〇の医院のうち一一が直接医学研究者に中絶胎児を提供する契約を結んでいた。医院より規模の大きな病院では全中絶のうちの約一〇パーセントが行われており、中絶胎児組織の供給も行っている。エール大学やＵＣＳＦ（カリフォルニア大学・サンフランシスコ校）などの大規模医療センターでは常時、センター内の研究者や医者に胎児組織の供給が行われている。

胎児部品の入手は、新しい研究や新しい移植産業にとって必要不可欠である。これらの新産業は、人工中絶された胎児の臓器やその一部を「収穫」して、他の人間に移植することのほか、近年ではいろいろな動物に移植することを生業としているのである。

胎児を研究や移植に用いることには批判が多いとはいえ、生物医学界では非常に大きな関心を引き起こしている。多くの科学者や研究者たちが、胎児臓器移植は人間を扱うバイオテクノロジーのうち最も有望な分野であると主張している。臓器移植技術で有名な科学者であるアントニン・スコメンガ博士は、「胎児組織の使用によってわれわれは、生物学革命を目のあたりにしている。これは、物理学における核革命と同じくらい重要なものとなっていくであろう」と明言している。

胎児臓器移植をめぐるこの熱狂ぶりは、単に学問上の範囲にとどまらない。胎児研究と胎児臓器移植が一大ビジネスになることは疑いの余地がないからだ。経済学者エマニュエル・ソーンは、胎児臓器移植産業は現状の臓器移植産業を数年のうちに駆逐してしまうかもしれないと予想している。胎児の臓器と組織は、人間部品産業における最も価値ある商品になりつつある。

## 胎児利用の歴史

胎児の組織を移植や研究に使おうという考え方は、新しいものではない。胎児臓器移植の試みや胎児組織を医療に使おうとする試みは、八〇年以上前にさかのぼることができる。一九二八年には胎児の膵臓を糖尿病患者に移植する試みがヨーロッパにおいてなされたが、失敗に終わった。一九三九年アメリカでもはじめて胎児の膵臓移植が行われたが、やはりこれも成功しなかった。

医療分野ではじめて胎児組織の利用に成功したのは、一九五〇年代、胎児の腎臓をポリオワクチンの開発に利用したことである。一九五〇年代後半、胎児臓器の移植は散発的に行われたが、いずれも不成功に終わった。一九六〇年代はじめになると、研究者に対して胎児組織の供給を行うために胎児を収集する組織がアメリカとイギリスで結成された。

それ以前の胎児組織の利用に比べると、一九九〇年代は人間の胎児臓器を収穫しこれを臓器移植や動物実験に用いる上で、まさに分岐点といえる時期であったことは疑問の余地がない。アメリカにおける胎児研究の「革命」は、一九八八年一一月に起こった。コロラド州デンバーの医療チームがはじめて胎児の神経組織の移植を行ったと発表し、一躍脚光を浴びたのである。

このカート・R・フリード博士に率いられた医師団は、胎児から取った脳組織をデンバーに住む五二歳の男性ドン・ネルソン氏の脳に移植した。彼はパーキンソン病にかかっていた。この胎児組織移植手術は、ネルソン氏の頭骨に二五セント硬貨大の穴をあけ、胎児の脳細胞を氏の脳の奥深くに移植したものであった。ネルソン氏の脳内へ移植された胎児細胞にドーパミンを産生させることが、この手術の目的であった。パーキンソン病の真の原因はまだよくわかっていないが、この病気の症状は脳内でドーパミンとよばれる生理活性物質をつくる細胞が破壊されることによって引き起こされる。ドーパミンは脳細胞間の神経信号の伝達を助け、これによって筋肉の動きをコントロールしたり、しゃべるときの口の動きや発声を調節したりする。この病気にかかったネルソン氏のような患者は、手足や頭の震えが止まらなくなったり、話すことができなくなる、といった症状を示す。

手術後数ヵ月してフリード博士は、患者には記憶力の向上と不自然な動作の改善が見られたと報告した。しかしなお、長期的な改善は今後確かめていかなければならないとも述べた。さらにフリード博士は、パーキンソン病患者に七例の胎児組織移植を行った。デンバーでのこの手術の後、エール大学でも同様の手術が一一例施行された。一九九二年六月の時点でアメリカでは一九例の手術が行われており、世界中でみると一〇〇例以上の胎児脳組織の移植手術が実施されている。最も有名なものは、スウェーデンの神経学者オーレ・リンドバールとアンドレス・ビョルクランドの手による先駆的な移植手術である。アメリカでの実施例に先立つこと一年、このスウェーデン人たちは胎児の細胞が移植患者の脳に生着し、機能を発揮したことをはじめて報告したのである。

糖尿病治療にも胎児組織の移植が試みられている。ミネソタ大学医学倫理センターの研究によれば、一九九〇年の時点でアメリカの三八例を含む世界各地の約六〇〇人の糖尿病患者が胎児の膵臓の移植を受けたという。これらの移植手術は、患者自らがインシュリンをつくりだすことができるよう計画されたものであった。加えて、世界中で約三〇〇例の患者が胎児肝臓の移植を受けているが、アメリカで行われたのは、ごくわずかである。

移植を熱心に支持する人びとですら、パーキンソン病やその他の病気の治療法として、胎児組織を使用する方法の有効性は、まだまだ十分証明されていないことを認めている。実験が成功したことを伝えた初期の報告は、誇張気味であったり正確さを欠いていたことがわかってきた。昨今の報告によれば、現時点ではパーキンソン病の治療法としての胎児組織移植は大して効果がないことが示されている。アメリカ国立精神衛生研究所の基礎神経科学部主任のウイリアム・J・フリードは、次のように述べている。

「通常の治療法である副腎髄質移植を行ったときと比べて、胎児脳組織の移植のほうが、よりはっきりとした効果があったという例をみたことはない」

胎児組織の移植後何らかの改善がみられたという報告のいくつかは、外傷や手術のあとに作用する脳の自然な回復能力によるものではないか、とフリードは述べている。

効果をめぐっての議論は多いが、胎児組織移植手術は今後いちだんと増大して行くと考えられる。実際、多くの医療関係者によれば、胎児組織の移植が潜在的な治療法として試されたのは、まだパーキンソン病と糖尿病の二つだけでしかない。胎児臓器移植は、最終的には何百万人ものアメリカ人の治療法となると研究者は主張する。胎児臓器移植が期待される病気として、アメリカにおける一〇〇万人のパーキンソン病患者、三〇〇万人のアルツハイマー病患者、二万五〇〇〇人のハンチントン病患者、六〇〇万人の糖尿病患者が考えられている。

バイオテクノロジーの分野に胎児がもたらす革命の未来像は、現在考えられているような特定の疾患の治療といったことをはるかに超えたものになる。たとえば、老化が目立つ年齢を迎えた人びとの身体機能改善のために、胎児が臓器や組織の供給源として大規模に使用されるという未来図を生物工学の研究者たちは描いている。ある科学者は「私たちはちょうど変革の臨界期にいたったのだ。形容のしかたはいろいろある。禁断の木の実が入った箱を開けてしまったともいえるし、妖怪が詰まったつづらを開けてしまったのかもしれない。いずれにせよ、代替部品として使うために意図的に妊娠して胎児をつくる日がいつか必ず訪れるはずだ」と語っている。

中絶を考えた上で妊娠し、自ら胎児の供給源になろうとする人びとが出現しつつある事実を倫理家たちはすでに報告しはじめた。ミネソタ大学の医療倫理学の専門家であるアーサー・カプランによれば、次のような事例があるという。アルツハイマー病の父親をもつある女性は、父親の精子を用いて人工授精したいと願い出た。これによって遺伝的に適合した胎児細胞を得ることができ、父親の治療に使えるというわけだ。また別の例として、重度の糖尿病患者のある女性は、自ら妊娠したいと申し出た。胎児を中絶し、そこから得られる膵臓細胞を自分に移植して病気を治したいと思ったのである。

胎児組織を治療用に使用したいというこの種の申し出に対して、大半の医者はむろんこれを却下する。しかしながら、医療の現場でこのような新しいタイプの決定を行うために必要なガイドラインとなるものは何もない。実際、胎児を治療に使用する目的で意図的に妊娠することは現時点では認められていないが、これもすぐなし崩しになっていくだろうと多くの専門家がみている。経済学者ソーンは「胎児組織による治療に効果ありとなれば、中絶を意図して妊娠しようとする動機づけをくい止めることはできない」と述べている。

私たちはすでに一線を越えているようだ。一九九一年六月のこと、白血病に冒されている一一歳のアニサちゃんを助けるために、「奇跡の赤ちゃん」とよばれることになった一四ヵ月の弟マリッサ君の骨髄が供与されたのである。二人の両親であるマリーとエイブ・アヤラ夫妻は一躍アメリカ中の注目を集めることになった。娘のアニサに適合する骨髄を供給するだけの目的で、マリッサ君をつくったとマリー夫人が発言したからである。好運なことに、マリッサ君はお姉さんに適合する骨髄をもって生まれてきた。そこで移植が行われたのである。

骨髄移植はマリッサ君にとってそれほど危険なものにはならないとはいえ、このアヤラ家の事例はまったく前例のない倫理的問題を提起することになった。これは将来「胎児飼育」のような事態が生ずる可能性を強く示唆している。もし、事前の検査で胎内のマリッサ君の骨髄が姉に適合しない型であるとわかっていたらどうなっていただろう。マリー夫人は中絶を行って、もう一度妊娠を試みるだろうか。姉に適合する胎児を身ごもるまでひょっとしたら何度でも……。

必要な組織を得るため何度でも妊娠することにはまったく問題はない、と考える医者や倫理家もいる。アヤラ家の事例のあと行われた調査では、一〇人を超える母親が現在育てている子供の病気を治すのに必要な骨髄や臓器を得る目的のためだけに妊娠した、と報告されている。このような事例は、無制限な胎児利用をくい止めようと努力している人びとにとって、たいへん困った前例となってしまった。これらが既成事実となって、医療現場では移植目的のためだけの妊娠が許されるという風潮にはずみがついてしまったからである。

## 人間化されたネズミ

アメリカにおける胎児臓器移植は、人間に対してだけでなく動物に対しても行われている。

種を越えた臓器移植が世界の注目を集めたのは一九八四年のことであった。カリフォルニア州ロマリンダの外科医がヒヒの心臓を、病床に伏していた女児フェイちゃんに移植したのである。結局失敗に終わったこの手術は、救命方法として妥当であったか否かについて大きな疑問を残した。一方、一九九〇年一〇月、免疫学者J・マイクル・マッカン博士はフェイちゃんの手術とは逆の試みを行って新聞の一面をにぎわせた。マッカン博士は、胎児の臓器の一部を実験動物であるマウスに移植するという実験に成功したのである。この実験は、生まれつき免疫機能をもたないマウスに、人間の肺、膵臓、小腸といった臓器の小片を移植したものであった。この実験の目的はマウスの治療ではない。実験用マウスを人間に似せてつくり変え、人間に対する薬品を実験動物を用いてテストする際に、より有効なデータが出せるように移植が行われたのである。

マッカン博士は二二週齢のヒト胎児から胸腺、肝臓、リンパ節を取り出し、それぞれの小断片を若いマウスの腎臓に移植して、ヒトの免疫機構をもつマウスの作製を試みた。数日のうちにマウスの毛細血管が移植した臓器断片の中に入り込み、胎児臓器は成長をはじめ、ついにはヒトの免疫細胞がつくり出された。こうしてヒトの免疫機構が移植されたマウスは「人間化マウス」と命名され、人間の免疫細胞にとりつくエイズウイルスや白血病ウイルスを感染させることができる。そこでこのマウスに、さまざまな抗ウイルス薬が投与され、その有効性が調べられる。つまり、動物を使って人間の病気のモデルをつくり出すことに成功したのであると、マッカン博士は説明する。

このマウスを利用して、抗エイズウイルス薬品をテストする計画が数社の製薬会社の共同体というかたちですでに進行中である。この会社はシステミック社という名前で、マッカン博士自らが研究部長を務める。会社は二つの基礎研究プログラムの委託を受け付けている。一つは小規模スクリーニングプログラムで約二五匹の人間化マウスを用いるもの（約二万五〇〇〇ドル）、もう一つは大規模プログラムで同系マウス約一六〇匹を用いるもの（約六万五〇〇〇ドル）となっている。

マッカン博士は、自ら「突拍子もない」思いつきとよんでいるこのアイデア、つまりヒトの免疫系をもったマウスをつくるという考えを、免疫研究をしていたスタンフォード大学からサンフランシスコの自宅に帰る車の運転中に思いついた。人間化マウスをつくる上で技術上いちばん問題となるのは、たとえ免疫機能を欠いたマウスを用いても、移植したヒトの免疫組織のほうが拒絶反応を起こして、実験動物を攻撃し死にいたらしめるという点だった。

ハンドルを握りながら考えをめぐらせているうち、急にマッカン博士はひらめいた。中絶胎児だ！　胎児の臓器はまだ十分異個体を拒絶するまでの免疫性を獲得していないのがふつうなので、移植しても拒絶反応は起こらないのではないか。マッカン博士はこの仮説をテストして、うまくいくことを発見した。研究遂行上、もう一つ好都合だったのは、中絶反対グループや動物愛護団体から反対を受けなかったことである。システミック社は、肺、小腸、膵臓、脳下垂体、皮膚、脳細胞、胎盤などのヒト胎児臓器をマウスに移植する計画を進めている。

このマッカン博士の胎児組織移植研究は、ＮＩＨから資金援助を受けている。それだけこの研究が公益性の高いものと考えられている証拠である。

最近ではさらに別口の援助者が出現してきた。一九九〇年代初頭、システミック社への大口投資者は、プロ野球チーム、バルチモア・オリオールズの元オーナー、エリ・ジャコブスであり、一〇〇〇万ドルを提供している。過去数年間でシステミック社に追随し、実験動物にヒト胎児臓器を移植するビジネスに参入する研究者や企業もつぎつぎと現れた。

## なぜ胎児組織なのか

胎児組織は人間や動物に移植するとき、非常に好都合ないくつかの特性をもっている。この特性が、フリード博士やマッカン博士の研究でも利用され、将来、胎児利用が生物学における「革命」をもたらすという見通しの根拠にもなっている。また、同時にこの特性が、成長するバイオテクノロジー産業に利用され、胎児が理想的な商品になっている点もすでに述べた。ロウ-ウエイド*訴訟事件の最高裁判決では、胎児に憲法上の人格はない、と判断された。

しかし、胎児はまぎれもなく人間の組織体である。この点が、移植手術を難しくしている拒絶反応を軽減する場合に非常に重要なのである。人間に対しては、人間の組織や臓器のほうが動物や人工臓器よりも格段に免疫的適合性が高く、拒絶の心配もより少ないことは明らかである。実際、移植を受ける人間にとって最も理想的なのは、自分自身のからだの一部か兄弟などの肉親から臓器提供を受けることであり、これは胎児組織を使うことによって解決できる。さらにマッカン博士のマウスの実験

＊訳注　中絶の自由が争われた事件。連邦最高裁は、三ヵ月以内の胎児の中絶は女性が自分の身体を自己コントロールするプライバシー権に属すると判断した。これによって中絶が合法化されたが、逆に胎児（胚）の人権は保護されないものになり、凍結胚などの取り扱いをめぐって混乱が生ずることになった。

でわかったように、胎児組織は人間以外の動物個体に移植されても拒絶反応を起こさない。したがって、胎児組織の移植は、人間にも人間以外にも行えることになる。

もう一つの同じような重要な特性として、胎児は非常に大きな成長能力を示すということがある。胎児は要するに成長途中にある生物体であり、この能力は胎児の部分部分それぞれに備わっている。胎児臓器の一部を取ってみてみると、培養液のなかであっても動物体内に移植された後でも、もちろん人間に移植された場合でも、成人の生体組織に比べ、著しく成長能力があることがわかる。

さらに明白な利点は、人間の他の臓器と異なり豊富な供給があるということである。毎年アメリカでは一六〇万、世界では三〇〇〇万以上の胎児が中絶されている。しかし、この数は、バイオテクノロジー産業が利用している総数を表しているわけではない。後で述べるように、人工中絶されたすべての胎児から実際に臓器を有効利用するためには、現行の中絶の方法を手術法、タイミング、胎児の取り扱い方などを含め抜本的に大きく変更する必要がある。誘発剤を用いる中絶は、胎児組織の収集の予定を立てることができるので都合がよい。また、胎児臓器を凍結して保存する「臓器銀行」をつくる計画も進められているが、現在のところ、胎児組織は生きているあいだでないと有効利用できないことが多くの研究からわかっている。この点、親の希望による人工中絶はあらかじめ決められた日程で行うことが可能なので、研究者は最短時間で胎児組織を入手し移植にとりかかることができる。それゆえ人工中絶は、移植時に胎児の組織が生きている率を高めることになる。

このように患者への移植に利用したり、実験用動物に活用したりする点で胎児組織は非常に役立つ。したがって、胎児組織移植需要は今後高まることが明らかである。

胎児研究や移植を制限したり、禁止しようというのはおかしいと思っている人は多い。アメリカパーキンソン病基金理事長のジュディー・ロスナーは、胎児組織が有効ならそれを使うべきだと述べている。彼女は批判者を容赦しようとしない。

「私たちはビクトリア時代にいるようなものです。信心深い人たちは、私たちの主張が通るくらいなら、自分の舌をかみ切ってしまうといった無茶苦茶なことを叫んでいるにすぎないのです」とロスナーは言う。メディカルテクノロジー株式新聞の編集者ジム・マッカマンは、経済効果がありかつ有効性が高いテクノロジーの発展にモラルの問題が横ヤリを入れているとみている。「胎児組織の利用は、私からみるとモラルの問題ではない。この技術は非常に有望だと思う」と彼は述べている。胎児利用推進派の主要人物であるヘンリー・ワクスマン下院議員は、胎児移植に反対する人びとは誤った情報を宣伝し、正当に医学を評価せず、科学政策を正しく導こうとしない罪で有罪であると述べている。

このように胎児の研究利用、移植利用を医療や産業の現場でおし進めようとしている人びとは、胎児組織の特徴が、同時に特殊で複雑な問題点をもはらんでいることにいら立ちを感じているようだ。しかし、これは倫理的なジレンマであり、そのうちどこかに消えてしまうような種類の問題ではない。便利だから使おうという功利主義と、胎児組織移植に関する懸念を生命の尊厳に基づいて考えることとは正反対の関係にある。つまり、市場原理と伝統的な感受性との対立であり、最終的には生と死の定義の問題に行き着く。

胎児組織利用に対する反対論には、いくつかの根拠がある。最も直接的なのは中絶そのものに反対する立場である。人工中絶に反対する人びとは、当然ながら中絶によって得られた胎児の利用すべてに反対する。臓器移植産業が自らの成長と増収のために、胎児組織の安定供給を最重点課題にすれば、医療機関はたとえ希望者に限ったものであっても、常時人工中絶がなされるよう密接に手を貸すことになるのは目にみえている。ケースウエスタンリザーブ大学の倫理学者スティーブ・G・ポストは、次のように述べている。

胎児組織移植が広範に行われるようになると医学生物学の研究者は、科学者として人工中絶を単なる政治問題と片付けて無視するわけにはいかなくなる。むしろ研究者は自分の生活のため、研究予算のため、人工中絶を続けることを要求されるようになるだろう。医者が中絶に狂奔(きょうほん)する時代に入ったかと考えると私はぞっとする。

マスコミは胎児組織利用をめぐる議論のうち、ことさら中絶問題だけに注目しているが、重要な社会政策にかかわる問題はほかにも存在している。その第一は、女性本人の手で、あるいは医院、病院の手によって胎児組織が売られることの妥当性に関する問題である。胎児を販売することによって、女性は人間部品産業における新商品の製造者と位置づけられ、医院や病院は製品の販売者または使用者ということになる。この問題を簡単に片付けてしまうことは不可能である。

## 胎児ビジネスを狙う企業

ベトナム戦争で勲章を受けたこともある退役軍人クレイグ・マクマレンは一九八九年、自分が新たな地雷原の真っただ中にいると感じていた。髪が薄く眼鏡をかけたマクマレンは、カリフォルニア州アラメダにあるハナバイオロジクス社の社長である。

この会社は、一九七九年に設立され、もともとバイオテクノロジー産業向けに各種の試薬を製造していた。しかし商売はあまりはかどってはいなかった。一九八四年マクマレンは医療研究チームを迎え入れ、次の年にかけてハナ社は胎児細胞の研究に力を入れはじめた。当時、胎児組織移植の研究を専門に行っているバイオテクノロジー企業はごくわずかしかなかったので、ハナ社が胎児組織を用いて、糖尿病、パーキンソン病、血友病などの治療をめざすという大胆な計画を発表すると、すぐに多くの証券アナリストの注目の的となった。たとえば糖尿病の場合、この会社では、中絶胎児からインシュリンを分泌する膵臓の細胞を取ってきて、それを増やしてから糖尿病患者に移植しようと考えていた。これによって、患者は一生のあいだインシュリンの注射を続けることから解放されることになる。こうしてハナ社はますますマスコミの注目を集めていった。

もしこの胎児組織移植技術が完成し、胎児研究をめぐる批判をうまくやり過ごせば、ハナ社の利益は莫大なものになっただろう。胎児組織による糖尿病治療の市場は三〇億ドル、パーキンソン病の市場は三五億ドルと見積もられている。アルツハイマー病、脊椎損傷、あるいは各種の血液の病気も非常に大きな潜在的市場となりうる。しかし、ハナ社は胎児技術の商品化をめざす過程でいくつかの困難に直面することになった。一九八六年、ハナ社はアメリカの臓器移植法（ＮＯＴＡ）と商売のかねあいを懸念しはじめた。先に書いたようにＮＯＴＡは移植のための臓器売買を禁じている。しかし、この法律は胎児臓器およびその一部に関しては何もふれていない。ハナ社の弁護士たちも、ＮＯＴＡが会社の胎児組織販売の実施にどう影響するか、はかりかねていた。

さらに悪いことには、民間の各種団体が胎児組織を移植用に販売するというハナ社の計画に気づきはじめたのである。生命尊重を訴えるデモが、ハナ社の前でしばしば行われるようになった。一九八七年九月には、バイオテクノロジー監視団体の一つ、経済動向監視委員会がアメリカ保健社会福祉省（ＨＨＳ）長官であったオーティス・Ｒ・ボーエン博士に対して、胎児臓器およびその一部もＮＯＴＡで規定している臓器の一つに加えるよう請願書を提出した。この請願書は特にハナ社の活動に言及し、ＨＨＳに対して公式に「胎児組織の一部、およびすべての再生不可能な胎児組織をただちに臓器移植法の定める禁止臓器に指定するよう」求めたものである。

ＨＨＳに対して出されたこの請願は、時のレーガン政権を二つの相反する思想の板挟みに陥れた。すなわち、一つは規制をできるだけ緩和することをよしとする自由市場主義の考え方であり、胎児の自由売買も許されうるとする思想、もう一つはレーガン政権の基本的方針である伝統的な倫理観に基づく考え方で、再生不可能な人体の一部、特に胎児は商品化されるべきではないとする思想であった。

案の定ＨＨＳは決定を躊躇（ちゅうちょ）した。しかし数ヵ月後、ＨＨＳ長官ボーエンは回答を出すことにした。ボーエン自身、胎児組織利用の支援者であるとわかったこともあり、誰もが市場主義の勝利を予想していた。事実、ＨＨＳは請願に対して、次のような回答を用意していた。すなわち、経済動向監視委員会の要求を却下し、胎児組織はＮＯＴＡの適用外であるとし、その売買を認める内容であった。

ところがこの回答は、結局、公式発表の日の目を見ることがないままに葬り去られた。なぜなら経済動向監視委員会がこれに腹を立て、やっかいな訴訟を政府に対して挑んでくることを恐れる慎重論があったからである。ＨＨＳが決定をのばしのばしにしていることに業を煮やした委員会の代理人は、胎児臓器およびその一部の自由売買を防ぐため議会に働きかけた。一九八八年一一月、ゴードン・ハンフリー上院議員とそのスタッフの巧みな議会運営によって、胎児臓器およびその一部の売買を禁ずるＮＯＴＡの修正条項が議会を通過し法律化されたのである。

ＮＯＴＡの胎児に関する修正条項成立の過程で問題点が広く世に問われたことと、胎児組織利用をめぐる議論が引き続き闘わされたために、ハナ社の株価は八五パーセントも下落してしまった。胎児組織の売買が倫理的に奥の深い問題をはらんでいること以上に、ハナ社とマクマレン社長が追いつめられたのは、彼らの主張する科学的根拠自体が怪しくなってきたためでもあった。

一九八九年の終わりになって、ハナ社の研究者たちはこれまでの研究に誤りが多いことに気付いた。糖尿病の治療に有効と宣伝され成育されてきた胎児の膵臓細胞は、実はうまく働いていなかった。インシュリンをつくっているはずの細胞は、実は何もつくっていなかったのである。この致命的な事件によってマクマレン社長は辞任することになり、ハナ社の就業者の二五パーセントが解雇されてしまった。結局、ハナ社は胎児研究の分野から撤退した。

ハナ社事件が終結し、胎児組織の自由売買禁止法案が成立したが、胎児組織売買をめぐる論議に決着がついたわけではない。何よりまず、他のヒトの臓器と同様、ＮＯＴＡは胎児組織の売買を移植目的の場合にのみ禁止しているにすぎない。つまり、この法律は胎児組織およびその一部を移植以外の研究に使用することにはふれていない。加えて、マッカン博士のつくった実験用マウスのような、ヒト以外の対象への移植を目的とした取引はＮＯＴＡが禁止する胎児売買のなかに入るのかどうか、なお法解釈に大きな混乱が残されている。

その上、すでに述べたように、実際、企業や研究者がＩＩＡＭのような胎児ブローカーや中絶専門の医院から、どのようにして胎児組織を入手しているのかは、不透明な場合が多い。誰が、どのようにして胎児組織でもうけているのか、いまひとつはっきりしない。企業が胎児を調達する場合、多くはサービス料、手数料、調達料などの名目で間接的な売買をすることによって法律上の禁止条項を巧みに回避しようとしているのは明らかである。また、最近ではつとに多くの市場開放論者たちが、ＮＯＴＡそのものを廃止し胎児組織を含むすべての人体臓器の自由売買を認めよ、それが無理ならせめて制限つきの売買の再開を行え、との主張を非常に強めていることも先に述べたとおりである。

フェミニスト作家であり研究者・運動家でもあるジャニス・Ｇ・レイモンド博士は、中絶支持の立場をとりつつも、政府が胎児臓器の移植を認めることには反対であるとしている。彼女は胎児売買がもう一つ別の展開をみせることを懸念している。それはアメリカの法律が及ばない世界規模の市場で、胎児組織が売買される心配である。

彼女の計算によればアメリカで毎年実施される一五〇万以上の中絶のうち、利用可能な胎児を提供しうるのは一〇パーセント以下である。すなわち、これは正常な成長の段階にあった胎児のうち、中絶手術によって損傷を受けていない数である。もし胎児組織移植が有効だと判明したとしても、この提供数ではすべてのパーキンソン病と糖尿病患者の治療に必要な量を満たさないと彼女は言う。この不足が他の国の貧しい女性を胎児売買に走らせることになるのではないかと、彼女は恐れているのである。「私は胎児組織が世界中で飛びかう恐ろしい様を思い浮かべることができる」「これは非常に現実味のある危惧だと思う」と彼女は述べている。

## 殺人か、再利用か

胎児組織移植に関して未解決の、重要でかつ恐ろしい問題点の一つは、胎児臓器を「収穫」する過程で、まだ生きている胎児の生体解剖が強行されているという点である。一九七〇年代の初期には、アメリカおよび諸外国で意図的に生きた胎児を研究に用いた実験例が記録されている。

残酷な例の一つは、一九七三年アメリカとスウェーデンのチームが行った研究で、帝王切開で取り出した二〇週齢までの胎児一二体を生きたまま断頭したというものである。頭は頸動脈から人工血液を注入することによって生かしておいて、大脳における糖の酸化を調べる実験であった。この実験の一部は、NIHが資金援助したものである。このような実験に対する世論の批判に対応するかたちで、一九七四年議会は生きた胎児を用いる実験を見合わせるモラトリアム（猶予期間）の設定を決議した。加えて、いくつもの州議会が死んだ胎児以外の実験を禁止する命令を下した。

しかし研究者は、いぜんとして生きた胎児から組織を収穫しているのである。ある種の胎児組織の収集を効率よく行うため、子宮から胎児を生きたまま無傷で摘出する中絶技術の改良版が、れっきとした報告書としていくつも世に出ているのである。あるいは、中絶に先だって、子宮内で生きている胎児から組織を直接摘出したというスウェーデン研究者の報告もある。

先に述べたように、胎児収集を行っているIIAMの理事長ジェイムズ・S・ブラッドレーは胎児組織を無傷で取り出すため、ある特殊な吸引法を用いる医者を求めていることを公然と認めている。IIAMが専門とする六ヵ月での中絶から胎児組織を収穫するため、拡張摘出法とよばれる方法を使ってもよいという医師が求められているのだ。この方法では、胎児は麻酔された母親から手際よく引き出される。他の中絶方法では、分娩に先だって胎児が死んでしまう点で問題がある。拡張摘出法で中絶を行うと、胎児は生きたまま出てくるので、「拡張摘出法をこわがる医者がいるのも確かだ」とブラッドレーは認めている。しかし完全に新鮮な組織がどうしても必要であり、「死ぬまでの数分以内に組織を摘出しなくてはならない」とブラッドレーは述べている。

生きた胎児から臓器を集める行為のすべてが意図的に行われているというわけではない。それは胎児の死を定義することが難しいということにも関係している。各種の医学団体、委員会、州などが胎児の死を定義しようとしているところであるが、ガイドラインとなるべきものは信頼のおける診断によって混乱のないものにする必要がある。胎児の脳死を確かめるのは非常に難しく、実際、生後一週間の新生児の脳死でさえ確認できないことがしばしばある。

ある専門家は次のように述べている。「少なくとも現在の技術水準において、胎児の脳死診断に関して確実に言えることは、明確なものが何もないという点だけである」。脳神経学者キース・A・クラッチャー博士も「(生存能力の有無にかかわらず) 生きている胎児の生体解剖を避けるためには、現在の胎児の死亡判断基準は不十分である」と述べている。

また、胎児組織の摘出にかかわる多くの医者は、中絶した胎児がまだ生きているかどうか、きちんと確かめようとしていない。つまり、二人の医者が胎児の心拍およびその他の徴候を調べたうえで死を判定するというスタンダードな確認法は必ずしも行われているわけではない。さらに、医院やブローカーから移植に用いる胎児組織を入手した研究者や医師たちも、それらが生きた胎児から取られたものか死んだ胎児からのものかは調べていない。このような実態を調査すべきだという声が多いにもかかわらず、ＮＩＨやその他の監督官庁は事実上、この問題を無視している。

一般的にいって、胎児組織利用にかかわる研究者は、胎児の生体解剖という微妙で難しい問題に真剣に取り組もうとはしていない。しかし、その一方では、胎児組織利用の推進をめざす人たちが、生きている胎児から組織を摘出することは許されうるとの主張を公然と宣伝しつつある。また中絶後、心拍や肺の活動のあるなしにかかわらず、中絶胎児は死亡しているとみなすべきだと主張している人たちもいる。さらに、胎児を「生を獲得する以前の状態」にある生物として新しいカテゴリーに入れることによって、呼吸活動があっても臓器の供給源として使用可能にしようという考えもある。

胎児組織利用の推進をめざす側がよく用いる議論はこうである。ほとんどの中絶法は、どれも胎児に「生存不可能な状態」をもたらす。したがって、中絶後しばしば胎児が生きていてもそれ以上生存するチャンスはないのだ、とするものだ。それはもちろんそのとおりである。中絶操作後も生きている胎児があっても、まもなく死んでしまう。しかしながら、生存し続ける可能性がないことと死とは同義語ではないはずだ。クラッチャー博士が述べているように、「時間の尺度のとりかた次第によっては、われわれはすべて生存し続ける可能性がないことになる」のである。

２章でふれたような脳の高次機能の死――これはまだ生まれた後の人間には適用されていないけれ

ども――を胎児に適用すればよいと考える人も多い。子宮から取り出された生存可能性のない胎児はたとえ心拍や呼吸活動を示していたとしても、「意識」の作用は不可逆的に失われている。したがって、これは死であり生体解剖に用いることができる、という見方を提案している。同様に、脳が生体物にとって統合された機能中枢として活動を開始するまでは胎児は生きている状態とみなさない、という見方もある。すなわち中枢としての脳の活動は二二週齢以降に成立するので、それまでは胎児は「人間ではない」と考えるのである。

このような生命の再定義の試みがたとえうまくいかなくとも、効率主義と金もうけ主義に基づいた臓器収集のための胎児生体解剖を求める動きは、やむことがないだろう。IIAM理事長ブラッドレーの発言に表れていたように、中絶後できるだけ早く胎児を確保して移植のための臓器を収穫することは医学および金銭上、莫大なうまみがある以上、生きた胎児が解剖されてしまう可能性はますます増えることになる。生きた胎児の利用を考えるとき、少なくとも、生きていて痛みを感じることができる胎児から臓器を摘出してしまうことがないよう、適切な安全策を講じた新しい基準を確立する必要がある。これは、研究や移植に胎児組織を利用することに賛同する人びとの責務である。

## 利用推進者たちの言い分

左記の胎児臓器提供承諾書は、アメリカで毎年何万人もの母親の前に提示される典型的な見本である。しかしながら、中絶した胎児が研究目的や移植に利用されることに母親が同意するのは倫理にかなったことだろうか。法律の専門家も、妊婦が中絶を希望し、中絶胎児を提供したいという場合、これまでのインフォームドコンセントの概念をどのように当てはめたらよいのか、とまどいをみせてい

中絶時に得られた組織の研究使用と移植に関する承諾書

中絶によって得られた組織を科学的に研究することは、さまざまな先天性の疾患や病気を理解し、治療、予防するためにとても重要なことです。また中絶によって得られた組織は移植、治療、教育、研究に役立ちます。

私はここに、＿＿＿＿＿病院もしくは医院およびそれらが承認した機関に対して、医学研究のために胎児組織を受け渡し、あるいは分与することを許可いたします。また、上記の目的のため、中絶によって得られたすべての組織をここに無償供与いたします。

氏名　　　　　　　　　日付

立会人

る。

死体からの臓器を利用するために必要な法律上の同意には、必ず不可逆的な死の後、臓器を使用してよいとする生前の本人の承諾、あるいは、近親者による承諾が含まれていなくてはならない。このような承諾を行う本人（妊婦）が、胎児中絶という死の発生をも決定できる場合、承諾そのものが倫理に反するのではないかという点が議論の対象となる。

さらに、中絶に対してどのような立場をとるかにかかわらず、胎児組織移植には人工中絶を進んで行うようにしむける利益誘導的な要素や、人工中絶の方法として特定の方法を強制するように作用する力がひそんでいる。中絶を行うという困難な決断をめぐって思い悩む母親にとって、胎児組織が医学のすばらしい研究や治療に役立つと聞かされることは、中絶の決定に向けて大きくプラスに作用するだろう。胎児組織利用の推進者たちは、常にこのことを否定している。ところが、中絶専門医院が母親との相談や同意書のなかで公然と胎児無償供与の科学的効用をうたっている場合、中絶の決心を促す効果が働くことは想像に難くない。

胎児組織利用が世の中の役に立つという大義名分は、研究や移植にとって「最適な試料」を得るために、研究者が中絶の方法を特殊なものに変更させようと母親を説得するときの理由づけに使われやすい。国内外のいろいろな倫理ガイドラインがこのような操作に反対しているにもかかわらず、その勢いはとどまるところを知らない。胎児組織の品質や取得量を増やすために、中絶方法が特殊なものに変更される事例が多く報告されている。たとえば、超音波診断を多用して胎児の位置を確認したり、子宮から胎児を傷つけないで取り出すための吸引器の圧力を小さくしたり、組織をなるべく損傷しないために大きなカニューレを用いたり、吸引中絶の前にピンセットを使って胎児組織の摘出が行われたりしている。もちろん、方法の変更はこれだけにとどまらない。

これらの操作の多くは母親に対してより負担が大きく危険が伴うが、胎児の保全に対してはより効果的なものとなる。たとえば、胎児組織の取得を目的として中絶方法に変更を加えた場合、中絶操作にかかる時間が本来なら一〇分以内ですむところが三〇分もかかることになる。またこれらの操作はけいれんを引き起こしたり、感染、子宮頸部の損傷、その他身体的、心理的変調をもたらすことがある。しかし、このような問題点にもかかわらず、母親は苦悩に満ちた決心の末に、より意義があって、得られた胎児組織がむだにならずに利用されるなら、と考え医者の要請を受け入れるのであろう。

さらに、より利用価値がある胎児臓器を得るために、中絶操作が変更されても別に問題はないとする倫理専門家もいる。これは、別の生命を救うためにやむをえない代償的行為にすぎないというわけだ。ウイリアム・リーゲルソン博士は、ＲＵ４８６のような新しい人工中絶薬は、「母親が中絶のタイミングを決めることができるため、胎児を効率よく提供することに役立つ」と述べている。

女性に対して中絶が要請されたり、中絶の際その方法の変更が強要されないよう、胎児組織を摘出する側とそれを利用する移植外科医や病院とをはっきりと分けるべきであり、胎児組織を提供した女性と、その組織の最終的な受け手となった患者とのあいだに完全な匿名性が守られるようにすべきであると主張する倫理専門家や政治家もいる。このような配慮は、中絶の決断や中絶の時機に関して女性にかかる外的な強制力を軽減することに役立つことは確かだが、胎児利用への同意や圧力の問題を完全に解決するのには十分なものではない。現在までのところ、まず第一に、連邦政府にせよ州政府にせよ、胎児臓器産業に対して実質的に効力をもつ政策を何一つ用意していないという問題がある。しかも、連邦政府あるいは州政府が、国のあちこちにある何千もの中絶産業をしっかりと監視するための組織づくりをしようということすら望み薄なのが現状である。

## 胎児を使った「芸術品」

胎児組織を無制限に利用することに反対するもう一つの理由は、次のような意見である。すなわち、ただでさえ胎児に対する私たちの感覚が人間性を損なったものとなっているところへ、無制限に胎児利用を続ければますますこの傾向に追い打ちがかかることになる、というものだ。

この意見には説得力がある。確かに、胎児のからだを単なる代替品か部品として用いて、増加する高齢者を生かすのに役立てるという行為は、どこか調和にかけ悲劇的なものといえる。カナダの法改正委員会はヒトを用いた実験についての報告書で、次のような懸念を表明した。「法は、胚や胎児を単なる物質として扱うべきではない。したがって、これらを商品化したり、これらを用いた研究が商品となることを厳しく規制すべきである」。これとて胎児組織移植の禁止に関して十分とはいえない。

キャサリン・ノーラン博士は、胎児組織利用には賛成する一方で、胎児の臓器や組織の使用について、家族や人間の生命に対する感覚が本質的に消失していることは問題だと指摘している。もし私たちが幼い生命を、その命自身のために育てるのでなく、他人の医療用として育てるようになるなら、胎児を集めて利用するという行為は親のあり方についての観念を著しく損なうことになる、とノーラン博士は警告する。さらに、「たとえその初期段階とはいえ、新しい生命を解体してしまうという考え方は、人間性のうちで、最も親密ですばらしい行為を物質化し、製薬産業的な機械論に変質させてしまうものだ」と彼女は書いている。

理想論とはいえ、少なくとも親は子供をはぐくむものであって解体するものではないことについて、ノーラン博士の言うことに反対論はないはずだ。胎児産業に品物を補充するために生殖が行われるならば、私たちに共通する人間的な感性はひどく低下し損なわれたものとなるだろう。

胎児の商品化に関する憂慮の裏では、胎児の法的な地位についての爆発寸前の危険な問題が存在している。現在、胎児を守る憲法上の規定が一切ないため、私企業、研究者、病院などが胎児を好き勝手なことに利用するのをやめさせる手だては何もない。たとえば、胎児組織の利用を、重い病気の治療にのみとどめるよう規制する法案といったものも存在していない。

この懸念はその後、カナダの研究者の以下のような主張によって現実問題となった。次のオリンピックには「胎児の力」に頼った陸上選手が走ることになるだろう。つまり、胎児組織を注射するか移植することによって運動能力を高めたり、けがの回復力を早めたりできるというのが彼の考えだ。勝つためなら何でもする選手がいる。そして、胎児組織こそ彼らが次に試すものである、と陸上選手のドーピングに関する専門家であるジェラルド・ソーンは述べている。

ソーンの知人である研究者、フィル・エンブルトンはどのように胎児組織が利用されるかについて説明してくれている。「動物実験によれば、胎児組織を注射すると損傷した筋肉の回復がずっと早くなる。これがまず手はじめに使われるだろう」。エンブルトンはさらに将来的には胎児組織の移植が、選手自身の成長ホルモンやテストステロン（筋肉増強ホルモン）の生産を刺激するために利用されるようになると予測している。「治療に役立つことがわかると、次は健康人にどれくらい効くかが調べられる。ちょうど、ステロイド剤が開発されて使われてきたのと同じパターンをたどることになると思う」。

エンブルトンもソーンも、胎児組織が治療以外の目的に利用されることに対する選手の倫理観が、運動能力向上を期待して利用する動きにブレーキをかけるとは少しも思っていない。「何万ドルもの収入を考えればモラルなど絵に描いた餅さ」と彼らは言う。

私たちの胎児組織に対する考え方が、どれほどまで還元主義的になってしまっているのかはっきりとはわからない。しかし、近年イギリスで起こった奇抜な事例は示唆的である。一九八九年に起こったこの事件には、カナダの彫刻家リック・ギブソンとロンドンの画廊経営者ピーター・シルベアがかかわっている。ギブソンは模型の頭を作製して、それぞれの耳に三ヵ月から四ヵ月目の中絶胎児の頭骨を凍結乾燥してつくったイヤリングをぶら下げたのである。ギブソンは胎児をロンドンにある大学の教授から入手し、その頭骨にネジを埋め込んで止め金具をつけ、金具のもう一方を模型の耳たぶにつけたのである。このイヤリングはほかの四〇ほどの展示品とともに、ソーホーにあるシルベアのギャラリー「無名若手のための画廊」に出展された。展示品のカタログに書かれた説明には「人間イヤリング」と記されていた。

ギブソンは展示の公開日に先立って彼の作品を宣伝していたので、これを知った何人かの人たちが

「人間イヤリング」について当局に通報した。警察は公開二時間後にこの展示を中止させた。ギブソンとシルベアは不法妨害と公序良俗を乱した罪で逮捕された。

一九八九年二月に行われた四日間にわたる裁判の結果、二人は不法妨害に関しては一〇対二で無罪となったが、公序良俗については有罪となり、それぞれ数百ドルの罰金が科せられた。ギブソンとシルベアは、イギリスのわいせつに関する諸法律はこの種の芸術的表現に適用されることを意図しているものではない、として陪審員評決を上告したが、この上告は結局一九九〇年七月に却下された。ただし、胎児は法的に保護されていないので、これらの行為を禁止するために裁判所および陪審員が拠り所としている法的根拠はごく限られたものとなる、と裁判所は述べた。事実、一九八〇年代から一九九〇年代にかけて、アメリカでは数多くの芸術展で中絶された胎児のからだが使用された。しかし、そこにかかわった「芸術家」たちは誰ひとりとして訴えられていない。

憲法上、人格を認められていない胎児が、人間部品産業の商品の一つにされてしまわないためには何らかの保護措置が必要なのは明らかである。中絶支持派も中絶反対派もともに、胎児の商品化が完了してしまう前に適切な法的規制を求める努力が必要である。

## アメリカ　胎児移植をめぐる闘い

現時点では、胎児の利用、調達いずれの規制も不十分で、規制が存在すらしていない地域もある。アメリカでは、胎児研究に関する規制があるのは半分以下の州のみである。いくつもの世論調査でアメリカ人の大多数が胎児組織移植に反対していることが示されているのに、中絶胎児を用いた研究を禁じているのは七つの州だけである。世界をみると、少なくとも五ヵ国が人工中絶胎児から得られた組織の移植にガイドラインを設けている。すなわち、フランス、イギリス、オーストラリア、カナダ、スウェーデンでは胎児研究と結びついた商品化、強制生体解剖、中絶の強要などの脅威を除くため、各種の規制を推奨することが行われている。しかし、いずれのガイドラインも法的な強制力をもたない。

一九八八年三月、レーガン政権はアメリカにおける人工中絶によって得られた胎児組織を用いた移植研究に対して、連邦政府の資金援助を一時停止するモラトリアムを施行すると発表した。このモラトリアムには議論が多数出されたが、結局、子宮外妊娠と流産によって得られた胎児の使用は適用外とされた。このように適用範囲が一貫性に欠け、また胎児を用いた研究のうち移植以外のものへの資金援助はモラトリアム期間中も継続された。

事実、モラトリアム開始後の三年間に、ＮＩＨはヒトの胎児組織を用いる研究のうち、たとえばマッカン博士による胎児臓器をマウスに移植する実験をはじめ、ヒトへの移植を含まない研究二九五件に対して二三四〇万ドル以上の援助を行っている。またＮＩＨは毎年一〇万ドル以上を支出して、ワシントン大学ヒト発生学中央研究所にある胎児組織バンクの維持を支援している。この組織銀行は一万件以上のヒトの胚および胎児試料を、何百人もの依頼者に供給している。このなかには高校や短大の教師が、理科の時間に使いたいという申し込みもある。この組織銀行は、「死後数分以内に摘出」され、研究者ひとりひとりのニーズに合わせて「ただちに処理」された胎児組織を「翌日配達いたします」とうたっている。

このモラトリアムには重大な不備もあったが、アメリカをはじめ世界各国にとって、胎児組織の利用が、中絶をめぐる政争だけにとどまらず、広く重要な社会的課題であるとの問題を提起した。このモラトリアムは人間部品産業がはじまってまもない時期に、非常に重要で貴重な期間となりえたのである。つまり、このモラトリアムによって、新規の人間部品産業テクノロジーの利用に伴う短期的ならびに長期的な危険性について、政府がじっくり評価する時間を設けることに成功したのである。

このモラトリアムはその期間中、絶え間なく議会の動議や訴訟といったかたちで批判にさらされたが、何とか生き延びた。しかし一九九三年一月二二日、クリントン大統領は政権誕生二日目（ロウ－ウエイド裁判［胎児に人格はないとした最高裁判決］二〇周年記念日でもあった）にして、この胎児組織使用禁止令を解除する大統領令を出した。議会は胎児組織の調達と使用に関する何らかの規制を施行しようとしていたが、クリントン大統領は議会の動きに対して機先を制したのである。

六ヵ月後の一九九三年七月、NIH再編法が議会を通過した。NIH再編法は、胎児組織を用いた移植研究に対する連邦政府の資金援助の条件に制約を加えるための法律である。提供者と移植患者へのインフォームドコンセントが義務づけられているほか、組織の調達と移植にかかわる医師や主要研究者の明示と研究参加者による声明書、州法の遵守、組織の売買と提供者による移植先の指定の禁止、同法の遵守状況に関する保健社会福祉省（HHS）による年次報告なども求められている。

だが、この新しい法律はほとんど効果がなく、胎児組織産業の著しい拡大と、それに伴う胎児組織の濫用を食い止めることはできなかった。一九九三年から一九九六年にかけて、連邦政府は六〇〇万ドル以上を胎児組織の移植研究に費やし、さらに年間一〇〇〇万ドル近くを胎児組織バンクや関連サービスに注ぎこんだ。民間の資金援助の総額は、それよりもはるかに大きい。しかもこの間、HHSは法によって定められているはずの年次報告を一度も提出していない。代わりに、一九九七年三月に概要報告書を提出した。全七ページからなるこの「報告書」には、連邦政府から資金提供を受けているプロジェクトについて実質的に論じた部分がわずか数パラグラフしかなく、提供者や移植患者とのやり取りにも一切触れていなかった。そのうえ、法律の文言が曖昧だったために、胎児の売買、胎児の生体解剖、中絶の手法に関するインフォームドコンセントや強要、中絶方法の変更、胎児に対する利潤追求型の還元主義といった胎児研究にかかわる重要な諸問題をまえに、連邦政府は適切に対処することがまったくできなかったのである。出生前の遺伝子操作や、ロシアから輸入された胎児組織をアメリカの患者に不法注入した事件など、近年、胎児研究の分野でスキャンダルが後を絶たないのも当然だろう。

クリントン大統領は政権をスタートさせるにあたって、主要な病気の多くを治療できる万能薬として、胎児組織の可能性を大々的に売りこんだ。だが、二期目が終わる二〇〇〇年には、その約束は色あせ、胎児組織をめぐる白昼夢は悪夢へと姿を変えはじめていた。最も手痛い打撃に見舞われたのは、二〇〇一年三月、ニューイングランド・ジャーナル・オブ・メディシン（ＮＥＪＭ）でパーキンソン病治療に関する対照試験の結果が発表されたときのことだ。

この試験で行われた治療は、中絶によって得られた胎児の細胞を患者の脳に移植するというもので、こうした治療は、胎児組織をめぐる技術では最も将来有望な分野と見なされていた。だが、胎児組織は総合的に見て効果を示さなかったばかりか、ひどい副作用を引き起こすことが明らかになった。治療を施された患者の一五パーセントで、移植した細胞が明らかに過度な成長を見せ、この細胞がからだの動きをつかさどる化学物質を過剰に産生した結果、患者は制御できない動作やけいれんに襲われるようになったのである。それまで胎児組織研究は、パーキンソン病やアルツハイマーのような神経変性疾患に効く「奇跡の」治療法としておおいにもてはやされていたが、この結果をメディアは、胎児組織研究に対する「深刻な打撃」というまったく的を射た言葉で報じた。

ＮＥＪＭに掲載された報告書では、副作用に襲われた患者が平然とした臨床用語で描写されているが、患者を実際に目にした医師たちは、平然とはほど遠い実態を語っている。コロンビア大学医学部の神経科医で、この試験にも参加したポール・E・グリーン博士によれば、一部の患者を襲った制御できない動きは「悲惨としかいいようがないもの」であり、「患者たちは絶えず噛む動作をくりかえし、指が上下に動き、手首がぴくぴくと動いて膨らんでいた」という。グリーンが目にしたのは、発作的にからだをくねらせてはねじり、頭をぴくりとひねり、腕をいきなりつきだす患者たちの姿だった。「悲劇的な、悲惨な状況だった」とグリーンは語っている。「まさに悪夢だ。そのうえ、それは消そうとしても消えない悪夢だ」。著しくひどい副作用に襲われたある患者は、ものを食べることさえできず、栄養チューブを使わざるをえなくなった。別の患者は、症状が一日じゅう、前触れもなく現れては消えてをくりかえし、症状が出ているときには言葉が不明瞭になり、聞きとれなくなった。

グリーンの現在の見解は、はっきりしている。

「胎児組織移植はやめるべきだ。あくまでも研究目的のみの技術と考えるべきだと、疑いようもなく絶対的に確信した。人体を用いて研究を行うべきかどうかについても疑問が残る」

だが、こうして胎児組織研究の失敗が続き、患者を治療するどころか、病にかかっている人たちをいっそう苦しめているにもかかわらず、胎児を「収穫」する新たな方法がまたもや「奇跡の」治療法の候補としてもてはやされはじめている。中絶された胎児が、幹細胞（ステム・セル）のおもな供給源と目されるようになったのである。

## 注目を集める「幹細胞」

一〇年以上前に胎児組織を利用する技術が登場したときと同様に、新たなミレニアムでは、心臓発作や脳梗塞から腫瘍、脊髄損傷、目の負傷まで、深刻な疾患や症状のほとんどを治す技術として幹細胞（ステム・セル）が注目され、メディアが競ってとりあげるようになった。

幹細胞は、細胞分裂をつうじて筋肉や神経、骨といったさまざまな特定の細胞に分化する細胞の「基本形」と考えることができる。胎児や成人では、臍帯血や骨髄に存在する。また、胚から採取することも可能で、医学的な潜在能力が最も高い幹細胞は胚性幹細胞（ＥＳ細胞）であると考えられていた時期もある。そのため、多くの科学者が、胚幹細胞の大量生産を可能にするヒト胚のクローン化を求めてきた。だが、過去も現在も、ヒト胚のクローン化からは、わずか一個の利用可能な幹細胞さえ生み出されたことがないのである。

幹細胞研究を求める動きは、医学研究は促進したいが人工中絶やヒトのクローン化には反対する立場を貫きたい当時のブッシュ政権にとって、大きな問題となった。二〇〇一年八月九日、ブッシュ大統領は幹細胞研究に関する見解を表明する演説を行った。幹細胞研究は複雑な倫理的問題をはらんでいるため、政府による資金援助の範囲や適切な規制の制定に関して決定を下すのは難しいことだった、とブッシュ大統領は国民に向けて語った。

さらに大統領は演説のなかで、政府以外の資金援助を受けた研究の成果として、さまざまな遺伝的由来をもつ六〇株以上の幹細胞がすでに存在していることにふれ、そうした「すでにある幹細胞」を用いた研究に対しては政府による資金援助を行うべきだが、同時に資金援助はそうした細胞株を用いた研究に限るべきであるとし、新たな胚幹細胞株の樹立や、ヒトのクローン化を利用した新たな幹細胞の産生については、反対の立場を改めて表明した。また、大統領はこの演説で、「そうした重要な研究」に対する二億五〇〇〇万ドルの予算を認めることを明らかにすると同時に、幹細胞研究の監視や、適切な指針や規則の提示、生物学や医学の革命がもたらす道徳上、倫理上の影響の検証を担当する機関として、大統領生命倫理評議会を指名した。

多くの科学者は、ブッシュ政権が幹細胞研究に課した制限に失望した。科学者たちを特にいら立たせたのは、胚のクローン化が禁じられたことだった。また、ニューヨーク・タイムズのような威信のあるメディアでさえも、胎児や胚からの幹細胞の採取を拡大することに対して、公然と支持を表明した。民主党も胚幹細胞研究を推進する運動に乗りだし、二〇〇四年と二〇〇八年の大統領選挙ではこの問題が争点となった。一方、いくつかの州では、胚性幹細胞の採取や研究に数千万ドルを投じる予算が認められた。なかでも目立つのはカリフォルニア州で、胚性幹細胞研究に三〇億ドルを拠出することを定める条例案が住民投票により可決された。

だが、そうした大々的な売りこみをよそに、その後も、幹細胞研究からは期待された治療法は生まれなかった。にもかかわらず、オバマ大統領は就任からわずか数週間で、ブッシュ政権が設けた幹細胞株に関する制限を解除する大統領令に署名したのである。

大統領令が施行されてからの数ヵ月で、ＮＩＨは幹細胞株の利用に関する指針をまとめた。予想されていたとおり、最終的な指針は、民間出資の研究により樹立された新たな細胞株を、政府の資金援助を受けた研究で使用できるようにするものだった。ただし、利用できるのは不妊治療クリニックで廃棄された胚のみとし、その場合は、胚を提供する女性が、幹細胞研究での胚の利用を認めると明記した同意書に署名することが求められている。また、幹細胞採取を目的とする胚の「治療分野での」クローン化については、オバマ政権下でも政府の資金援助を禁止する措置が継続された。

このように、アメリカで政府支援の規則が緩和され、イギリスなどの世界各国でほぼ規制なく利用されているように、幹細胞をめぐっては、これまで医学的にほとんど応用されていないにもかかわらず、依然として楽観的な空気が漂っている。世界の幹細胞市場は、二〇一〇年の段階では推定二一五億ドル規模だが、二〇一五年までに六三八億ドルに達すると予想されている。つまり、五年間で三倍になるというわけである。幹細胞市場では、幹細胞移植、幹細胞バンク、幹細胞を用いた技術などが大きな期待を集めている。

だが、幹細胞に関する技術が、胎児組織と同じ失望の道をたどるかもしれないことを示す有力な根拠も存在する。少なからぬ数の研究で、実験動物への幹細胞移植により各種の腫瘍が生じることが明らかになっている。さらに、幹細胞を用いて人間の患者を治療した初期の研究では、腫瘍や病変など、深刻な生理学的影響が生じるという憂慮すべき傾向があることもわかっている。

胎児利用や胚性幹細胞をめぐる論議は、臓器移植の分野において深刻に憂慮すべき多くのジレンマの存在を浮き彫りにしている。ところが、一方で、胎児や胚の商品化が人間部品産業の新たな一大分野を開拓しつつある。それは、人間の生殖に関する成分や過程を売り物にして行こうという動きである。移植技術が臓器売買への扉を開いたのとちょうど同じように、最新の生殖技術が不妊治療に適用され、各種のヒトの生殖関連の自由市場を生み出したのである。

次章では急速に成長するリプロテック（生殖産業）の実態について検討してみよう。赤ちゃん製造工場が営業されているありさまをみながら、精子、卵子、胚、そして赤ちゃん自身に対する生命操作と市場に関する現在の議論の行く末を追ってみることにしよう。

Part

# II

# 赤ちゃん製造工場

The Baby Factory

# 4 赤子産業

The Business of Baby-Making

一九六〇年代は生殖なきセックスの時代。一九八〇年代はセックスなき生殖の時代。
（ローリー・アンドリュース、アメリカ弁護士会）

マイケルとダイアンはともに三〇代後半だ。二人ともキャリアをめざしてきたので結婚が遅くなったが、ようやく仕事も軌道にのり、そろそろ子供をもつことを考えるようになってきた。結婚して一年以上たつが、マイケルとダイアンの努力もむなしく子供ができない。何度も口論になったり、雑誌で不妊を克服した体験記を読んだりした末、二人は不妊治療専門医院に行ってみようと決心した。こうした医院はアメリカに数百ヵ所ほどもある。

医院で、マイケルは精子の数が少ないことがわかった。手はじめにちょっとした外科手術を施して精子数が増加するかどうか調べられた。しかし、この手術では精子数を増やすことができなかったので、マイケルとダイアンは有償で提供された他人の精子をダイアンの卵子に授精させることにした。質問表をみれば提供者の身体的特徴や能力がわかるので、二人はその中から精子を選べる。なるべくマイケルに近い特徴の持ち主を希望した。精子は凍結保存されており、エイズ検査もチェックずみである。

それから、ダイアンにはパーゴナルが与えられた。これは一度にたくさんの排卵を誘発する強力なホルモン剤である。この方法で計九回、提供精子を用いた人工授精が行われたが、いずれも不成功であった。そこで担当の医者は、外科的にダイアンから取り出した卵子を使って試験管内授精を試みた。これは六回行われ、ペトリ皿の上で精子と卵子を合体させてできた胚を、カテーテルを用いて母親の子宮に移しかえるという方法である。しかし、これもうまくいかなかった。

ますます焦燥感を募らせるこの夫妻に医者は、どうやらダイアンの卵子と子宮が、おそらく年齢のせいで正常に機能していないようだ、と述べた。若い女性が提供する健康な卵子を用いる方法もあり、これは二〇〇〇ドルで購入することができる。ちょうど精子の場合と同様に、卵子の提供者の特徴や経歴を調べて、リストから選ぶことができると医者は提案した。選んだ卵子を選んだ精子と受精させ、できた胚をダイアンの子宮に移せばよい。あるいは、代理の女性の子宮を使うこともでき、この場合は一万ドルである。

マイケルとダイアンはこの方法を試すかどうか相談しているうちに、他人の精子と卵子を用いて代理の子宮で育った子供というのは、結局、遺伝的に自分たちとは無関係で、しかもその子には自分たちを入れて五人の「親」ができてしまうことに思いいたった。彼らは子供をつくる努力をあきらめて、養子をもらうことにした。妊娠しようとして彼らが払ったお金は、総計四万ドル近くになる。

このような不妊に悩む夫婦が治療のために使う金は、毎年二〇億ドルにものぼっている。このマイケルとダイアンの話は想定によるシナリオだが、アメリカの夫婦にとって、これは決して絵空事ではない。夫婦生活を一年経てなお子供ができない夫婦を不妊と定義した場合、二三〇万組のアメリカ人夫婦（妻の年齢一五〜四四歳）がこれに当てはまると推計される。この数字は、子供をつくることができる年齢にある夫婦のうち約七・九パーセントを占め、一二組に一組弱の割合である。

不妊症の夫婦のうちの約四〇パーセントは女性側に問題がある。一五歳から四四歳までの全女性五七九〇万人のうち、約八・五パーセントに妊娠機能の異常が認められる。このうち四〇パーセント強は一次的不妊症とよばれ、一人も子供をつくることができないもの、あとの残りは二人目もしくはそれ以上の子供をつくれなくなるものである。なかでも女性の不妊の大きな原因となっているのは、卵巣が卵子を正常に放出しない場合、あるいは輸卵管に障害がある場合である。

女性の生殖機能の損傷にはいろいろな原因が考えられる。たとえば、性病や外科手術による感染症や損傷、子宮内膜症、不必要な子宮摘出、抗がん治療によるもの、あるいは人工中絶器具による損傷、喫煙、環境中の有害物によるものなどがある。

不妊症は女性側に問題があるように考えられがちだが、女性側と同程度に男性側にも原因があることがわかっている。不妊の夫婦のうちの四〇パーセントぐらいは男性側に原因があり、主に精子過少による。男性側の問題としてほかには、インポテンツ、遺伝病、環境中の変異原物質、性病などがあげられる。

男女いずれの場合でも、不妊の理由は、多くのアメリカ人にとってからだに直接かかわることであり、感情的な問題になりやすいが、不妊症に関してアメリカに一般に流れている説の多くは、誇張があったり誤解されやすいものである。たとえばマスコミは、不妊症は「うつる」病気で一〇〇〇万組の夫婦が感染しているとか、六組に一組の割合でかかる「かわいそうな疫病」であるといった書き方をよくしている。これらはむろんつくり話である。前述したように不妊症の正確な発生率ははるかに低く、しかも過去二〇年にわたってあまり増減はない。

不妊症は確かに増加していないけれど、不妊治療は増加している。アメリカはまさに不妊治療ブームの真っただ中にある。一九九七年の時点で、不妊治療の認可を受けた医院はアメリカに三五〇ヵ所以上あったが、認可を受けていない医院もその二倍は存在した。しかも、事実上、規制されていなかった。倫理と生殖に関する米国諮問委員会（National Advisory Board on Ethics and Reproduction）のグラディス・ホワイト委員長が指摘したとおり、「いまやアメリカでは、役所に届け出なくても不妊治療センターを自由に開業できてしまう。不妊治療センターの所在をすべて把握できている者は一人もいない」のである。まったく規制されていない状態のまま、それでも、毎年一〇〇万組にものぼる夫婦が、不妊治療を必要としており、不妊治療はいまや年商数十億ドルにもなるビジネスとなっている。

不妊治療産業はもともと試験管内授精（ＩＶＦ）がはじまりで、いまや、赤ちゃんをつくる技術を表すアルファベットの略語が文字どおりあふれかえっている。たとえば、ＧＩＦＴ（gamete intrafallopian transfer：配偶子輸卵管内移送）、ＺＩＦＴ（zygote intrafallopian transfer：接合子輸卵管内移送）、ＴＥＴ（tubal embryo transfer：胚管内移送）、ＰＺＤ（partial zona dissection：透明膜部分切開）、ＭＥＳＡ（microsurgical epididymal sperm aspiration：微細外科的副睾丸精子吸引法）、ＤＩ（donor insemination：供与精子による人工授精）あるいは卵子の提供、遺伝的もしくは非遺伝的代理母胎などである。Ｇは gamete（配偶子）の頭文字で、成熟した精子もしくは受精可能卵子をさす。zygote（接合体）は gamete（配偶子）が合体してできた細胞のことである。このような新しい技術全域を表すのに用いられる言葉は「生殖（リプロダクティブ）テクノロジー」であり、略してリプロテックとよばれている。

近年では、「すばらしい新世界」的リプロテックがウォール街にも進出した。一九九二年六月、試験管内授精のトップ企業であるＩＶＦアメリカは、社の所有株の四二パーセントを公開し、一九〇〇万ドルの資金を手にした。ＩＶＦアメリカはこの資金を投資してとてつもない展開を計画中という。国中にＩＶＦのフランチャイズを出店し、赤ちゃん商売のマクドナルド版をつくりあげようというのである。

ＩＶＦアメリカのこの動きは、リプロテック産業一般のブームとも相まって、消費者問題や健康問題の専門家、そして政治家たちの憂慮するところとなった。オレゴン州選出の下院議員ロン・ワイデンは次のように述べている。「ここにあるのは、野放し状態の商売と大きなもうけ話、どんどん変化し改良される技術、何がなんでも子供が欲しいと願う、つけこまれやすい夫婦、これらが渾然一体となったものである」。さらにＩＶＦアメリカがすでに連邦通商委員会から、まぎらわしい広告に対して懲戒を受けており、どうやら赤ちゃんづくりの成功話を誇大広告していた前科があるようだという事実も明るみに出て、この会社のフランチャイズ作戦に世間が眉をひそめる結果となった。

## 繁盛するリプロテック産業

ＩＶＦアメリカをはじめとして、企業が開発をすすめているリプロテック市場が上げ潮ムードとなったのにはいくつかの理由がある。

一つにはベビーブーム世代は子供をつくるのが遅く、妻の年齢が三五歳から四四歳の範囲で子供がまだいない夫婦の数が増えているということがある。これらの年齢の高い夫婦はそれだけ可処分所得が多い。リプロテックは金がかかり、多くの場合保険がきかないので経済力が重要な要素となる。

またほとんどの夫婦はマスコミを通じた誇大宣伝にあおられて、不妊治療に対して異常なまでに過度の期待をもっている。「奇跡の赤ちゃん」「最新技術の成果」「夢が現実になる」といった見出しの記事によって、あたかもリプロテックが不妊克服に完全に成功したかのような誤った考え方を植えつけられてしまうのである。生殖技術の新展開は人工授精（ＡＩ）、卵子供与、試験管内授精、あるいは代理母胎、いずれをとっても一大革命としてマスコミに取り上げられ、多くの夫婦をリプロテック市場に誘うのである。

医者の数の増加や、リプロテック産業で生計をたてる人が増えたのも、不妊治療の隆盛に拍車をかける一因である。現在、不妊治療を施す医者は、内科医四万五六〇〇人、産婦人科医二万六〇〇人、一般開業医一万七五〇〇人、泌尿器科医六一〇〇人、外科医一四〇〇人と推計される。

疾病管理予防センター（ＣＤＣ）の二〇〇七年の報告書によれば、二〇〇六年に実施された生殖補助医療（ＡＲＴ）の「サイクル」は、一四万二四三五件にのぼる。一回の「サイクル」では、外科的手法による卵巣からの卵子採取、採取した卵子と精子を用いた体外受精、女性の体内への受精卵の再導入、または別の女性への受精卵の提供が行われる。こうしたサイクルは四三〇の医院で実施され、四万三四一二人の赤ちゃんが誕生したと報告されている。アメリカでのＡＲＴ実施件数は、一九九六年から二〇〇六年で二倍に増加した。現在では、毎年アメリカで誕生する全新生児の一パーセントが、ＡＲＴにより受胎された赤ちゃんである。

さらにもう一つの理由は、一九七二年最高裁が中絶を法的に認めて以来、養子として出される幼児が減少し、子供のいない夫婦が養子をとるケースが少なくなってきていることがあげられる。

不妊治療が急成長してくると、アメリカをはじめとする全世界で不妊治療にかかわる個人および夫婦に関して、患者レベルの、あるいは社会レベルの問題がいっせいにわき出してきた。その一つは、この治療を受ける夫婦の精神衛生上の問題である。

夫婦間の感情的なあつれきは非常に大きなものとなりうる。たとえば「『あんたの精子は役立たずだ』といわれた男はいったいどうなる」と、心理セラピストで不妊治療技術の専門家であるアネット・バーランは言う。あるいは「医者に『あなたの卵巣は年をとりすぎて使いものにならないから、代わりにもっと若い新鮮な卵子をもらいなさい』といわれている女性の気持ちになってみたらどうか」とも述べている。人工的な生殖技術によって誕生した子供たちも、その事実を知ることで心理的なダメージを受けることがある。他人から提供された精子や卵子、胚を用いて、あるいは代理母のおなかから生まれてきた子供たちは、自分の遺伝学上の系譜について心を乱し、遺伝的な意味での本当の親を捜し求めて何年も悩み続けることが多い。リプロテック産業の混沌のなかで、自分のルーツを知った子供たちは、自分が、「売られた」精子かあるいは代理母胎から生まれてきたと知って絶望してしまうのである。

このようにリプロテックが患者を搾取している事実は、健康問題を考える人びとのあいだでも大きな憂慮をもたらしている。彼らはリプロテックをもち上げるマスコミや医療宣伝が成功率の低さを覆いかくしていることに疑問を投げかけている。

マイケルとダイアンのような夫婦の失敗は日常茶飯事である。アメリカで試験管内授精治療を施され、実際にうまく子供ができた夫婦の割合はたった一〇～一四パーセントだと見積もられている。このように成功率が低いのはホルモン治療によって逆方向の反応が引き起こされたり、提供される精子や卵子の品質状態があまりよくないのが主な原因である。ほかの方法ではこれよりも少しは高い成功率を示している。提供された卵子を用いた治療法で二一パーセント、提供された精子を導入する方法で三八パーセント、GIFTで二三パーセント、ZIFTで一七パーセントである。

結果のいかんを問わず、不妊治療は女性のからだと心に大きな損失をもたらしている。というのは不妊治療がきわめて身体組織を破壊しやすいからである。強力なホルモン剤をたくさん飲まされたり、何回も精子を人工的に導入されたり、胚を移植されたり、あるいは配偶子や接合子を輸卵管に送り込まれたりといった各種の操作や外科手術が日常的に行われる。何回も不妊治療を受けたある女性は「地獄というのはちょうどこのようなものなのでしょう」と言っているし、また別の不妊治療経験のある女性は次のような感想を述べた。「私がされたことは、はじめから終わりまで、まさに屈辱的という言葉がちょうど当てはまると思います」。このような治療が女性にもたらす影響に関して、女性の健康問題研究者は不安を募らせている。

また、「こういった技術が、安全で効果があり、女性なら誰もが関心あるものといったかたちで提示されていることに怒りを感じます」とフェミニスト作家で運動家のジャニス・G・レイモンド博士も話している。さらにレイモンド博士は「どれ一つとしてまともな治療はなく、不妊治療医院が存在するのはこの商売がとてももうかるからなのです。不妊で絶望した女性を救済しようとする精神に基づいて、医院の数が増えているなんて考えるのはとんでもない見当違いです」と語っている。

リプロテックにかかる高額の費用をまかなえる人たちが、子供ほしさに何十億ドルものお金を、不成功に終わるかもしれない方法に費やしている一方で、皮肉なことに一九九一年現在、アメリカは世界で二一番目に高い乳幼児死亡率を示している。貧困や麻薬、適切な健康管理の欠陥などから、毎年何千人もの赤ちゃんの命が失われているのである。ある内陸都市では、発展途上の最も貧しい国々よりもなお高い乳幼児死亡率が示されている。

リプロテックに関する問題の核心は、ヒトの生殖を売りものにする自由市場の拡大による社会的影響である。不妊治療の需要が増加するにつれ、赤ちゃんをもうけること自体が、人間部品産業における工業的な操作へと変質してしまうおそれがある。

現在、妊娠には一六通りの方法があるという。そのいずれもが、精子と卵子、そして胚を育てる場所を必要とする。しかしいったい、誰の精子と誰の卵子を使って、誰の子宮で育てるのか。またこれらのいずれもが、他の産物と同じように売り買いできる商品として供給されうるのだ。精子や卵子、胚の売買や、代理出産契約の締結は、金に目がくらんで正気を失った亡者たちを生み出している。つまり「血統書付き」をうたい文句にして自分の精子や卵子、生殖過程を金持ちに売り歩く亡者である。あるいは、お金のためにしかたなく、一生会うことのない赤ちゃんをつくり出すことに手を貸す者もいるだろう。その行為は同時に、一連の悲劇をつくり出すことにもなってしまうのである。

生殖に必要な要素の売買は、人間部品産業のうちに生ずるすべての取引のなかでも特異的なものであるといえる。これは血や人体組織の売買とも異なるし、臓器の売買ともいえない。潜在的に新しく生まれる人間を売っているのである。そしてまたこれは、市場が私たちの最も個人的な領域、すなわち性、自分のイメージ、結婚、親と子の関係といったものに侵入してきたことのあらわれである。

リプロテックは、自分のからだと子供をもうけることに関して、私たちの社会的な観念と法律上の考え方にやっかいな変更をもたらしている。親のあり方の定義そのものが揺らいできた。私たちは、もはや何が法的な母親で、父親であるかを定義するのか確信が持てない。ヒトの胚がモノなのか人間なのかという法的な定義もいまや定かでない。

精子と卵子はどうだろうか。他の物品となんら変わるところのないものだろうか。次の章でたどるように、私たちの社会はこれら前例のない重大問題に答えることがほとんどできずにいるのである。

元気な精子の提供者として、健康で優秀な一八歳から三五歳までの男性を求む。報酬あり。
（大学新聞に掲載された精子提供者を求める広告）

# 5 生命の種

The Seeds of Life

精子（sperm）ということばは、ギリシャ語で種を意味する sperma に由来している。大昔から、精子は人間の生殖力のエッセンスとしてとらえられてきた。多くの文化が、祭事や芸術をとおして男根像とその生命力あふれる液体を賛美している。

精子が生殖において果たす役割が科学的に理解されるようになってきたのは、最近のことである。それによって今度はいろいろな人工授精の方法が開発されるようになってきた。精子の役割の理解とその利用によって精子のもつ象徴的な神秘性は消失してしまったが、代わりに商業的価値が生ずることになった。事実、精子は今日リプロテック市場で売買される主力商品となっている。

精子を使って人工授精を行うことは新しいことではない。精子が最初に「発見」されたのは一六七七年のことであり、動物で人工授精が行われた最初の報告例は一七八五年のことであった。人工授精の先駆者はイタリアの牧師エイブラザロ・スパランツィーニであった。彼は雄イヌの精子を雌イヌの膣に注入した。六二日後、その雌イヌは「三匹の元気な仔イヌ」の母親となった。そのうち二匹は雄で一匹が雌であった。スパランツィーニによって達成されたこの実験は、当時の科学界に熱狂を巻き起こした。多くの人びとは、この技術が、特に人間に用いられた場合の倫理的影響を心配したが、この技術の発展性を考えて興奮する人びともいた。フランスの生物学者シャルル・ボネはスパランツィーニに宛てた手紙で、「ひょっとすると、あなたの発見はいつの日にか人類にたいへんな事態をもたらすかもしれない」と書いた。

スパランツィーニがイヌで行った研究のあと数年して、ヒトにおける初の人工授精が行われた。イギリスの高名な外科医ジョン・ハンターは、ある衣料商人の妻をその夫の精子を用いて人工的に妊娠させることに成功したのである。アメリカにおける最初の人工授精は一八六六年マリオン・シムズ博士によって行われた。シムズ博士は六人の女性に五五回人工授精を行ったと発表した。いずれの場合も、それぞれの女性の夫の精子が用いられた。その後シムズ博士は信仰に目覚め、人工授精は「道徳に反する」としてこれまでのやり方を反省し、以後、二度と実行しなかった。

夫以外の精子を用いて人工授精をはじめたのは、アメリカのロバート・L・ディキンソン博士で、一八九〇年代における出来事であった。むろんのこと、ディキンソン博士の行為は大騒動をまき起こした。夫以外の男から提供された精子を用いることが、宗教指導者たちによって厳しく非難された。彼らはこのような人工授精は、結婚の絆を破壊し、技術的なかたちでの不倫行為になると危惧したのである。このような論争や非難にもかかわらず、ディキンソン博士の試みが契機となって、二〇世紀の初頭には匿名の提供者の精子を用いた人工授精が数多く行われるようになった。供与精子による人工授精（ＤＩ）の専門家は、ディキンソン博士の功績を讃えて「彼はこの分野における創始者であり、われわれのすべての指導者である。供与精子による人工授精がこれほど数多く行われ、これを認める人が増えてきたことに対する功績の大部分は彼に帰すべきである」と述べている。

ＤＩはディキンソン以来長い道のりをたどってきた。一九五三年には、凍結された供与精子を用いた人工授精による妊娠がはじめて報告された。近年では、医者たちは詳細にわたる質問表を用意して、「望ましい」形質を備えた供与者を選べるようにしている。人工授精を施す医者の九九パーセント以上は、人種、目の色、肌の色、身長の点で供与者が受け手の希望に一致するように進んで努力してくれる。八〇パーセント以上の医者はさらに、民族性もしくは国籍、体重、体型、髪質に関する希望に沿う供与者を探し出してくれる。またＤＩを行う医者の多くは、精子供与者の学歴、知能指数、信仰に関する注文に応じている。たとえば、カリフォルニア州エスコンディドにあるレポジトリー・ジャーミナル・チョイス社では、天才的な頭脳の持ち主や運動選手の精子のみを提供しており、「ノーベル賞学者の精子銀行」として有名になった。

人工授精によって生まれる子供の性別を選ぶことさえできる。ＤＩを日常業務として行っている開業医のうち一四パーセント、および一〇〇人以上のＤＩ患者を受けもつ病院の医者のうち三一パーセントが「精子分離法」を用いるやり方で性別選択を行っている。この方法で精子を分離すると、高い確率で望みの性別の子供を選択的につくることができる。将来的にはさらに遺伝学的なスクリーニング法が進歩して、多くの遺伝的特徴や遺伝子異常が前もって病院で検出できるようになると期待されている。

人工授精産業はこのような技術と成長をともにしてきた。一九九一年現在、アメリカで一年あたり一万一〇〇〇人以上の医者が約一七万二〇〇〇人の女性に人工授精を行っている。このうち約三八パーセントが出産に成功しており、結果として毎年約三万の供与精子から、六万五〇〇〇人の人工授精児が誕生している計算になる。人工授精を受ける女性のうち約半分は、匿名の供与者の精子が用いられており、これらはふつう医学部学生のものである。精子の供与者には一回につき平均五〇ドルが支払われ、在学中の数年間に週二〜三回の割合で採取される。中には数百回の供与を行う学生もいる。

精子銀行は、供与精子を検査したあと多くの場合、後日の使用まで凍結保存する。その後、精子試料は一サンプルおよそ二〇〇ドルで医院や医師に売られていく。人工授精治療そのものはかなり高額になる。妊娠するために医師を訪ねると、最初の相談料、診察、検査料として三〇〇ドル以上かかり、一回につき一〇〇ドル以上かかる人工授精を数回行えば全部で一〇〇〇ドルもの料金になる。毎年アメリカ人は総額一億六五〇〇万ドルもの費用を人工授精に費やすが、医療保険はこのうち約四分の一しか負担してくれない。

## 提供者・被提供者の苦悩

このように、人工授精産業の急成長は目に余るものがあるにもかかわらず、精子供与が商業化されることについては、議論されることが驚くほど少ない。臓器や胎児組織の売買、妊娠契約（代理母）の倫理問題はしばしばニュースになるのに比べて、精子売買に関する憂慮が表に出ることはまれである。

人工授精と精子の売買に関して倫理問題が議論されないということは不思議なことである。人間のからだに由来する他の物質や臓器と異なって、供与された精子は赤ちゃんというかけがえのないもう一人の人間をつくり出してしまうのである。そのうえ人工授精が精子の供与者、受け手の夫妻、できた子供に及ぼす影響力には重大なものがある。これらの影響力は十分理解されているとは言い難く、不妊患者の心に準備が整っているわけでもないことは明らかである。議会の科学技術評価委員会（O

TA）が行った調査によると、人工授精を行っている開業医のわずか三パーセントが、人工授精を受ける女性とのあいだで、この治療がもたらす心理的影響についての話し合いをもっているにすぎず、さらに夫や子供におよぶ心理的問題までをも話し合った医師は、たったの一パーセントであった。精子供与でお金をもらう側へのカウンセリングも、まったくなされていない。精子供給者の大半は医学部学生で、広告を大学新聞で見つけて現金ほしさに応募してくるのである。

不妊治療研究者であるアネット・バーランとリューベン・パナーは、何人もの精子供給者と面接を行った結果、広告に応募して精子を売りに来る人物像を明らかにした。典型的な例としては、精子を売りにやってくるのは学生で独身である。この行為が彼自身や、彼が手助けしてできた子供、その両親にもたらす長期的影響を落ちついて理解しようとしない人物である。そして彼らが報告している典型的な供与者の態度とは次のようなものである。

「くだらない。たいしたことじゃないよ。数分の仕事で、一週間に五〇ドル稼げるんだ。だいたい仕事とよべるものでもないよ。どうせタダで自分で抜いてしまうものなんだから。ここにきてやれば、そのぶんお金がもうかるわけだよ」

精子供与者は人工授精を商取引とみなしている。彼らは自らを、需要があるところへ商品を供給する売り手とみなしている。精子を買い上げる医院や医者が彼らに対して匿名を約束してくれるので、彼らは無関心でいられるし、責任を感ずる必要もない。

しかし、このような供与者が成長し結婚して子供をもつようになると、子供をつくるということの意味の重要性を理解しはじめるようになる。彼らはもはや精子供与を単なる商取引としてとらえずに、むしろ実際の父親の役割に思いあたるのである。父子関係をもつことによって、以前精子供与を行ったことについて心の中に変化が生じる。自覚のないまま父親として彼らがつくり出したはずの子供たちに対して、後悔の念や心配、おそれなどの感情が引き起こされるのである。「彼らのうちの多くは、当時の自分は無責任で道徳に反していたととらえている」とバーランとパナーは報告している。ヒューストンのベイラー医科大学の心理学者パトリシア・マールシュタッドは、精子供与者があとになってから、自分の子孫に対して抱く感情的な愛着現象を指摘している。マールシュタッドの研究によれば、精子供与者のうち約六〇パーセントが、自分の精子によって生まれた子供が一八歳になったらぜひ連絡してほしいと考えている。ほとんどすべての供与者は膨大な質問表への記入を喜んで行い、精子提供を受けた家族に手渡してほしいと述べた。

彼らの精子によって生まれた子供にどんなメッセージを送りたいかとの質問には、七五パーセントの人がすぐに回答を寄せた。その中には「私の愛と思いやりを君に」と書いたあと「子供のうちはひ弱なからだのことを心配しなくていい。二〇歳になる頃には、女の子にもてる体格になるから」と書いた回答者もいた。供与者たちが、自分のまいた種がもたらす意味を理解しようと努めるにしたがって、別の心配事が生ずることになった。それは供与者のうち、特に小都市に在住して何人もの赤ちゃんの誕生にかかわったものは、彼の子孫どうしが知らないうちに結婚してしまうかもしれないということである。実際にあわやそうなりかけた例がすでに報告されている。

不妊症患者夫婦の側もまた人工授精によって悩むことになる。女性側は特に何回も人工授精を受けなければならないことがあり、他人の精子の人工授精には生理的嫌悪感がつきまとう。ある女性患者は「はじめて受けたときには何か悪いことをしているような気がした」と語っている。

子供が誕生すると、女性は精子供与者に思いをはせるようになる。「変なことですが、私は彼にとても好意を抱いてしまうわ。だって（私の子供には）私にはないいくつものすてきな特質があるんだもの。実際のところ私は彼がとても好きだと感じるわ」とある女性は語っている。夫たちはしばしば屈折した居心地の悪さを感じている。ある夫は、妻が人工授精を言い出したとき「すぐにダメだと言いました。もし私が妻を妊娠させられないとしても、他の男の精子で妻を妊娠させるなんてごめんだ。まず最初に心配なのは（精子供与によってできた）子供は自分に似ていないだろう。子供は供与者に似るんだ。そしてそいつはどこの馬の骨かもわからないヤツなのだ、ということでした」。夫たちはまた精子供与者に対する嫉妬の念で、いてもたってもいられなくなると告白している。

人工授精でできた子供が成長するにつれて、子供の遺伝上の系譜について本当のことを話すべきか、話すとしたらいつ、どのように話すのかについて両親は決断を迫られる。しばしば、両親はそのことを秘密にしておく。ある調査によれば八五パーセントの両親は、自分の子供は精子供与を受けて生まれてきたことを本人に言っていないし、これからも言うつもりはないと答えている。

たとえ秘密を守ったとしても、あるいは秘密を打ち明けたとしても、この事実が夫妻間の絆と親子関係に与える影響力は非常に重大なものとなる。「この秘密は時限爆弾のようなものだ」「この秘密のためにみんなが恐ろしいほどプレッシャーを受ける」と研究者であるパナーは語っている。人工授精をめぐる夫婦間の緊張が原因で、離婚してしまうこともまれではない。

人工授精によって生まれた子供自身にとっても難しい問題が存在する。彼らはしばしば自分の遺伝的背景に興味をもち、場合によってはそのことにとりつかれてしまう。

「どんな人間でも自分の系譜を知る権利がある」とある人工授精で生まれた子供は語っている。その子はいま、自分の父親を捜している。子供たちの多くは、自分のいまの父親が、遺伝上の父親ではないという心理的葛藤（かっとう）を抱えているうちに怒りの感情をもつようになる。彼らは遺伝上の父親が匿名の壁によってうかがい知れないことに不満を募らせ、自分たちの誕生が、一種の商取引であったことに深く悩むことになる。彼らは、自分たちの生物学的父親から捨てられ売られたという感覚をもつことになる。「彼らがお金をもらった結果、僕らが生まれた」とある子供は語った。「もし自分たちの肉親が自分を売ったのなら、そんな彼らを親と考えるのはとてもつらいことだ」。

子供たちが、しだいに成長して自分たちの生物学的出自を追求する結果、法的騒動が引き起こされるのは間違いない。「まったく新しい種類の法的問題を、まもなく目のあたりにすることになると思う」と、不妊技術分野のある法律専門家は述べている。

「つまり人工授精で生まれた子供たちが、生物学的父親に関する情報を求めて裁判を起こすことになるだろう。私はすでに徹底的な調査を行っている子供たち何人かと話したことがある。本当に怒っている者もいて『私の父は二五ドルで私を売ったのだ』といきまいている」

人工授精は金もうけをもたらし、また種々の問題を引き起こしているにもかかわらず、まったくと言ってよいほど規制を受けていない。アメリカは精子の「完全放任」市場である。ニューヨーク州だけが、精子提供者に金を払うことを禁止しようと考慮中である。ほとんど公的な監督機関がないので、政府あるいは専門家のグループにも精子銀行がいったいいくつ存在しているかということさえ皆目見当がつかない。事実、精子銀行はほとんど野放し状態であり、公的な報告義務もないので、人工授精による子供が実際に何人いるのかも不明である。

先にも書いたように、一般には人工授精によって約三万人の子供が誕生していると考えられているが、別の推計では年間二万五〇〇〇から一〇万人としている。一四の州のみが精子の取り扱いに関する法律または規制を有している。そのうちのほとんどは手ぬるいもので、せいぜい精子のＨＩＶ（エイズウイルス）検査を定めているにすぎない。ＨＩＶを含んだ精子から母親そして子供に感染する危険性があるので、食品医薬品局（ＦＤＡ）は人工授精を規制することを考慮しはじめた。

あるＦＤＡの高官によれば「以前は規制など不要だと感じていたが、ＨＩＶの問題が出てきたので、ＦＤＡももっと注意深く精子に注目しはじめたわけです」。しかしＨＩＶ感染のおそれが出てきても、供与精子による人工授精自体の規制を近々行おうとしている州はどこにもない。

人工授精による子供の親は誰なのか、という法律問題でさえ明確とはいえない。三二の州における人工授精に関する法律は、人工授精を受けた女性の夫が法律上の父親であるとしている。この三二州のうち一七州の法律は、精子供与者は法律上の父親ではないとはっきり述べている。しかし残りの州では特に未婚の女性が、人工授精で母親になった場合についての明確な法的定義はない。州によっては、人工授精が病院や医院でなく個人開業医によって行われた場合、精子供与者はその精子によって生まれた子供と面会できることになっている。人工授精によって生まれた子供が、精子提供者に関して知る権利については、一五の州で医者に対して人工授精の報告書を作成することを義務づけている。そして法律は適正な理由（たとえば潜在的な遺伝病の素因を調べたい、といったもの）があれば、報告書を閲覧することができるとしている。

国際的にみても、人工授精は一般に受け入れられつつある。しかし、法規制については混乱がある。一九九一年現在のところ、三〇ヵ国以上で、人工授精によって生まれた子供は、精子供与を受けた女性とその女性が認める配偶者とのあいだの子供であると法的にみなすと定めた法律がある。ブラジルとスウェーデンの二ヵ国は、精子供与による人工授精を禁止している。また、いくつかの国では人工授精は結婚した夫妻に限るとしている。さらにイギリスでは、精子供与者が精子を供与する回数を制限して、フランスやスイスでは有償の精子供与を禁止している。

精子が売買され、処理を受けて凍結され、再び売られている一方で、いくつもの重要な疑問に対する解答が得られないままになっている。

精子は商品として売買されてよいのか？　精子は取り引きされたり、法律上の財産として取り扱ってよいのか？　人工授精は技術的な不倫行為といえるのか？　供与精子を用いた人工授精は子供をつくる行為に対する尊厳の念を損なうだろうか？　結婚の意味を損なうだろうか？　人工授精による子供は自分の遺伝上の父親を知るべきであろうか？　逆に、精子提供者は自分の子孫と連絡をとることが許されるだろうか？　女性は誰でも、既婚、未婚、犯罪歴、精神状態を問わず、望めば人工授精を受けてよいだろうか？　ある評論家は次のように述べている。

「現在のところ、これらの諸問題に対して、私たちの文化、社会、医学、宗教、道徳観、価値観、いずれも答えを出すことができていない」

優良な「卵子」募集。全民族対象（アジア人、インド人優遇）。謝礼／経費支給。
（一九九六年にサンフランシスコの新聞に掲載された広告）

# 6 卵子の値段

The Price of Eggs

卵子を利用して不妊治療が行われるようになったのは、精子に比べるとずっと最近のことである。一九七八年、試験管内での卵子の受精が成功してはじめて、卵子が不妊治療産業の商品になりうることがわかったのである。子宮外で卵子を受精させる技術が登場すると、卵子は提供者から無償供与されるか有料で提供されるようになった。それから受精が行われ、自分の卵子がつくれない女性の子宮に送り込まれる。不妊治療における新しい利用価値が与えられて、卵子も精子の後を追うように市場に登場してきたわけである。

新しい妊娠商品としての卵子には豊富な供給源がある。女性は一生ずっと卵子を生産し続けているわけではない。女性が一生に生産する卵子の数は約七〇〇万個で、これらは胎児期の最初の四ヵ月のあいだに形成される。出生前に閉管過程とよばれる時期があり、卵子の大部分はそのとき成熟して消失してしまう。この結果、女の赤ちゃんが生まれるときには一〇〇万か二〇〇万個の卵子しか残っていない。思春期になると、卵子は排卵と受精の準備を始め、約三〇万個が残るだけとなる。

毎月、一つの卵子が排卵されるので、卵子のうち数百個だけが受精の機会をもつことになる。そこで残りの約二九万九〇〇〇個の卵子が供与または販売の対象となる。しかし、これらの利用可能な卵子を保存する方法には問題が残る。卵子は精子よりずっと弱く、凍結保存することがとても難しい。一九八〇年代の終わりの時点で、凍結卵子から赤ちゃんが生まれた例は、三例が報告されたにすぎない。

人間の卵子市場は、一九九〇年前後のあいだにだんだんともうかる産業になってきた。アメリカにおいて、最も大きな卵子供与プログラムを運営している南カリフォルニア大学のマーク・サウアー博士は、次のように述べている。「卵子を欲しがっている人は非常に多い。この問題にとても悩んでいる三〇代後半から四〇代の患者がたくさんいるのです」。卵子を必要とする患者は、ふつう自分の卵子の数が足りないかあるいは機能が損なわれていたり、年齢もしくは事故のために閉経して卵子がない女性である。このような女性にとって、供与卵子は赤ちゃんを得るための最後の望みの綱なのである。それに加えて高齢の女性にとって、若い女性の卵子は染色体異常が少ないという利点もある。

この需要に応えて、国内六五ヵ所の医療施設が不妊女性に供与卵子治療を施している。女性が他人の卵子による妊娠を希望した場合、これらの病院ではその卵子を彼女の夫か、もしくは彼女が希望する第三者によって授精する治療を行う。卵子は実験室で授精され、不妊女性の子宮内に移植されて妊娠することになる。一九九〇年、五五〇例の卵子移植が病院から報告された。患者は治療費の一万二〇〇〇ドルの料金の支払いに加えて、もう一つしなければならないことがある。これらの病院のほとんどは、不妊女性本人が卵子提供者をみつけてくることを求めているのである。

多くの女性が、友人や近親者に卵子提供を気安く頼むことができないのは当然である。たとえ女性が勇気を奮い起こして頼むことができたとしても、そう簡単に卵子提供を承諾する者は現れない。サウアー博士も「どれほど探し回っても卵子提供者を見つけるのは非常に困難なことです」と語っている。コーネル大学医学部ニューヨーク病院で、供与卵子治療を行っているゼブ・ローゼンワックス博士も同意している。「提供者になる女性が多数いるとは思えない」と彼も語っている。

すすんで卵子を提供しようという熱意をもつ人間が足りない、ということは当然のことである。精子と異なって、人間の卵子を調達するのは難しく、また採取が提供者に危険を及ぼすこともありうる。卵子を提供する前に、女性はホルモン剤の注射を受けて卵巣を急激に刺激してたくさんの卵子をつくり出させる必要がある。それから、いつ卵子を受精させればよいか決めるために何回も血液検査や超音波診断を受けなければならない。そのうえ、卵子を採取するときには麻酔が必要である。

卵子採取自体にも危険が伴う。「卵巣は体内の奥深くにあるので、針を使って卵子を吸い出さなければならないからです」とサウアー博士は述べている。「出血や感染症のおそれがあり、損傷を受けた場合、不妊になる可能性もあります」。卵子提供者に注射されるホルモン剤には、卵巣嚢腫を引き起こすといった副作用もありうる。ニューオーリンズ不妊研究所の医学部長リチャード・ディッキー博士は次のように述べている。「このような一連の操作を受けているあいだに、生殖器官が損傷を受ける可能性がある」「私は、提供者のなかには将来、生殖器官に問題が生ずる人が必ず現れてくると確信している」。

卵巣の刺激や卵子の採取がもともと損傷を与える性格の操作であるため、卵子提供者は恐怖感を抱く。このため、すすんで卵子の提供を行わせるために、女性に対して金を支払うという風潮が増してきた。多数の雑誌や新聞に、卵子提供者を求める病院の広告が掲載されている。ニュージャージー州の不妊治療病院が出した広告は、太い活字で「二〇〇〇ドル稼げます」として読者に「不妊夫婦の夢をかなえてあげましょう」と勧めている。

バージニア州ジョージメイソン大学の新聞ブロードサイド紙には、次のような広告がでている。「卵子提供者として健康な女性を求む。不妊夫婦救済のためです。秘密厳守します」。一九九一年現在、アメリカの数十ヵ所の医療施設では、一回につき約二〇〇〇ドルの契約で、卵子提供に同意した健康で若い女性のリストを準備している。

アメリカ妊娠協会（AFS）のガイドラインでは、「女性は卵子そのものに対して支払いを受けるのではなく、卵子提供に伴う労作、時間、危険、不快さなどに対する代償として支払いを受けるものとする」としている。しかし結局のところ、卵子に対する支払いと卵子採取のプロセスに対する支払いとのあいだに、実質的な違いはほとんどない。「これは言い回しの問題です」とAFSの広報担当のジョイス・ツアイトも認めている。法律専門家のジョージ・アナスはこの規定を詭弁とみなしている。「実際のところ女性の不快さを買い取っているはずがなく、卵子を買っているのではありませんとするためのニセの議論である。提供者が、自分の生殖機能を売っているのは明らかである。そしてもし自分の卵子を売ることが許されるなら自分の子供を売るのがどうして悪い、ということになっていくだろう」

卵子を売る人間の多くは、現金収入を求める学生で、多くの卵子提供手続きのなかに含まれている無料の健康診断を歓迎している。病院によっては、病歴のある女性を排除し、見かけや性質が患者の希望に合致するよう卵子提供者を選別しているところもある。マウントサイナイ病院の卵子提供プログラムで、こういった選別に携わっている心理学者のジョージア・ワーキンは次のように語っている。「ある提供者の趣味がスカイダイビングと山登りだとしましょう。家にいてクロスワードパズルをするのが楽しいと思う夫婦に、彼女の卵子は合わないでしょう」。趣味の好き嫌いがどのように卵子の遺伝子に反映するのか、この心理学者は説明してくれなかった。

## 実験用ラットのように

お金を払って卵子を提供させることは、バイオエシックス（生命倫理）の分野でも多くの人をいら立たせている。金持ちが貧しい人の再生不可能な生殖物質を買い上げることができ、このことが提供者を身体的危険にさらすという治療法に批判的なのである。そしてお金がそうさせていることも明らかである。提供者たちは、もしお金がもらえないのなら卵子提供などしないとはっきり述べている。

ワシントンDC近くの大学の看護学生で、卵子提供者となった一人は次のように語っている。「もしお金がもらえないのなら他人のためにこんなこと絶対しないわ」。別の提供者で、自分が卵子を売ったことを「非常に信心深い」家族に隠しているある女性は、このように告白した。「勉強を続けるためにお金が必要だったのです」。またジョージメイソン大学の経済学専攻の学生（彼女はブロードサイド紙の広告をみて応募した）も親に秘密にしており、次のように語っている。「からだの一部を売るために娘を大学にやったおぼえはないと、親から叱られたくないのです」。

お金につられて卵子提供プログラムに入ると、多くの卵子提供者たちは身体的搾取に直面することになる。ニューヨークのブルックリンに住む三三歳の女性ケイティが体験したマウントサイナイ病院の卵子提供プログラムにおける事件の暴露記事が、ニューヨークの新聞ニュースデイ紙に掲載され世間の耳目を集めた。

ケイティはお金に困っていたところ、友達からマウントサイナイ病院の卵子提供プログラムのことを聞いた。すぐお金が手に入って、同時に不妊の女性を助けることにもなるのなら、と考えたケイティはマウントサイナイ病院妊娠サービスセンターに出向いて、プログラム参加の手続きをした。当時、卵子提供者には採取につき一五〇〇ドルが支払われていた。ケイティは卵子提供に先立って必要な四週間のプログラムを開始したが、この操作で起こりうる危険を知らされることもなく、同意書にサインすることもなかった。このプログラムでは、毎日大量のホルモン剤パーゴナルとメトラディンを自分で注射して卵巣を刺激することになっていた。血液検査、骨盤検査、超音波診断なども、たびたび受けなければならなかった。

三週間目まではすべてが順調であった。しかし四週間目に、病院の医師がケイティの卵巣に嚢腫が発生しているのを見つけた。先にも書いたように、嚢腫は大量のパーゴナル投与の副作用としてよく起こるものである。病院はケイティから一五〜二〇個の卵子を採取して他の女性に移植しようと計画していたが、嚢腫が卵巣をふさいでしまった。嚢腫が見つかった後、ケイティはプログラムから外され、しかも一銭も支払われなかった。ケイティは落胆した。「私は彼らの言うことをすべて行ったあげくに、ゴミ捨て場に投げ捨てられたようなもの。不要になった実験用ラットのように扱われました」。

ケイティはセンター所長ダニエル・ナボット博士に抗議した。彼女はプログラムのうち、最もたいへんな部分、すなわち麻酔下で外科的に卵子を採取する部分を行っていないので支払いは受けられないと、彼は主張した。あとになって病院はケイティに三五〇ドルを提示し、最終的に彼女は一〇〇〇ドルを得た。そのあいだ、ニュースデイ紙の記者はマウントサイナイ病院自体、州の卵子提供病院の認可を受けていないという事実を明らかにした。

有料の卵子提供に反対する声は、金銭問題を超えたところにも広がっている。問題の一つは、子供が生まれた後、卵子提供者が遺伝上のつながりを盾に母親の権利を主張する可能性である。さらに、精子提供の場合と同様に有料の卵子提供によって生まれた子供たちが、自分たちの出自が、博愛の精神に基づくものではなく、二〇〇〇ドルで売られた卵子であることを知ったとき、心に大きな傷を受けるのではないかと心配される。

卵子提供に関してこのようないくつもの未解決の問題があることに対して、たとえば、ミネソタ大学の生命倫理センター所長のアーサー・カプラン博士は、卵子提供は危険を冒してまで行う価値はないと結論づけており、「私はこのやり方は赤ちゃんをつくる方法としてよくないと思う」と述べている。

有料の卵子提供に関する多くの問題を気にしない人びともいる。バージニア大学の生命倫理学者ジョン・フレッチャー博士は卵子利用に楽天的である。「赤ちゃんをもうけるのに卵子を提供することはよいことだと思う。ほしい赤ちゃんが生まれれば、それだけで幸せも増えることになるはず」。

有料の卵子提供を支持する人びとは、有料の精子提供がそれほど問題になっていない事実を引き合いに出して、卵子提供も同様の治療法であるとしている。この議論のすすめ方は誤っている。これまでに書いたように、有料の精子提供はまったく問題がないと証明されたわけではなく、卵子提供は、精子提供よりもさらに搾取的な性格をもっている。二〇〇〇ドルという高額の報酬を受ける卵子提供は、精子提供に比べ、一段と強力な経済的強制力のもとにさらされる。さらに、卵子提供は精子提供に比べ、はるかに危険である。また、危険を伴う操作で採取できる卵子の数は限られており、精子の供給量に比べ格段に少ない。これが、不妊に悩む女性に提供され子供をつくることになる。結果として、卵子提供者の遺伝上の子孫の数は、精子提供者の場合よりも「限定された」数となる。倫理専門家たちは、このことがかえって、卵子提供者が、精子提供者よりかなり頻繁に自分の遺伝上の子孫に対して執着を示す原因となっているのではないかと懸念している。

しかし、卵子提供にかかわる病院は事実上まったく規制を受けていない。精子売買に使われている「完全放任」型自由市場が卵子の売買にも拡大されつつある。マウントサイナイ事件のようなスキャンダルが今後多発するかもしれない。しかし、卵子の売買を禁止しようとしている州はほとんどない。アメリカ弁護士会のローリー・アンドリュースは「卵子提供はまだ新しい事象で、真剣に取り組もうとしている州は少ししかない」と述べている。ルイジアナ州だけが卵子の売買を禁じており、逆に、法が公に報酬を認めているのはオクラホマ州だけである。

国際的には卵子の売買に関して、女性と妊娠をめぐる搾取とその結果生ずる損失について、かなり真剣に憂慮されているようだ。多くの国で卵子売買に関する規制がとられつつある。オーストラリア、ドイツ、イスラエル、スウェーデンでは提供者から卵子を買うことが禁止されている。

精子や卵子が自由に売買されれば、必然的に胚の取り扱いについての問題が生じてくる。胚は精子と卵子が合体して生まれる。こうしてできた胚は、精子や卵子とはまったく質的に異なるものとして取り扱うべきものだろうか。それとも、所有権の対象となる物品とみなしたり、売買しうるものと考えてもよいのだろうか。この問題は、どの時点から人間の命がはじまるのか。あるいは、人格をもった人間の定義をいかに定めればよいか、といった一大論争を引き起こすことになっていった。

精子と卵子が一つになると、そこには特別な遺伝的特徴を体現する生命体が生まれる。このことを過小評価して、生命に対する畏敬の念をおとしめることなかれ。
（ロバート・ローヤル）

# 7 胚は人間といえるだろうか？

Embryo Imbroglio

一九七八年七月二五日の出来事であった。イギリスのパトリック・ステプトウとロバート・エドワーズの長年の研究が実ったのである。彼らは、帝王切開によって赤ちゃんルイーズ・ジョイ・ブラウンを取り上げた。世界ではじめて出産に成功した試験管ベビーであった。

当時この誕生は「奇跡」とよばれた。振り返ってみると、この操作は比較的簡単なものである。卵子と精子をペトリ皿の中で結合させてできた試験管内授精（ＩＶＦ）胚を、あらかじめ準備状態にしておいた母親の胎内に移植し、九ヵ月後赤ちゃんが誕生したのである。

ＩＶＦはたちまち注目の的となった。イギリスグループの成功の二年後、オーストラリアでもはじめて試験管ベビーが生まれた。その数ヵ月後にはアメリカでも試験管ベビーが誕生した。一九九一年までに世界中で推定二万人の試験管ベビーが生まれ、そのうち三分の一をアメリカが占める。ルイーズ・ブラウンの誕生以来、生殖技術は急速に進化している。今日では、健康な女性の胎内で受精した胚を「洗い出して」不妊の女性の胎内に移植するという新技術が開発されている。この胚「洗い出し」法は一九八三年はじめて行われた。いまでは、この方法はごくふつうに行われている。

さらにいまでは試験管内授精にせよ、女性胎内から洗い出されたものにせよ、胚は後で使えるよう凍結することができる。この方法は凍結保存法とよばれている。胚を凍結保存後、融解して移植に用いる方法は、四〇年ほど前から畜産分野ではごくふつうの技術となっていた。しかし、凍結胚から人間の赤ちゃんを誕生させることに成功した報告例は、一九八四年のオーストラリアの研究者の発表が最初であった。二年後、アメリカでも凍結した胚から赤ちゃんが生まれた。一九九〇年の時点でアメリカで三三〇〇を超える凍結胚が移植され、うち約三五〇例が赤ちゃん誕生をもたらしている。二万三五〇〇以上の胚が凍結保存されており、毎年何千もの胚が新たに凍結され続けている。

胚操作の進歩によって、ことがうまく行きすぎて困ることもしばしば起こる。不妊治療では、ふつう何個もの胚を一度に女性の子宮に移植する。少しでも「当たり」を増やすためである。この結果、胚移植の二五パーセントで双子、三つ子が生まれている。しかし、一つの子宮のなかで、あまりにもたくさんの胚が成長すると互いの健康を損ねることになる。そこで期待以上の「成功」を排除するための技術が必要になってきた。

これに応えて、医師たちは「選択的妊娠軽減法」というどこか婉曲（えんきょく）的な名前でよばれる方法を開発した。試験管内で授精した胚が複数個、移植に成功すると、医者はいくつかの胚に致死的薬物を注入し、残りの胚が生存するチャンスを増大させるのである。その一方、破壊された胚は母胎に吸収されてしまう。

胚操作における新しい技術は、一九七八年の時点では想像もできなかった可能性を開くと同時に倫理的難題を生み出した。後の章で述べるように、遺伝学者たちによって高度な遺伝子スクリーニングの新技術が開発された結果、試験管内で授精した胚を移植する前に、さまざまな遺伝的素因を診断することが可能となってきた。この新しい遺伝子診断法によって、「欠陥」がある胚を見つけて排除した上で、望ましい胚だけを移植することができる。

一方、胚移植産業もまた、問題をはらんだ新しい領域へ乗りだしている。ブローカーの勧誘に応じて「代理」母がはじめて「契約妊娠」したのは、一九八六年のことだった。彼女には一万ドルが支払われ、試験管内授精したある患者夫婦の胚が移植され、代理妊娠し、赤ちゃんを産んだのである。過去四〇年のあいだに、生殖産業のうち胚操作ほど進展した分野はほかにない。結果として、胚は人間部品産業のなかでも、特に金になる有望商品となった。今日、何万もの胚が母胎から洗い出され、凍結され、移植され、また一方で、捨てられたり、薬物投与によって破壊されたりしている。また、有料で提供されたり、代理妊娠が行われたり、遺伝子スクリーニングにも供されている。

胚操作技術とそれを用いた産業が、なりふりかまわず進展する一方、胚の倫理的問題や法律上の取り扱いに関する重大な問題が放置されたままとなっている。胚は、生物体としての固有の価値をもつだろうか。あるいは所有財産とみなされるべきものだろうか。凍結保存された胚の両親が死んだり離婚したり、争いを起こした場合、胚はどう取り扱われることになるだろうか。

このような問題に対する答えは、ひと筋縄ではいかない。一九九〇年代半ばの段階で、試験管内授精を取り扱う法律を通過させた州は五つにすぎず、このうち、ルイジアナ州だけが胚を法律上人格と認め、出生した際には遺産相続の権利を有するとしている。ルイジアナ州はまた、試験管内授精し凍結されている胚を破壊することを禁じている。ペンシルベニア州では胚の試験管内授精に詳細な報告を義務づけている。だが、ほとんどの州では胚の売買を特に禁止していない。六つの州だけが、胎児や胚の売買を禁止していると、何とか解釈できる法律をもっている。フロリダ州の法律は、なかでも最も直接的に次のように定めている。「何人も故意に有料で人間の胚を売買、もしくは何らかの交易を目的とした広告、もしくは売買の申し出を行うことを禁ずる」。八つの州で、研究目的に胚を寄付することを禁止しているが、試験管内で授精した胚は例外としている。

凍結保存された胚の両親が争議、離婚、もしくは死亡した場合の胚の所有権について定めた法律を有する州はない。ほとんどの州では、胚が所有財産なのか人格があるのか、あるいはその中間的なものか、いずれとも定めていない。「これがまさに法のいい加減なところです」とアメリカ妊娠協会のジョイス・ツアイトは述べている。

国際的にみても、状況は同様に混乱している。一七の国で、胚や試験管内授精の研究に関して何らかの法規制を設けているが、胚の商品化を特に禁止しているのはスイスだけである。胚の所有権の問題を特に定めている国はない。法律上の監視や規制がないので、不妊産業の経営者や技術者たちはその活動を拡大し続けている。しかし、彼ら自身も混乱しているのである。

不妊治療専門家であるマーク・ソイヤー博士は次のように述べている。「法的問題、倫理的問題を私も心配しています」「しかし、それらの問題に私自身なんとも答えようがないのです。誰かが答えられるとも思いません」。テネシー大学の遺伝学者シャーマン・エリアスも次のように言う。「確かに、受精卵や胚は単なるハムスターとは異なるものであるとは思います。しかし、これらのものを赤ちゃんだと考えて取り扱うというわけにもいかないのです」。

政治家や医者が胚操作に規制を設けられずにいる一方で、地方裁判所では、胚の法的、倫理的取り扱いをめぐる一大論争が繰り広げられている。それぞれの法廷で下される新しい判断が、人間の生命の定義と所有財産の範囲にかかわる歴史的論争の導火線に火をつけることになっていくのである。

## 凍結胚の親権は？

凍結された胚の取り扱いに関するやっかいな問題の存在が最初に世間の耳目を引いたのは、マリオ・ライオスとその妻エルサの痛ましい死をめぐって生じた異常事態がマスコミで報道されたからであった。一九八一年、ロサンゼルスに住んでいたライオス夫妻は子供ができないので悩んでいた。苦しんだあげく、とうとう彼らはオーストラリア、メルボルンのある有名な試験管内授精プログラムを使うことにした。

当時五〇歳だったライオス氏は、その病院で精子に問題があると診断された。夫妻は、当時三七歳だったライオス夫人から三つの卵子を採取し、匿名の供与者から得た精子によって授精させる方法を使うことに同意した。三つの胚のうち一つが、ライオス夫人の子宮に移植され、残り二つは凍結された。残念なことに、ライオス夫人はその胚の移植を受けてまもなく流産してしまった。夫妻はとりあえず、残りの二つの凍結胚を移植するのは後日に延期することにした。

ところが、彼らがオーストラリアに戻って凍結胚を使う前に、チリで起こった飛行機事故で二人とも死亡してしまうという事態が起こった。彼らが死んでしまったので、オーストラリアの病院に二つの凍結胚が「孤児」として残された。夫妻は裕福だったが、遺書はなく、係争問題が生ずることになった。どちらかまたは両方の胚の移植を引き受けるという代理母が現れた場合、できた子供もしくは代理母は遺産相続を主張することができるだろうか。

この件の場合、実は凍結胚のほかにも相続人が存在していた。ライオス氏には前妻とのあいだに息子がいて遺産相続を主張しており、ライオス夫人の母親も、娘の遺産分の相続を求めた。一九八七年になってやっと、遺産分与が決着し、種々の問題に回答が出された。裁判所は、カリフォルニアの法律に基づき、次のように裁定した。すなわち、ライオス夫人の母親が娘の遺産の唯一の相続人であり、胚には遺産相続権はない。しかし、もし凍結胚が解凍され、移植されて赤ちゃんが出産されることになれば、問題は再びもち上がることになるだろう。むろん、相当な時間が経過したいまでは、凍結胚の生存率もかなり低いものとなっているのも確かである。

近年起こった胚をめぐる同様の騒動の一つに、デイビス事件がある。凍結胚をつくった夫婦が離婚したのである。この事件はアメリカ中の注目を集め、所有財産としての胚の取り扱いに関する重大な問題を提起することになった。

メアリー・スー・デイビスとその夫ジュニア・ルイス・デイビスはテネシー在住で、一九八九年離婚するまで九年間結婚生活を送っていた。二人はアメリカ陸軍ドイツ駐屯地に勤務しているとき知り合った。結婚当時二人はともに若く、夫は二一歳、妻は一九歳であった。軍役を終えて、ジュニア・ルイスは地元市の住宅局の電気技師兼冷房技術者として就職し、メアリー・スーは船会社のセールス係となって生活をはじめた。二人とも子供を熱望していたが、いろいろな問題が生じてきた。結婚して四年のあいだにメアリー・スーは困難な症状の卵管妊娠を五回も経験し、その都度外傷を受けた。そしてもう自分は今後、自然妊娠ができないからだになっていることがわかった。

子供をさずかることが、あまりにも気まぐれな確率であることに苦しんでいる多くの夫婦と同様に、デイビス夫妻もまた不妊治療専門家にかかることにした。一九八五年デイビス夫妻は、新設の東テネシー妊娠センターで、アービング・レイ・キング医師による治療を開始した。デイビス夫人は、自分の卵子と夫の精子を用いた試験管内授精を六回試みた。いずれも凍結保存は行わず、通常どおりの方法で毎回移植が行われた。すなわち、ホルモン剤を投与して生殖器官を刺激し、卵子の生産を促進する。いくつかの卵子を採取し、試験管内で精子を授精させる。授精した胚を移植し、何週間か期待しながらようすを見て、子宮内で正常に妊娠が起こっているかを検査する。

不妊治療ではよくあることだが、この六回の試みはすべて失敗に終わってしまった。毎回デイビス夫妻は四〇〇〇〜六〇〇〇ドルを支払うことになった。落胆のあまり、彼らはこの治療をあきらめた。一九八八年の秋になって、デイビス夫人はキング医師が彼の病院で新しい凍結胚治療法をはじめたことを知った。彼女はまだ子供を望んでいた。さっそく夫にこの新しい技術のことを相談し、胚凍結法を試すため、二人は再びキング医師の治療を受けることになった。一九八八年一二月、デイビス夫人から外科的に九つの卵子が採取され、すべて夫の精子によって授精された。このうち二つが夫人の子宮に移植され、残りの七つは、将来移植するために凍結保存された。移植された二つの胚はどちらも妊娠にいたらなかった。その後、デイビス夫妻は七つの凍結胚を使用することなく、離婚協議に入ってしまった。

二人が最初離婚を考えたとき、二人とも円満に別れることができると思っていた。妻は自動車、夫は家を取り、家具は二人で分ける。とりたてて財産もなく、子供もいなかったので、二人とも平和裡に結婚生活を終えることができると考えていたのである。しかしそうはならなかった。実際のところ、デイビス氏対デイビス夫人の裁判は、最近では最も特異的で、激しく、世間の耳目を引いた養育権争いとなったのであり、凍結胚の養育権、所有権、法的地位について法的な判断が示された、アメリカ史上はじめての判例となったのである。

一九八九年二月、この法廷闘争の口火が切られた。デイビス氏側は法廷に対し次のような請願を申し立てた。①キング医師の病院にある七つの凍結胚に対して共同養育権がある。②デイビス夫人、あるいはほかのいかなる女性もデイビス氏の承諾なしにこれらの胚を妊娠することを禁ずる。③上記の事項がいずれも果たされない場合は、デイビス夫人が胚の移植先として唯一の適任者であると認めること。デイビス氏は胚を破壊することを望みはしなかったが、赤の他人に移植されるよりは破壊したほうがましだと思っていた。共同管理を求める彼の請願の中で、デイビス氏は彼と妻が、胚をどのように扱うかについて一緒に決めるべきであると主張した。そしてデイビス氏は両者が合意するまで、胚を凍結状態にとどめておくよう求めた。氏は妻一人が胚を所有し、使用することに強硬に反対したのである。もし裁判所がそれを許すなら「私の生殖権が踏みにじられる」ことになると彼は述べた。彼の同意なく妻が胚を使用すれば、無理やり望まない親権が彼に生ずることになると彼は主張した。

一方、メアリー・スーは胚に対して子供を見るような愛着を感じ、また移植によって自分の子供をもちたいと思うと証言した。彼女は法廷に対し、この目的のために彼女にのみ胚の所有権を認めて欲しいと要求した。もし彼女自身が胚を使用しない場合には、他の不妊夫婦に胚を提供する可能性を否定しないとも述べた。一九八九年三月の時点で、もし凍結胚を移植して赤ちゃんが生まれた場合、彼女の夫は父親となることを同意していたと証言した。メアリー・スーによれば、凍結胚から生まれた子供にデイビス氏が面会に来ることについて円満な話し合いが行われたという。別れた夫がこれとは別の証言をしていることについて、彼女は理解しがたいと述べた。

この事件を担当したのは、テネシー第五法律区の巡回判事W・デール・ヤングであった。ヤング判事は、この事件で提起された問題の新奇性を歓迎しているようすであった。彼は胚の所有権問題を解決するには、幅広い視点からの検討が必要であると考えた。「胚は人間といえるだろうか」彼は疑問を提起した。「胚は生物体といえるだろうか、あるいは胚は将来人間になるけれども、現時点では所有物としてよいのだろうか」。

裁判所は後半の疑問の解決に際して、この問題に関する五人の専門家から意見を聞いた。主要な意見を述べた二人のうちの一人はテキサス大学法学部教授のジョン・A・ロバートソンであり、彼には生命倫理と法律問題に関する有名な著作があり、アメリカ妊娠協会倫理委員会のメンバーでもあった。いま一人は世界的に有名な遺伝学者で、著述も行っているジェローム・レコーンであった。彼はダウン症の遺伝的原因を突き止めるのに重要な役割を果たした。

ロバートソンはデイビス氏の立場を支持する証言を行った。ロバートソンは凍結胚は「未着床胚」といえると述べた。これは受精後一四日以内にある胚をさすのに、アメリカ妊娠協会が使用している用語である。ロバートソンの考え方は「未着床胚」とは未分化の状態の細胞群の集合体であり、まだ臓器や神経系が存在していない状態にある。未着床胚は一〇日目から一四日目のあいだに子宮壁に着床して分化を開始する。この時点よりも以前では人間の未着床胚は、確固たる個体とは「はっきりといえない」。これがロバートソンの見解であった。これらのことから、彼は法的にみて未着床胚は子供とはいえず、法律上守られるべき人権を有しないとの立場をとった。したがって、未着床胚の運命に関して判断を示すことができるのは、唯一その生物学的両親である。未着床胚は法的に守られるべき人格を有していないので、州法はこの問題に関与しない。両親がこの胚をどのように扱うか合意しない場合においては、未着床胚が「自然死するのを待つように」すればよいだろうと彼は述べた。

レコーンは、強硬にロバートソンに反対した。未着床胚という考え方をしりぞけ、彼は受精で生じたたった一つの細胞ですら「小さな人間」であると主張した。「生命の開始点であるこの状態において、受精卵のなかには精神と物質、あるいは魂とからだとでもいうべき、遺伝情報と分子構造が非常に精密な形で存在しており、それは、新しい驚嘆すべき存在のはじまりである。私たちはそれを人間とよぶのである」。胚は夫婦の財産ではなく、むしろ子供と同等のものであり、養育権はそのような子供を保護してやりたいと願うものに属すべきであるとレコーンは主張し、本件の場合それはデイビス夫人であるとした。

「人間の初期状態である胚は、自由に取り扱いうる物品ではなく、使用後、捨ててもよいような実験材料でもない。また、思いどおりに凍結したり解凍することのできる物品でもなく、所有財産でもありえない」とレコーンは述べた。

## 法律上の孤児に

ヤング判事は一九八九年九月二一日、自分の意見を披露した。判事の事実認識と法的結論はレコーンの主張に沿ったものであった。彼は次のように裁定した。

「受精した時点から、人間の胚細胞は分化しはじめ、非常に際だった特殊な存在である。したがって本法廷は人間の胚を所有財産とは認めない」。法廷はアルバート・ゴア元副大統領の所有財産の問題に関する、次のような批判的意見を引用した。「連続した物差しの一方に所有財産があり、その反対方向をたどって行くともう一方に人間があるという見方には私は反対である。所有財産とすることができるものとそうはできないものとのあいだには明確な区別が存在すると私は考える」。法廷はまた、「人間の生命は受精した時点から開始される」と裁定した。判事は七つの凍結胚の現時点での養育権は、デイビス夫人に与えられ、移植を行ってよいとした。なお、この移植によって生まれた子供への経済的支援や訪問の権利、そして最終的な養育権の問題に関しては、子供が生まれるまで裁定を保留するとした。デイビス氏はただちに控訴した。

この控訴審が係争中の期間に、事件は皮肉な展開をみせた。双方の当事者がそれぞれ再婚したのである。メアリー・スーはストウ夫人となってフロリダに引っ越した。再婚したことによって、デイビス氏もメアリー・スーもそれぞれ凍結胚に対する元々の立場が変化することになった。ストウ夫人はもはや胚を自分のものにしようと思わなくなった。「もし子供をもつとすれば、新しい夫とのあいだにもちたい」と彼女は記者会見で述べた。「私はいまも胚には生命があると信じていますし、生きのびて赤ちゃんになるチャンスが与えられるべきであり、匿名の夫婦に提供されればよいと思うのです」。テネシー控訴審でこの事件を担当した判事は、夫人のこの心変わりをみて、ストウ夫人は胚の生存よりも前夫に裁判で勝つことに執着しているのではないかと非難した。

一方、デイビス氏も立場を変えた。今度は胚の養育権を求めたのである。彼の新しい妻は妊娠できないからだだった。「法廷が、胚は移植されるべきだと主張するなら、私はその父親となりたい」と控訴審で彼は陳述した。もし必要なら代理母を雇う用意があると彼は述べた。

この法廷闘争に、次のような一件も加わった。テネシー州の弁護士、R・D・ハーシュが裁判所に対し、自分を胚の法律上の後見人に指名してほしいと申し出たのである。「判事は胚を生命あるもの、もしくは人間と裁定したのであるから、胚の利益を代表する誰かが必要になるはずである」と彼は述べた。また「両親のいずれもが本当に胚のことを思っているかどうかは定かではなく、胚は法律上の孤児である。医療関係者は凍結胚の有効保存期間を二年としているから、胚に生存のチャンスを与えようとするなら誰かが迅速に行動する必要がある」と主張した。ハーシュは彼の意見をまとめた「法廷の友人としての親書」を提出するにいたった。

凍結胚に対して、両親の考え方が変化したとはいえ、この事件を担当していた三人のテネシー控訴審の判事にとって裁定が容易なものになったわけではなかった。この事件の担当判事の一人ハーシャル・フランクは「この事件はまったくのゴタゴタである」と声を大にして言った。

一審判決後およそ一年たった一九九〇年九月一三日になってようやく控訴審の裁定が下りた。フランク判事によって書かれた意見書には、逆転判決がしたためられていた。胚もしくは胎児を人間とする下級審の考え方は、ロウ‐ウエイド事件（83ページ参照）で下された最高裁判決と対立するものであると判事らは述べた。さらに夫であるデイビス氏の許可なく妻メアリー・スーによる凍結胚の移植を認めることは、憲法で保障されている夫の人権を侵害するものである、とした。法廷は胚が所有財産であり、夫婦の共有物であることを強く示唆しており、「七つの受精卵についての利益を両者が共有する」と記している。法廷は「メアリー・スーとデイビス氏は受精卵の共同管理者であり、その取り扱いに関して等価の意見を有する」と裁定した。

メアリー・スーは本件をテネシー州最高裁判所に上告した。一九九二年六月一日、裁判所は判決を下した。判決文の中で判事は「この件に関して、参照すべき判例はなく、適用すべき法律上の基準あるいは慣習法にあたるものもない」と述べた。

四〇ページからなる判決文は、結果的にデイビス氏の主張を認めた。それによれば、一般的に、何人も強制的に親となることはなく、問題となっている未着床胚を用いる方法を含めて親となる可能性が一方の側に考えられるとき、「通常、出産を望まないもう一方の側の意志が優先される」。この判決によればデイビス氏は、胚のいかなる移植に関しても拒否権を行使できることになる。この点に関して州最高裁は控訴審判決を実質的に支持したことになった。しかし、重要な点でくい違いがあった。

州最高裁は、控訴審が胚を所有財産としたことについて批判したのである。州最高裁はこの係争において中間的な立場をとろうと努めた。「正確にいえば未着床胚は財産でもなくまた人間でもなく、人間としての生命を潜在的に内包しているという点で、特別な敬意を必要とする中間的位置を占めるものであると結論した」と述べている。この判決の結果として法廷はキング博士のノックスビル産科クリニックに対して、デイビス氏の意に反して他の女性に胚を移植することなく、「利用のあてのない胚を取り扱う通常の方法にしたがって処置するよう」命じた。

判決の数日後、キング医師は法廷に対して、当医院の通常の方法とは、使用しない胚を他の利用者に提供することであると通告した。他の夫婦がこの胚を出産すれば、デイビス氏は望まないのに父親となってしまう。これは、法廷の判断と衝突することになる。かくして、胚の運命はなお法廷と天国の間の幽界をさまようことになった。一九九三年二月二二日、連邦最高裁は公式にこの胚騒動には立ち入らないと発表した。最高裁判事は意見書を特につけず、テネシー州最高裁の判決を有効とし、ストウ夫人の上告申請を却下した。

テネシー州最高裁の中庸的立場とは反対に、あたかも胚が物品であるかのように取り扱った判例が少なくとも一つある。バージニア州連邦裁判所に出された事件で、ある夫婦が自分たちの凍結胚をバージニアにある病院からカリフォルニアの病院へ移動させようとしたところ、バージニアの病院はこれを拒否し、このような移動は許されないとする契約に夫婦が署名していると述べたのである。

一九八九年に判決が出されたこのヨーク-ジョーンズ事件は、凍結胚の所有権と取り扱いに関する権利をめぐって患者と病院が争った最初の判例であった。法廷は凍結胚を「前駆接合体」とよび、前駆接合体は夫婦の所有財産であり、夫婦がよいと思うやり方で取り扱うことができると裁定した。このような移動における凍結胚の福祉上の権利や、胚を保持することによる医院の利益は法的に認められないとされた。

この判決は影響力をもつことになった。デイビス事件を裁定した控訴審でも重要な判例として引用された。胚の法的地位が裁判所によって、定義されつつあるのである。しかしながら、デイビス事件やヨーク事件を見渡してみると、胚もまた人間部品産業における立派な商品として、精子や卵子に仲間入りして取り扱われるようになったということがわかる。生命がまた商品へと一段格下げされたこの不幸な出来事は、間違いなくより大きな議論を引き起こすことになるだろう。

胚は、精子や卵子と同じく、結局は単なる生殖のための一要素であるということにはならないはずである。なぜなら、胚から生命そのものがはじまるからである。人間の出発点である胚が商品化されることに、多くの人は嫌悪を感じるはずだ。

胚は、少なくとも人間の生命の一つのあり方であって、それゆえ尊重されるべきだとする強い意見が存在する。にもかかわらず、病院では胚に対する無造作な取り扱い、人為的操作、破壊などが、世間の強い批判にさらされることもなく、また法的規制を受けることもなく現在も進行しているのである。議会は胎児組織の売買を禁止しているにもかかわらず、胚も同じように扱おうとは、まったくしていない。いわゆる未着床胚や前駆接合体は、単なる細胞の集合体にすぎないとする考え方によっているためでもある。生殖技術がこのまま進歩すれば、そのうち胚売買のニュースや研究目的の胚がはじめて特許を受けるといったニュースが紙面をにぎわすことになるだろう。

私たちが胚をめぐる議論に対して、手をこまねいているあいだにも、生殖の商品化は続行している。一九八六年の「Mちゃん事件」（159ページ参照）をかわきりに、その後の一〇年間に何万件もの事件が報道され、赤ちゃんを妊娠する契約は、生殖の商業化の行きつく先として世界中の注目を集めた。

次章では、赤ちゃんの代理妊娠に関する問題点を調べてみよう。

文明社会においても、お金で買えないものがある。
（ワレン・ビレンツ判事、Mちゃん事件におけるニュージャージー州最高裁判決）

# 8 出産機械の誕生

Baby-Selling, Pure and Simple

いまやインターネット上には、赤ちゃんブローカーが生息している。彼らがウェブサイトを開設して営業しているのである。一九九七年には、「代理母ストア」と称するサイトが登場した。その会社のロゴには、ショッピングバッグがデザインされている。ネットショッピングを行う人々に対して、赤ちゃんを求める契約に関する法律関係、医学関係、その他の情報を提供している。そのうえ、このサイトにログインすると、代理母Tシャツを購入できるほか、マリオット・ゲートウェイの週末旅行にも応募できる。

同じように露骨な広告は他の会社でもみられた。

代理母求む
不妊に悩む夫婦の愛らしい赤ちゃんを合法的に妊娠してもらいます。
報酬一万ドル＋必要経費を支払います。

**秘密厳守、目の色は青か緑、身長一五七〜一七二センチメートルの方を希望。**

子供をもつためなら高いお金をいくらでも払う人たちのために、全国から経済的に困っている女性を見つけては、卵子と子宮を提供させて子供を妊娠させるという商売を斡旋（あっせん）する、「赤ちゃんブローカー」の広告は、ネット上であろうと新聞や雑誌の紙上であろうと、常に三〇件以上掲載されている。

しかしながら、どんな代理母でもよいというわけではない。ブローカーの要請するところはしばしば、青い目であるとか、適正な身長であるとか、代理母自身はもちろん、生まれる子供にも、金払いのよい依頼者のリクエストに応えて、より魅力的に映る特性を求めているのである。ボストンの新聞に出た広告は通常の五倍の五万ドルの報酬を用意し、「年齢二一〜二五歳、背が高く、スタイルがよく、頭がよく、健康であること」という条件に合う代理母を求めている。

アメリカでは、一九九六年の時点で推定八〇〇〇人以上の赤ちゃんがブローカーを通して代理母契約によって誕生しており、依頼人には子供一人につき三万から四万五〇〇〇ドルの支払いが要求される。代理母契約で生まれた赤ちゃんの数は、二三〇万例と報告されている不妊症に悩む夫婦のうち、ほんの一部を救済したにすぎない。しかし、ブローカーたちは大もうけをしており、四〇〇〇万ドルもの金を彼らにもたらしているのである（この数字には、子供が結局できないで終わった依頼者がブローカーに払った手数料は含まれていない）。子供をもうけることは、本来最も重要で尊ぶべき人間の営みであるはずなのに、これらのブローカーにとっては非常にうまみのある急成長産業でしかないようだ。

仮に、この新しい赤ちゃん産業がこのまま続行されることが容認されるなら、毎年何千人もの女性が、依頼人の子供を代理妊娠する「優良株」として利用されることになる。

　このように、代理母契約という赤ちゃん産業は、新しいかたちの生物学的奴隷制のもとに女性をさらす危険性すらある。ひとたびお金に誘惑されて代理母契約にサインした女性は、妊娠できるまで何回も人工的な授精が行われることになる。妊娠したならしたで、今度は二四時間、二七〇日にわたって商業的奴隷状態のもとにおかれることになる。通常、代理母契約では、依頼人の求めに応じて、大量の妊娠薬やホルモン剤の投与、羊水検査、いくつかの遺伝検査などが随時妊婦に課せられるよう取り決められている。また契約には、依頼人が「サービス」の中止を求めた場合には、妊婦は胎児の中絶に同意する旨の条項が含まれていることもある。

　あるいはこれらの契約には、受胎、妊娠、出産に伴うあらゆる「危険」に対して妊婦はその責任を負うとの但し書きがあり、妊娠が原因で起こるあらゆる病気、産後の合併症、そして死亡した場合すらこれに含まれている。代理母契約にサインして経済的に搾取されることになる女性は、自分の法的権利に無知であることが多く、弁護士を雇う余裕もないのである。

　この奴隷制の報酬として、代理母契約を結んだ妊婦には一般に一万ドル相当が支払われる。多くの場合、この支払いは商品、つまり赤ちゃんが顧客の手にわたってはじめて行われるのである。契約によっては、死産の場合、一〇〇〇ドルしか支払われないものもある。「働かざるもの食うべからず」というわけだ。

　赤ちゃん産業によって搾取されているのは、こういった代理母だけではない。代理母契約の最終的な犠牲者は赤ちゃん自身であり、彼らの生命は受胎以前に交渉と契約によってつくられたものなのである。母親と子供とのあいだに形成される愛情のきずなは、弁護士の計算と厳しい契約条項によって損なわれ、変質してしまっている。契約法上では、赤ちゃんは通常の工業生産物と区別されない商品と同じ扱いを受ける。このような契約によって生まれてきた子供が受ける心理的影響が、最終的にどのようなものになるかは未知だが、おそらく大きな負い目となることであろう。

代理母契約に基づいて生まれた子供は、多くの問題を含んだ人間部品産業の最も明白な商品例であろう。出産をサービス業に変質させたこの赤ちゃん産業が今日、人間の尊厳に対する非常に大きな脅威であることは多くの人が認めるところである。フェミニスト作家カーサ・ポーリットは次のように話している。

「代理母契約は、妊娠と出産における女性の価値を損なうことによって女性をおとしめている。また、子供の誕生を商品化することによって、子供をおとしめている。代理母契約は、悪魔的なもうけ話を持ちかけることによって貧しい人びとをおとしめているのです」

## 悪徳ブローカーの跋扈（ばっこ）

アメリカでは、代理母契約の歴史をとおして、さまざまな騒動が続いた。そのなかでも特に、マスコミの注目はメアリーベス・ホワイトヘッド・グールドのような代理母に集まった。彼女は代理妊娠した子供の養育権を獲得しようとして長い法廷闘争に明け暮れている。

しかし残念ながら、母性の売買をおし進めている実際の勢力はあまり注目されていない。それは、ほかならぬ赤ちゃんブローカーたちである。ブローカーはその実体を一般の人には知られぬように、彼らの生業が世間に明らかにならぬように努めてきた。赤ちゃんの売買は、搾取や不正、多くの不注意、欺まんに満ちあふれ、殺人さえも生じていることを考えると、ブローカーたちが匿名でいられるのは驚くべきことである。

一九九七年一月の時点で、アメリカ国内におよそ三二の業者が赤ちゃん売買業にたずさわっている。このうち大手経営者の内訳は、弁護士が五人、社会福祉関係者二人、主婦二人で、このほかにはKマートの経営者、さらには専門や経歴の明らかでない人びとである。郊外にしゃれたオフィスをもつ者もいれば、自宅で仕事をしている者もいる。なかには書類一式からなる「代理母キット」を売り歩いている者もいる。

赤ちゃんブローカーは認可を受けているわけでもなければ、州法や連邦法に従って仕事をしているわけでもない。代理母の契約数や出産数などの記録をもっている政府機関はどこにもなく、赤ちゃんブローカーに責任があるような流産の症例数、性病発生数、ホルモン投与の数量、また中絶や生まれたのに引き取られなかった赤ちゃんの数、人工授精の失敗例などいずれもまったく把握されていない。代理母契約を望む夫婦や代理母志願者が、業者の有能さや実績、誠実さなどを判定するに足るデータは何もないのである。このようなずさんさが原因となって生じた問題は数多い。少なくとも、代理母が業者の不当行為や脅迫を法的に訴えた例は五五件にのぼっている。

長く、消耗戦となるような法廷闘争を続けて行くだけの経済的余裕がないために、何も言えずにいる人びとも多い。さらに、少なくとも二三件の事件で、計四三人が州当局に対し、依頼者もしくは代理母へのブローカーによる詐欺行為や、ブローカーが代理母選考を十分慎重に行わなかったことについて不服を申し立てている。代理母契約で生まれた子供が希望していた性別とは違ったため、引き取られなかった例もある。長く世間の耳目を集めることになる子供たちもいる。たとえば、法廷闘争に巻き込まれたり、障害や病気をもって生まれてきたため、法的な取り扱いをめぐって宙ぶらりんの状態におかれている子供たちである。このような悲劇を引き起こしながらも、多くのブローカーたちは商売を続け利益を追い求めているのである。

キャサリン・ワイコフ事件をみてみよう。一九八九年のこと、ワイコフはカリフォルニア州サンクレメンテの自宅で赤ちゃんブローカーを営んでいた。カリフォルニア州は赤ちゃんブローカー数ナンバーワンの州で、過去一〇年のあいだに少なくとも一三人の業者が存在している。

一九八三年ワイコフはオハイオ州コロンバスで行っていた代理母斡旋業をいったんやめて、カリフォルニア州に移動し再開した。「大風呂敷を広げる」タイプであったというワイコフは、代理母斡旋業で年収五万ドルを稼いでいた。一回につき三万ドルで五二件の代理母出産をとりもったという。

彼女は「上質の代理母」しか取り扱わないと豪語していた。しかしながら相談を受けつける専門の窓口や政府機関が何もなかったので、ワイコフの顧客たちは、彼女の経歴や言い分がどれほど真実なのか確かめようがなかった。これは不幸な出来事といえた。というのも、ワイコフの過去は不正とスキャンダルにまみれたものであることが後になってわかったからである。

たとえばワイコフは自分自身もかつて代理母だったと公言していた。しかし、レベッカ・パワーとシーラ・グルーバーベローリ両記者の調査報道によれば、彼女の前夫や、彼女の代理母契約を世話したとされるブローカーは、この話を否定している。ワイコフはまた、オハイオ州オッターバイン大学で学士号を取得したとしているが、大学は彼女の在籍記録はないと記者に語った。さらに問題なのは、彼女がオハイオ州を後にしたのはちょうど、赤ちゃんの斡旋に関する州法に違反している疑いで、彼女の事務所が州の司法当局による査察の対象となっていたときであった、という事実である。ワイコフが西海岸へ引っ越したので、この査察は中止されてしまった。彼女の移動は、アメリカの代理母に関する、最もこみ入った悲劇的事件がそれ以上に拡大するのを防いだともいえる。

一九八五年、ワイコフの斡旋により、オハイオ州の代理母リー・ストートスキーはテッサと名付けられた女の子をリチャード・リームとビバリー・セイモア夫妻のために契約出産した。そのあとすぐに夫妻は離婚してしまった。離婚と養育権に関する手続きとして、法廷は夫妻に血液検査を命じた。この検査の結果、なんとリームは契約出産された赤ちゃんの父親ではないことが判明したのである。さらに調査した結果、ストートスキーはリームの精子を授精されたのではなく、リームの同僚の精子が使われたことが明らかになった。これで両親ともに子供と遺伝上のつながりがないことがわかったが、離婚した二人は双方ともテッサの養育権を希望した。ストートスキーも、両親の離婚による心理的悪影響から子供を守るためとして養育権を要求した。こうして、ストートスキー、リーム、ビバリーのあいだで、養育権をめぐる三つどもえの法廷闘争がはじまった。

あとになってストートスキーはストレスと経済的理由のため、「やむなく」闘争を取りやめた。ワイコフの虚偽の数かずが、この事件とどのようなかかわりがあるのかが焦点となった。ストートスキーとセイモアは、ワイコフが不正を知った上で実行したと主張した。「私たちはとんでもない混乱に巻き込まれました。それでワイコフはカリフォルニアへ逃げたのです」とストートスキーの弁護士パトリシア・グリムは述べた。この事件は一九九〇年悲劇的な殺人事件で幕を閉じた。テッサの養育権を勝ちとったリームが判決後数時間して、子供を引き取りに彼の前妻ビバリーのアパートを訪ねたところを撃ち殺されてしまったのである。ビバリーは夫殺しの罪で懲役一一年の刑を言い渡された。

代理母にからんで生じた殺人事件は、これがはじめてではない。一九八一年、ダイアン・ダウンズはリヤード・レヴィン博士のもとで代理母となった。博士はケンタッキー州ルイスビルに住む、赤ちゃんブローカーの先駆的人物であり、アメリカではじめて代理母出産を斡旋した人物とみなされている。レヴィン博士は手続きの一つとして代理母志願者に心理テストを課していた。ルイスビルの精神科医ポール・S・マンはテストを行った結果、「代理母として彼女（ダウンズ）を使う場合、長期的によい精神状態を保つのは難しい」と忠告した。

レヴィンはこの忠告には従わず、代理母に対するマンの偏見が分析結果に影響しているのではないかとした。そしてレヴィンはダウンズを代理母として用いることにした。ダウンズは代理出産し、一九八二年にはその子に対する権利を手放した。その後、ダウンズは自分の移動式住宅が「疑惑のある」火事で焼失したことによる補償金七〇〇〇ドルを利用して、アリゾナ州タンパで自ら代理母業をはじめた。代理出産した子供を手放してから一年後の一九八三年、オレゴン州の田舎道でダウンズは自分自身の子供三人を銃で撃ったのである。一人は死亡し、あとの二人は重傷を負った。ダウンズは、この罪によって終身刑に服している。

## ずさんな代理母契約が招く悲劇

代理母にまつわる死亡事件は別の形でも起こっている。ロバート・リスナーは赤ちゃんブローカー兼フリーのライターとして、ミシガンの自宅を仕事場としていた。一九八六年一〇月リスナーはヒューストンに出向いて代理母候補者としてデニス・マウンスと会い、代理母料一万ドルを提示した。二人はヒューストン空港のホテルの食堂で代理母契約に署名し、精神状態の問診表をつくった。デニス・マウンスは二三歳で独身、子供はなく困窮していた。彼女はテキサス州ヒューストンの政府助成の住宅に住んでおり、非常に低賃金の仕事をしていた。

デニスは心臓に発達障害をもっていた。心拍数が高まる症状に突然陥ることがあった。この障害は一九八六年一〇月、代理母となる手続きの一環として行われた健康診断では検出されなかった。人工授精を受けて五回目の一九八七年三月、デニスは妊娠した。妊娠期間中ほとんどずっと彼女は調子が悪く疲れ気味だった。妊娠七ヵ月になったとき彼女の心臓に症状が現れた。彼女は担当の産科医にそのことを告げたが、何の処置も行われなかった。体調不良を聞かされたリスナーは、彼女に心臓の専門医を紹介した。医者は彼女に、二五〇ドル払えば心臓モニターを取り付けることができると話した。ブローカーのリスナーは医療経費を負担すると約束していたが、デニスはそのことには思いいたらず、医者を再び訪れずじまいであった。

六週間後デニスは心不全で死亡した。出産予定日まであとわずかであった。彼女のおなかにいた二・五キログラムの赤ちゃんが道連れになった。バージニアに住んでいたデニスの母親パット・マウンスは、娘が生活に苦しんでいたことや代理母契約のことについて何も知らなかった。彼女は、この赤ちゃんブローカーと娘デニスの死に関係している二人の医者を相手に訴訟を起こした。

一時期、パット・マウンスは代理母契約に反対する国内でも最も有名な人物の一人であった。リスナーもまた不正や虚偽にまみれた経歴の持ち主であり、何件もの訴訟と州の査察を受け代理母「商売」の中止に追い込まれている。子供を授かろうと彼のもとを訪れた人びとに対する詐欺に関して、一九九二年五月彼は有罪の判決を受けた。

ほとんどの代理母業者には、何らかのスキャンダルがからんでいるといってよい。メリーランド州のブローカー、ハリエット・ブランクフィールドは一九八八年三月、七年間続けた赤ちゃんブローカー業を中止した。ブランクフィールドは最も有名な赤ちゃんブローカーの一人で、論説を執筆したりラジオやテレビに何回も出演して、代理母の必要性を宣伝していた。しかし、彼女の行う代理母業に関して、何件もの告発がメリーランド検事総長宛になされていたという事実を知る者はごくわずかであった。

告発を行ったもののなかには、ブランクフィールドによって料金の二重請求をされた夫婦が二組もいた。彼女のもとで代理母を行った女性たちによれば、ブランクフィールドは無礼で鈍感であり、怠慢で不誠実であったという。ブランクフィールドのもとで代理母を行ったシンシア・カスターは、ブランクフィールドがカスターに対して、生まれてくる子供を養育することになる生物学上の父親との一切の連絡を禁じたため契約をキャンセルしたいと思うにいたった。

カスターは子供を養育しようとは思わなかったが、子供が良い家庭に引き取られるということがわかるまでは、どうしても子供を手放す気にはなれなかった。ブランクフィールドはカスターに一度会っただけで、彼女の希望のすべてを拒絶した上に、頑固なカスターをこらしめるため、代理母出産に対する医療保険の適用を外してしまったのである。ブランクフィールドの強引なやり方が、代理母業界の評価をこれ以上落とすことを恐れた国内の別のブローカーらの仲裁によって、最終的にカスターは子供の父親に会ってよいことになった。カスターは子供を出産したあと、わずか数時間で赤ちゃんを依頼人夫婦に引き渡した。道ばたで取引が行われ、同意書のサインは自動車のボンネットの上で書かれた。ブランクフィールドとの一件は「悪夢」だったとカスターは述べている。同じ感想は、ブランクフィールドにかかわった他の代理母からも発せられた。

一九八〇〜一九九〇年のあいだに、反対運動や法律違反、訴訟などによって一三人に一人の割合で代理母業者が廃業を余儀なくされており、ブランクフィールドはその一例にすぎない。別の例としてカンザス州のウイチタ・ヘイガー研究所は、コロラドに住む夫婦が研究所に対して訴訟を起こしたのと同じ月に、自ら破産を宣言し姿をくらませてしまった。この夫婦は、研究所が斡旋した代理母から、彼らの手に渡った子供が細菌性の感染症をうつされたと主張した。この感染症のために、赤ちゃんは重い難聴になってしまったのである。ヘイガー研究所が閉鎖されたのと同じ年には、養子縁組および郵政の監督当局から査察を受けて、ミシガン州の二つの業者が廃業した。アメリカで最も有名な代理母ブローカーであるウイリアム・ヘンデルとノエル・キーンの二人もまた、反対運動や法規制から免れることができなかった。ウイリアム・ヘンデルが運営するカリフォルニア州ビバリーヒルズにある代理母センターは、たくさんの日本人依頼人のためにアメリカ人女性を斡旋して社会的非難を浴びることになった。太平洋の向こう側に依頼人がいる理由は、日本では代理母が容認されていないためである。ヘンデルはまた結果に不満をもつ何人かの依頼人と、少なくとも一人の代理母から訴訟を起こされている。

一九九六年に亡くなったノエル・キーンは、しばしば代理母業の「父」とよばれた。彼は他に類のない四〇〇人を超える代理出産による赤ちゃんを取り扱ってきた。キーンはもともとミシガン州を拠点に仕事をしていた。しかし一九八八年、代理母を禁ずる法律が成立したのでニューヨークに移動せざるをえなくなった。引き続いて一九九二年ニューヨーク州も代理母契約を禁ずる法案を通過させたので、キーンは再び引っ越すはめになった。

生前彼はカリフォルニア州北部で営業を行っており、その営業内容は多くの訴訟の標的となっている。彼に対する訴訟は、少なくとも一〇件あり、いずれにも激しい法廷闘争の応酬となっている。このなかには、有名なM*ちゃん事件が含まれている。キーンは、過失、不法行為などの疑いで、メアリーベス・ホワイトヘッド、ジュディ・スティーバー、ロリー・イエイツ、パティ・フォスターといった多くの代理母から訴えられている。告訴したうちの一人は「ノエル・キーンに営業を続けさせるなんてゴメンだわ。あと何人の女性が彼の犠牲になればよいというの」と話している。

彼はまた、ある夫婦から誤診の疑いで訴訟を起こされている。夫妻は五万ドルを費やして子供を得

＊訳注　代理母が赤ちゃんの引き渡しを拒否した事件。依頼者と代理母のいずれに養育権があるかが争われた。ニュージャージー州裁判所は、経済力のある依頼者夫婦のもとで養育されることが子供の最善の利益になるとしたが、州最高裁判所は代理母の愛情にも理解を示し訪問権を回復させた。

たが、彼らの子供ではないと判明したのである。キーンは、彼の斡旋の結果できた子供が結局、引き取られないという件数の多さでも記録保持者である。デトロイトニューズ紙によれば、キーンの斡旋によってミシガン州で生まれた少なくとも五人の子供が州立孤児院に収容される結果となっている。

キーンは自らつくり出したこの悲劇や混乱に対して責任をとるそぶりはおろか、まったく謝罪しなかった。彼は契約の手数料が稼げればよいのであり、自分が引き起こした関係者相互の問題や法律上の問題は弁護士にまかせっきりにしていた。ある依頼者は次のように語っている。

「ヤツは金の亡者だ。金が入るからそれをやっているだけさ」

キーンの代理母斡旋業は年間約一〇〇万ドルの収入を生み出したという。代理母たちはキーンの「取引」において、単なる商品としてぞんざいに扱われたと述べている。キーンのような人物が、基本的な倫理基準を無視して営業していた事実が、ミシガン州やニューヨーク州の議会における代理母出産禁止法案の通過を促進したともいえる。この二つの法は、アメリカでも最も強力な禁止法となっている。

## 身勝手な理屈

赤ちゃんブローカーのもとを訪れる夫婦の多くは、代理母契約を最後の望みと考えてやってくる。そういった夫婦は何年も不妊に悩まされ、高度な技術を用いた妊娠法をいくつも試したあげく、うまくいかなかった人たちであることが多い。このような夫婦の話がよく見聞きされるため、代理母契約を求める依頼者のすべてが不妊に悩む夫婦であると一般に思われがちであるが、実はそうではない。依頼者のなかには、健康上の理由や仕事のためといった理由で妊娠を免れたい人もいるとブローカー自身が語っている。結婚をしていない男女であるとか、独身男性、同性愛関係にあるカップルなども依頼者に含まれている。ほとんどのブローカーは、驚くべきことに、そのような依頼者が親としてやっていけるかどうか調べる心理テストを行っていない。むろん、子供の虐待であるとか犯罪歴といった経歴を調べることもしていない。科学技術評価委員会（ＯＴＡ）によれば、調べた限りにおいて、契約出産によって生まれた子供が育つ環境を調べるため、家庭訪問を義務として行っているブローカーは一人もいなかった。半数のブローカーが依頼者の健康診断を求めているにすぎず、性病の検査を義務づけている業者は三分の二であった。ブローカーが必ず行っている実際的な調査というのは、依頼者に支払い能力があるか否かということだけである。

ブローカーが代理母として雇う女性とは異なり、依頼者のほうはほとんどが裕福で学歴も高い。ＯＴＡの調査によれば依頼者のうちの六四パーセントは年収五万ドル以上である。ブローカーによれば、依頼者の半数から八割は大学院修了の学歴をもつ。これに対して、ＯＴＡの調査では、ほとんどの代理母は貧困ラインすれすれの収入で大学院教育を受けたものは四パーセント以下であった。代理母のうち四〇パーセントは失業中か生活保護を受けており、なかには両方に該当する人もいる。

しかしいくつかの事件が示すように、金持ちで教育程度の高い依頼人ならブローカーも安心していられるというわけにもいかなくなってきた。先に述べたリームとセイモアの悲劇的事件は、代理母出産契約をしたあと依頼者夫婦が離婚した事例の一つにすぎない。離婚した依頼者夫婦が、契約した代理母に赤ちゃんの中絶を強要し、実際にそうさせた事例がある。

同様に問題なのは、赤ちゃんブローカーが、あたかも単なる商品を買うかのように生命を売買していることである。赤ちゃんの代理出産を依頼するほうも、されるほうも深刻な問題としてこれにかかわっているはずなのに、ブローカーにはまったく人間的な感情が欠けているのである。

ブローカーの問題行動が引き起こした事件で大きく取り上げられたのが、代理母パティ・ノワコフスキーの一件であった。ノワコフスキーが代理母契約にサインしたのは一九八七年七月のことであった。ノエル・キーンが斡旋し、依頼人はデトロイトの裕福な検事であった。契約内容は典型的なキーン流で、ノワコフスキーおよびその夫アーロンに対し、「代理母パトリシア（パティ）・ノワコフスキーが受胎、妊娠し出産したいかなる子供とも親子関係を築いたり、築こうとしたりしないよう」要請していた。事態が進むにつれ、ノワコフスキーが契約のこの条項を守らなかったことが、むしろ痛ましい家庭悲劇を回避することになったのである。

パティが契約妊娠をして四ヵ月目に、超音波診断が行われ彼女が双子を宿していることがわかった。代理妊娠で、双子はそれほど珍しいことではない。ブローカーの多くは早急に妊娠の確率を高めるため、授精に先立って代理母に排卵誘発剤を与えるからである。最初は依頼人夫婦は喜んでいるようだった。しかし出産予定二週間前になって、この依頼人夫婦はパティ宅を訪れて爆弾宣言をした。生まれた赤ちゃんが女の子の場合は引き取るが、男の子の場合はいらない、というのが彼らの言い分であった。その夫婦にはすでに三人の男の子があり、男はそれ以上必要ないということだった。

彼らは、男の子の場合、一人でも二人でもまったく責任をもたないと断固主張した。パティは悲嘆にくれた。「私は寝室に行ってとめどもなく泣きました。何とか落ち着こうとお風呂に入ったのですが、大きくなったおなかを浴槽に沈めてみると赤ちゃんたちがなかからおなかを押して、自分たちの将来がおぼつかないと泣いているのが見えるような気がしました」。パティと夫アーロンは困惑した。彼らにはすでに三人の幼い子供がおり、これ以上の子供を養うことは容易なことではなかった。パティはどうすることもできず、キーンに助けを求めた。しかしキーンは何もしようとしてくれなかった。唯一の道は、もし双子のうち一人が女の子なら依頼者に渡し、残った男の子（もしくは男の子が二人なら）は養子に出すことだとキーンは言った。一九八八年パティは女の子一人と男の子一人を産んだ。

パティは病院で不安にさいなまれ、抑うつ状態に陥った。「私はどうしようもなく家に帰りたかったが、ひとたびそうすれば二度とこの子たちに会うこともないということもわかっていました」。数日後、時間切れのときが来た。依頼人夫婦は先に主張していたとおり、女の子だけを引き取り、双子の弟は養子に出すようその場に残した。女の子を迎えに来たとき、依頼人夫婦は、自分たちの行為が、姉と弟を永久に別れさせ、母と娘をも永久に引き離そうとしているという事実には気がついていない様子だった。「彼らは自分たちの娘に対しては得意になって喜んでみせたが、自分たちの息子を置き去りにすることに対してはまったく痛みを感じていないようだった」とノワコフスキーは述懐した。

同じ日、双子の弟は孤児院に移動するため、養子縁組み事務所に連れて行かれた。ノワコフスキー夫妻にとって苦悩の日々が過ぎていった。生後一週間足らずの赤ちゃんが一人、誰とも知らぬところへもらわれていこうとすることを、依頼人夫婦とは違って、忘れることができなかった。ノワコフスキー夫妻には三人の子供がすでにいて、経済的な見通しもままならなかったが、とうとう自分の息子を連れ戻そうと決心した。男の子はアーティ・ジェイと名づけられ、まもなくノワコフスキー一家の一員として愛されるようになった。アーティが来てみると、パティとアーロンはこの子が自分の双子の姉と一緒に成長できないのがとてもかわいそうなことだということを、よりいっそう痛感することになった。

数週間後、ノワコフスキー夫妻は依頼人夫婦を相手取って、女の子の赤ちゃんの養育権を求める訴訟を起こした。裁判は難しいものになり、世間の目にさらされることになって依頼人夫婦は子供を手放す結果になった。こうして生まれてから六週間目にして双子の姉弟は一緒に暮らせるようになったのである。アーロンは一九八八年八月に正式にアーティ・ジェイとその姉アリッサを子供として引き取った。パティにとってうれしい結末を迎えたにもかかわらず、彼女は代理母方式にきっぱりと反対する立場をとっている。「私はいまでは代理出産が決してそれにかかわる子供のためにならないと確信しています」。彼女は代理出産規制法案の審議の聴聞会のため、いくつかの州で証言を行った。

## 代理母たちの苦痛

代理母契約にしたがって、パティのように出産後数時間のうちにわが子を手放さなければならない母親は心理的情緒的に怯えることになる。子供を手放す事態に直面したときの感情がおそろしい喪失感であることを代理母たちははっきりと語っている。ある代理母は毎晩お祈りをしていたという。「どうか出産が起こりませんように、そうすればいつまでも赤ちゃんと一緒にいられる」。また別の母親は次のように語った。「実際の赤ちゃんがいなければ、理想論をいうのは簡単です。でもおなかの赤ちゃんの動きを感じると、心が痛んでくるんです。いくらお金を積まれてもかけがえのない気持ちです」。メアリーベス・ホワイトヘッドは自分の子供を手放そうとしなかった「罪」で、手錠をかけられ拘置所に送られた。赤ちゃんを出産するということは、ものの製造とはわけが違うのである。「契約」出産した赤ちゃんを良心の呵責（かしゃく）なく手放せる代理母もいれば、どうしてもそうできない人たちもいる。彼女たちは、妊娠と出産をとおして赤ちゃんとのあいだに愛着の感情を結ぶのである。貴重な赤ちゃんは、もはや単なる法律上の契約対象物というわけにはいかなくなる。多くの女性は、自分の子供をあたかもコンピュータや冷蔵庫を捨てるように手放すことなどできない。彼女たちにとっては、親子間のきずなが契約よりもはるかに強力なものとなる。

代理出産斡旋業者は、代理母が出産後すぐ赤ちゃんを手放すことを当然として運営を行っている。これは、驚くべきことである。生産者が顧客のための商品をすぐ出荷するのは当然といわんばかりの手軽さである。斡旋業者のキーンがノワコフスキー事件やMちゃん事件で取り交わしていたように、多くの契約では代理母が赤ちゃんと母子関係のきずなを結んだり、結ぼうとすることを禁じる一項を含んでいる。業者はつねづね赤ちゃんと母子関係のきずなをつくりやすい母親を、リストからはずしてしまう「選別」法を行っていると主張しており、母子関係を形成してはならないという契約条項をますます無情なものとしている。

代理母が経験するこの精神的な苦痛は、代理出産業によってむしろ皮肉な利用のされ方をしている。フィリップ・パーカー博士は代理母志願者を選別し、面接を行って彼女たちを研究している。彼によれば、感情が不安定な女性のほうが「より良い」代理母になりうるという。「神経症的なもしくは精神病的な傾向や性向がふつう以上にある女性」は、代理母出産に伴う心痛を「肯定的」にあるいは「試練」として受けとめるという。過去に中絶や出産した子供を養子に出した経験のある女性にとって、代理出産は罪の意識を克服する方法になりうるようだ。彼の調査した代理母のうち、約九パーセントは子供を養子に出した罪をあがなったと感じ、二六パーセントは中絶の償いをしたと感じているという。

ある二三歳の代理母志願者は過去に子供を中絶したことがあり、次のように自分の気持ちを説明している。「私は赤ちゃんを殺してしまったのです。だからいま、赤ちゃんを必要としている家族に子供をもたらすことで、そのことを償えると思うのです」。

代理出産によって生ずる心理的傷害は、長引く場合がある。子供を手放して養子に出した女性を広範に調査した結果によれば、大多数の女性は非常に大きな喪失感にさいなまれ、なかには三〇年間も苦しんだ人がいる。代理出産契約が子供の放棄を強制すれば、新しく悲嘆にくれる女性をつくりだすことになる。望まない出産によってできた子供を手放す通常の養子縁組みの状況とは異なり、代理母は、赤ちゃんを妊娠する前に十分情報を与えられないまま結ばれた契約に基づいて、愛する子供を無理やり手放さなければならない場合が多い。

代理出産に伴う身体的、精神的搾取が経済的に恵まれない女性に対して及ぼす影響力にははかりしれないものがある。差し迫った経済的困窮に瀕している女性は、親権の放棄を求める契約にやすやすと同意してしまうことになる。彼女たちは、この同意を実行に移すことによって生ずる身体的、心理的傷害の危険性に気づかないか無視してしまうのである。代理母のうち自分の体験を公に語った何人かの女性たちは、経済的な圧迫が彼女たちを代理出産に走らせたとしている。ブローカーたちは、彼女たちの経済状態を最大限に利用しているのである。

サロゲートマザリング社のハワード・アーデルマン博士は、常時、代理母志願者を面接選考しているが、経済的理由をもつ女性が最も「安全な」志願者であると言っている。彼女たちはお金を必要としているので、代理出産契約後に心変わりする可能性が少ないというわけである。代理出産の実行に対する報酬は通常一万ドル程度であり、経済的理由を考えるとき、これが多くの代理母志願者にとって決心を固める要因となっていることがわかる。

代理母になる動機について調べた複数の調査はこの点をよく指摘している。それらの調査によれば、多くの女性は代理出産契約を行うにあたって、不妊の夫婦に子供をもたらすという人助けの気持ちをもっていることも確かだが、大多数の志願者は、報酬が支払われなければ代理出産を行うことはない、としている。代理出産は手軽で簡単な赤ちゃん売買なのである。ミシガン州検事総長は簡潔に次のように述べている。

原告らが「代理」母に支払おうとしたお金は、彼女たちが本来望まない受胎を行わせ、彼女たちが本来望まない妊娠を九ヵ月実行させ、本来望まない出産を行わせるためのものである。経済的報酬は、彼女が所有していた子供に対する親権を放棄させることを意図するものである。

しかしながら、代理母出産に提示される現在の金額は、商売の上ではもうけが少なすぎるようである。代理出産契約を斡旋しているバイオネティックス・ファンデーション社の社長ジョン・スチューラは、この業界は、やがて第三世界を含めた各国の貧しい女性を現在の何分の一かの値段で利用するようになるだろうと予測している。

代理出産をめぐって生ずる搾取行為や大きな倫理的問題に直面したことに伴い、多くの西側諸国では代理出産を禁止した。フランスの厚生大臣は、代理出産は「女性の奴隷化」であると宣言した。ドイツはブローカーであるノエル・キーンが国内で営業を行うことを禁じた。オーストラリア、イスラエル、ノルウェー、スペイン、スイス、イギリスなどでは代理出産が禁止されている。オーストリア、カナダ、イタリア、オランダ、ニュージーランド、スウェーデンの公共政策決定機関や、当時のＥＣおよび世界医療連合などの権威ある世界的組織は商業的代理出産を禁止している。

アメリカでは、契約出産の禁止が非常に難しい状況にある。国内の多くの法律学者や経済学者は、市場主義経済は守られるべきであり、契約は聖域であり侵すべきではない、との立場から代理出産を擁護している。そして彼らにとって契約は母性にまさるのである。彼らはまた、赤ちゃんの自由取引は、子供をもつ者（しばしば貧しい人たち）から、子供がなく、経済的に余裕がある者へ赤ちゃんをより均等に配分しており、このことは、むしろ公共の福祉に役立つと主張している。

自由市場論者の、裁判所判事であるリチャード・ポズナーは赤ちゃんの売買は実際、赤ちゃん自身の幸せにつながると主張する。

「赤ちゃんを得るのに進んでお金を払うということは、赤ちゃんの幸福を保証することであるといえる。お金を払って自動車やテレビを買ってそれを壊そうとする人はいない。購入するのにお金がかかるほど、人は買った品物をより大切にするものである」

ポズナーはこの分析において車やテレビといった耐久消費財を購入した場合、もし耐用期間が過ぎたり、新しいモデルに目移りすれば、すぐそれを「お払い箱にする」という事実を無視している。こんな行動例がもし赤ちゃんにも適用されたら恐ろしいことになる。

需要と供給の法則のなすがまま、子宮が貸し出されたり子供が買われたりすることをきっぱりと拒絶する識者も多い。カーサ・ポーリットは次のように述べている。「物は支払い能力や必要性に応じて配分されるだろうが、人はそのようには配分できない。これは非常にあたり前の事実である」。

母性には尊厳があるという伝統的概念と、完全自由市場主義の思考とのあいだにある摩擦は、法律では解決しきれない。代理母出産に反対する法案が何件も提出されてはいるが、妊娠の商業化の禁止法案はいずれもアメリカ連邦議会を通過できずにいる。しかし、妊娠に対価を支払うことの禁止、契約出産行為の禁止をうたった州法が成立する例は増加傾向にある。現在、一八の州が代理出産を全面的もしくは部分的に禁じている。

さらに昨今の判例をみると、代理出産契約を排除しようとする強い傾向がうかがわれる。近年の立法の動きや判例の傾向は、アメリカにおける代理出産が退潮しつつあることを示している。しかし、商業化された妊娠のうち、遺伝上のつながりがない代理妊娠（受精胚に対して第三者が子宮を提供する）に関しては、現在これを法的に禁じようという動きはなく、むしろ、代理妊娠は法的に認められる傾向にある。もしもこれが法律上、是認されてしまえば、女性は赤ちゃんの商業的生産者とみなしてよいとする法的な既成事実がつくられることになる。これは母性についての法的定義の驚くべきかつ歴史的な変化であり、西洋史上これまでになかったことである。

## 人間オーブン

代理出産契約のうち、依頼者夫婦の受精卵（胚）を第三者である代理母の子宮に移植する場合がある（前述の代理妊娠の例）。このように提供された胚を妊娠し出産することに対しては、ふつう一万ドル相当が支払われる。人工授精を受けて代理母となる多くの代理出産と区別するために、これらの代理出産は、特に非遺伝的代理出産もしくは妊娠のみの代理出産とよばれることもある。

最初の非遺伝的代理出産は、ノエル・キーンの斡旋によって一九八六年に行われた。キーン以降、数多くのブローカーが非遺伝的代理出産契約を斡旋しはじめた。この代理出産は定義上、子供と代理母とのあいだに遺伝的なつながりがない。だからブローカーや依頼者は、妊娠部分だけを低賃金で代行してくれる女性を、少数民族から勧誘するようになってきた。

ブローカーが、少数民族や貧しい女性を非遺伝的代理母として好ましいとするもう一つの理由は、彼女たちが子供の所有権を求めて法廷闘争をするだけの経済的余裕がないとみているからだ。しかも、アメリカの陪審制はともすれば人種的偏見に陥りやすいので、子供の所有権を少数民族出身者に認めて白人の裕福な夫婦に認めないことなどありえないとブローカーは考えている。

では、他人の胚を胎内に宿して出産する女性は、法的に生みの親といえるだろうか？　遺伝的なつながりはなくても、赤ちゃんに対する感情的な愛着や身体的な愛着が生じて、ふつうのお母さんのように子供を愛するようになるだろうか？　非遺伝的代理母でも、成長する胚に血液や栄養分のほか、重要な生理物質を供給することになる。この事実は、彼女に何らかの親権を認める根拠になるだろうか？

カリフォルニア州の二つの法廷によれば、答えはノーである。これらの法廷は西側の法律上はじめて、この種の生みの母には親権はなく、そもそも母ともよべないものであるとの裁定を下した。これらの二つの法廷が裁定したのは、アンナ・ジョンソン事件であり、今後における最も重要な判例の一つになりうるかもしれないものであった。

マーク・カルバートとその妻クリスピーナが、代理出産者アンナ・ジョンソンとのあいだに一九九〇年一月一五日取り交わした契約は、人間部品産業の常識からみても、ふつうとは異なっていた。この契約によれば、クリスピーナの卵子にマークの精子を授精させてできた胚をアンナに移植するはずであった。また契約には、アフリカ系アメリカ人（黒人）であるアンナは、この手続きで生まれてきた赤ちゃんをカルバート夫妻に手渡すという同意条項があった。この仕事に対してアンナは一万ドルを分割で受け取ることになっていた。最後の五〇〇〇ドルは、出産後、赤ちゃんをカルバート夫妻に手渡したあとで支払われる約束だった。

クリスピーナは子宮に腫瘍ができ、一九八四年に子宮摘出をしなければならなかったため、代理出産契約を行うことにしたのである。子宮摘出手術は卵子の生産能力を残すようにして行われたので、この夫婦は非遺伝的代理出産を依頼することに決めた。一九八九年、アンナはカルバート夫妻の悩みを知って助けることにしたのだった。

受精した胚が、一九九〇年一月一九日、アンナに対して移植された。アンナはそれに先立って各種のホルモン製剤の投与を受け、彼女のからだが胚を拒絶しないよう準備していた。どんなに薬を使用しても胚移植が成功する率はそれほど高くなく、一般に一五パーセント以下である。しかし一ヵ月後、超音波診断をしたところ、アンナが妊娠していることがわかった。

妊娠がはじまると、カルバート夫妻とアンナの関係が急に悪化していった。八月にカルバート夫妻は、まだ生まれていない赤ちゃんの法的な親が自分たちであることを言明するため訴訟を起こした。アンナも自分が赤ちゃんの母親であることを主張するための訴訟を自ら起こした。そして男の子が一九九〇年九月に生まれた。赤ちゃんにアンナはマシューと、カルバート夫妻はクリストファーと名づけ、養育権を求めて争うこと数日、子供にかかるストレスを軽減することを目的に、アンナは一時的な「養子先」としてカルバート夫妻の養育権を許し、訪問する権利を所有することにした。一〇月の半ば、この事件は裁判にかけられることになった。何人かの証人が数日間にわたって証言を行った。このなかには、子宮内においてきずなが形成される、すなわち母とその母が宿す子供とのあいだには、遺伝的つながりとはかかわりなくきずなができるという証言があった。

一九九〇年一〇月二二日、カリフォルニア州オレンジ郡高等裁判所で、満員の傍聴人を前にリチャード・N・パースロー判事は形式ばらない親しみやすい調子で意見を陳述した。冗談を交えながらも、パースローは歴史をつくったのである。

アンナ・ジョンソンは彼女が出産した男児の母親ではない、と彼は裁定した。参考となる判例、事件例はこれまでにないとしつつ、判事は長いあいだ使われてきた母親の定義は、科学技術の進歩によって変化しうると判断したのである。すなわち、非遺伝的代理出産においては生みの母はもはや真の母ではない。むしろ彼女は新しい範疇に入るべき女性なのである。判事のいう新しい範疇とは「子供にとって妊娠代行者であり、一種の宿主といえる女性」というものであった。子供との遺伝上の関係があるゆえにクリスピーナ・カルバートをこの男児の本当の母と認める、と判事は述べた。判事はアンナにいかなる親権をも認めず、訪問の権利もないとした。

多くの識者は、このパースロー判事の意見に大いに動揺した。ヘイスチングスセンターの倫理学者ジェイムズ・ネルソンは、次のように述べている。パースローの考え方は「女性を交換可能な胚の入れものとしてとらえており、結局のところ、どんな子宮でもよいことになる」。心理学者で代理出産の専門家であるミッシェル・ハリソン博士は、生みの親アンナが赤ん坊の法的な母親にあたらないとする判事の考え方は一面的だとして次のように言う。

子宮こそ赤ちゃんの家なのである。ゆっくりと分化する胎児にとって母の体温に満たされ、羊水のクッションが利いた場所がわが家なのである。生まれる直前の何ヵ月かのあいだに、胎児はお母さんの歌声や話し声、泣き声を聞いている。だから生まれると新生児は何にもましてその声に関心を示すのである。卵子の提供者は、親密で動きがあって生命あふれるこの九ヵ月にわたるプロセスを経験していない。この経験は妊娠中、毎秒ごとにずっと続くのである。総合的な生物学的観点からみて、卵子の提供者は赤ちゃんに対して母親の役割を果たしていない。

奇妙なことに、先進的生殖技術の支持者たちの多くもまた、この判決を困ったものとして受けとめた。というのも、閉経後、子供を求める女性に、他人から提供された胚を移植して妊娠させることに成功したと発表した研究者たちが現れたからである。パースロー判決にしたがえば、生まれてくる赤ちゃんの真の母親は、この閉経後の女性ではなく卵子の提供者である、ということになる。

下級裁判所のパースロー判決は、すぐアンナの弁護士リチャード・ギルバートとダイアン・マーローによって控訴された。逆転判決が出る可能性が高かったからである。しかし、一九九一年一〇月八日、カリフォルニア州控訴審法廷はパースローの判決を支持し、アンナにいかなる親権もないとした。法廷は親子関係を決めるのに血液鑑定をしようとしている現行法を拡張し、母親を決定するのに血液テストを用いてよいとした。つまり非遺伝的代理出産の場合、生みの親はどんなことがあっても子供の法的な母親といえないことになる。そして、常に卵子の提供者が母親ということになる。この判決にいたる過程で法廷は、生みの母が常に本当の母親と考えられるとしたカリフォルニア州法を無視した。

ギルバートは、この判決に大いに憤慨して次のように述べている。

「生みの母を店先の物品か商品のごとくに扱いはじめたとき、私たちは人間としての感覚を失ってしまったのである。生みの母が親であるのは当然であるのに、勝手な解釈によって、自然でかつ法律上も妥当な権利を否定するような法的決定に危惧の念を感じる」

さいわい、すべての州がカリフォルニア州の前例にしたがっているわけではない。最近では、ミシガン州の代理母が出産した双子の親権を勝ちとった。二〇〇九年一二月には、ニュージャージー州の判事が、双子を出産した別の代理母について、子供たちの法的な母親であるとの判決を下した。この判事はMちゃん事件の例にふれ、代理出産を「女性への搾取」と断じたのである。

アンナの弁護士たちは判決をカリフォルニア州最高裁に上告し、事件は現在審理中である。

法律上の母親の定義を、出産するという行為から分離したカリフォルニア州法廷によるこの前例のない決定は、妊娠・出産することをサービス業として売買可能な商品としたのである。この決定はまた「すばらしい新世界」への道を拓いたのであり、そこでは、女性が商品生産のために自分のからだの諸機能を切り売りしてよい。すなわち、子供をつくる新しい商業的方法が認められたのである。

技術の進歩に伴い代理出産は、一種の生殖技術システムとなる。つまり「顧客」夫婦の赤ちゃんをはぐくむ目的で、「母親的環境」をサービスする。代理母は人間ではなくなって、出産機械と化し、人間部品産業中、最も貴重な商品の生産工場となったのである。

出産をめぐる暗黒郷の悲劇的な現実を目のあたりにし、代理母ビジネスが世界的に広がっている現状を知りたいのならば、二〇〇九年のドキュメンタリー映画『グーグル・ベイビー』を見るだけで事足りる。ジッピ・ブランド・フランク監督は、インドにおける代理母「工場」の現実を私たちに投げかけている。

そこでは、アメリカの提供者から金で買った卵子とインド人の代理母を使って、世界中の顧客のために赤ちゃんがつくられている。赤ちゃんをとりあげる医師は、常に帝王切開による出産を行っている。そうすれば、「商品」である赤ちゃんに、通常の出産の際に生じる悪影響を与えずにすむからである。

この産業は、人間の生殖の営みを、まるで車を売るように取り扱っている。色は何色がいい？　かっこうよくみせるにはどうする？　生殖は、技術的な操作にとって代わられ、人間の親密な関係からますます遠く離れたものとなる。
（ジェーン・ベスク・エルシュタイン）

# 9　パーフェクト・ベビー

The Perfect Baby

クロイ・オブライエンが生まれたとき、ごくふつうの健康な体重二・七二キロの女児にみえた。しかし外見だけではわからないことがある。世界初の試験管ベビーであるルイーズ・ブラウンが誕生してから一四年近くたった一九九二年三月、ロンドンのハマースミス病院で生まれたクロイは、試験管内授精技術と最新の遺伝子診断技術との画期的な合体によるはじめての成果であった。クロイは胚の段階で、遺伝病である嚢胞（のうほう）性線維症（ＣＦ）の有無を遺伝子診断によって検査され、その後、お母さんの子宮へ移植されて誕生した初の赤ちゃんなのである。

クロイの誕生までには非常に複雑な技術操作が行われた。ハマースミス病院の医療チームにはテキサス州ヒューストンのベイラー医科大学、胚遺伝センター所長のマーク・Ｒ・ヒューズが参加していた。彼らはまず、ミッシェル・オブライエン夫人の卵巣から数個の卵子を採取し、保護液に満たされた無菌シャーレの中に入れ、彼女の夫ポールの精子によって授精させた。

受精卵は細胞分裂を開始した。胚は二つの細胞からなる状態となり、やがて四細胞、八細胞と分裂して行く。八細胞期になったとき、エクストルージョンとよばれる操作が施された。これは顕微鏡でしかみえない細い中空の針を使って、胚を包む「殻」に穴をあけ、胚を構成する八細胞のうち一つを吸い出してくるという方法である。七細胞でも胚は正常に発生を続ける。吸い出してきた細胞を用いてCFの検査が行われた。

遺伝子診断を行うためには、たった一つの細胞では十分量といえない。そこで医療チームはPCR（ポリメラーゼ連鎖反応）という技術を用いて、この細胞の遺伝子のコピーを何千もつくりだした。こうして増やした検査試料を使って、どの胚がCFの原因となる遺伝子をもっていて、どの胚にはそれがないかを確かめることができる。父母に由来する一組の染色体の両方に、CFの原因遺伝子をもつ胚は破棄された。両方の染色体とも正常であるか、一方だけがCF原因遺伝子をもつ胚は、ミッシェル・オブライエンへ移植できる可能性があるので保存された。結局、両方の染色体とも正常な遺伝子をもつ胚一つと、CF原因遺伝子をもつが、もう片方は正常な染色体である胚一つの計二つの胚が移植された。このうち一つの胚だけが成長し、九ヵ月後クロイが誕生した。

クロイの両親がこのような試験管内授精と胚の遺伝子診断を決心した理由は、一九八八年に生まれた彼らの息子マーチンがCFを発病したからである。ミッシェル、ポールともにCFの原因遺伝子を一つもっているので、生まれてくる彼らの子供は四分の一の確率で、この病気を発病することになる。この遺伝病が発病するには、双方の両親から同時に一つずつ原因遺伝子を子供が受け取ることが条件となる。両親は次に生まれてくる子供が、この原因遺伝子を二つ同時に受け取っていないことを確かめたかったわけである。

ハマースミス病院の医療チームのほかにも、世界中で初期胚に対して移植前に遺伝子診断（前移植胚診断）を行うところが現れてきた。バージニア州ノーフォークにあるハワード・ジョージアナ・ジヨーンズ生殖医学研究所の研究者たちも、移植前の胚の遺伝子診断の計画を進めた。ガリーロ・ホグデンに率いられた四〇名からなる研究チームは、一九九四年に胚の遺伝子診断プログラムを全米で開始した。彼らが目標とするのは、テイ・ザックス病の遺伝子診断である。この病気は、東ヨーロッパのユダヤ人を祖先にもつ人びとのあいだで特に起こりやすい致死的遺伝病である。

バージニア州の別の病院であるジェネティックスＩＶＦ研究所でも、試験管内授精した胚の遺伝子診断をはじめると発表した。ＣＦや鎌状赤血球貧血症などの病気の発見を目的とするプログラムが予定されている。この研究所の前移植胚遺伝学部門の医療主任を務めるスーザン・ブラックによれば、「準備完了」だという。シカゴのイリノイメゾニック医療センターはユーリー・バリンスキー博士とシャールズ・ストーム博士の努力で、前移植胚遺伝学の国際センターとなった。一九九〇年、このセンターがスポンサーとなって第一回国際前移植胚遺伝学会議が開催されたからである。世界中から二五〇人以上の研究者が出席した。

前移植胚の遺伝子診断に対する関心の高まりと利用の広がりは、非常にもうかる新しい生殖産業の出現を意味している。オブライエン夫妻のように両親が望む遺伝的素因を選択して子供にもたせる方法として、試験管内授精と遺伝子診断を利用する親が今後ますます増加することは疑いの余地がない。クロイは遺伝子診断「試験管ベビー」という新しい大波のほんのはしりにすぎない。

この新しい大波から生まれるハイテク・ベビーの姿を垣間見せたのが、イギリス・ニューキャッスル大学の研究チームである。この研究チームは二〇一〇年四月に、二人の母親と一人の父親から人間の胚をつくることに成功した。片方の母親の胚に存在する「欠陥のある」ミトコンドリアを、別の母親の健康なミトコンドリアに置き換えたのである。研究者の一人は、次のようにコメントしている。「私たちが行った作業は、ノートパソコンのバッテリーを交換するようなものだ。これにより、電源は正常に機能するようになったが、ハードドライブに保存されている情報はいっさい変更されていない」

生殖技術の歴史上はじめて、二人の母親の遺伝物質を交ぜあわせることを可能にしたこの研究をきっかけに、一触即発だったデザイナー・ベビーをめぐる議論に火がついたのは、当然のことであろう。

遺伝子診断自体は何もクロイの例が最初というわけではなく、また、前移植胚診断のために開発されたものでもなかった。出産以前の胎児診断は一九六〇年に羊水採取技術の開発とともに開始されていた。この技術は、医者が長い針を子宮の羊膜内に突き刺して、羊水を一部抜き取るものである。羊水中には胎児の細胞が含まれている。この細胞を顕微鏡で検査することによって、成長しつつある胎児の病気のうち二〇〇あまりの遺伝的異常を発見することができる。

しかしこの検査はまったく安全とはいえない。母胎や胎児に危険が及ぶ可能性は検査例のうち〇・五から一・五パーセントである。この方法にはもう一つ大きな欠点がある。羊水検査によって胎児の遺伝的異常を見つけるためには、胎児が妊娠一六週から二〇週のあいだにあるときに行う必要があることだ。もし胎児に重篤な遺伝的異常が見つかった場合、中絶を行う決心はちょうど妊娠五ヵ月目の終わり頃になされることになり、両親は倫理上の問題と医学上の問題とのジレンマに苦悩することになる。一九七〇年には二〇〇例の羊水検査による胎児診断が行われたにすぎなかったものが、二〇年あまりたった一九九一年には、一年で三〇万人以上の女性が羊水検査を受けるようになった。

絨毛膜（じゅうもうまく）サンプリング（CVS）とよばれる非常に特殊な診断技術も登場した。この方法によれば、羊水検査よりずっと早い受胎後九週目に結果を知ることができる。これは、超音波造影の助けを借りながら、膣口から入って成長中の胎児嚢の一部を試料として掻き取ってくる技術である。そのあと、羊水検査と同様にこの試料を検査して遺伝的異常や染色体異常を調べることができる。しかしこの方法には胎児と母胎への安全性と精度の点で問題がつきまとい、一般的に使用されるにはいたっていない。

羊水検査やCVSによって検出される遺伝的疾患の治療法は、残念ながら存在しない。現在知られている遺伝病の半数は致死性のものであり、残りの多くも非常に重篤な障害を引き起こすものだが、このうち一五パーセントのみしか効果的な処置法はない。治療法が開発されない限り、病気をもつとわかった子供の両親には二つの選択肢しかない。病気をもつ胎児を中絶する（しばしば妊娠後期に行われることになる）か、病気とともに生きるかである。このような選択を行うことはたいへんな困難を伴う。

親とともにじっくり話し合ってくれる遺伝病のカウンセラーもいるにはいるが、アメリカにはたった一〇〇〇人程度である。親たちのほとんどは、かかりつけの医師の助言に頼るしかない。しかし多くは数分間話を聞いてくれるのが関の山であろう。胎児診断の結果、中絶を行うかどうかという両親の意思決定は、多くの場合カウンセラーや医師との相談に基づくものだから、十分な相談をする機会が少ないことが重大な悲劇をまねくことにもなりかねない。

最悪のケースは、子供がある特定の疾患を伴って生まれてくる可能性を、両親が誇大に考えすぎて中絶してしまう場合である。中流階級の女性を対象にしたある調査によると、たとえば「一〇〇〇に一つの確率」という表現を、一〇パーセント以上と解釈している人が四人に一人はいるという。

一九七〇年代には、アフリカ系アメリカ人および政治家のなかに、鎌状赤血球貧血症の遺伝子診断の解釈をめぐって大いなる混乱がみられた。発病するには両方の染色体ともに原因遺伝子をもっていることが条件なのに、一つでも原因遺伝子を保有していれば、それを子供に遺伝させてしまうと考えて中絶に走った夫婦が多数いたのである。ジョンズ・ホプキンス大学のニール・A・ホルツマン教授は、医者が患者に対してどのように危険性を説明したかを調査してみたところ、決して安心できる結果ではなかったとして次のように証言している。「われわれ医者は、危険を患者に正しく伝えていると自信をもっていえるかといえば、あまり定かではない」。

さらに多くの両親は、検査対象となっている病気について十分な知識をもちあわせていない。ダウン症、CF、ハンチントン病をはじめ、長い時間をかけて進行する疾患をもった胎児を中絶するかしないかに関する両親の判断は、遺伝病カウンセラーや医者がこれらの病気をどう説明するかに左右される。すなわち、彼らが、疾患を悪夢のごとく説明するのか、あるいは病気は慢性で、将来発病するが家族は何とか対応できるものだ、と説明するかによるのである。

羊水検査やCVSと比較すると、胚の移植前の遺伝子診断は両親に革命的な選択肢を与えることになった。胚が子宮に移植される前に、両親は遺伝病の有無を知ることができるのである。妊娠してかなりの日数が経過してから中絶するかわりに、異常な胚を使わなければすむことになる。この前移植胚遺伝子診断技術がさらに改良されれば、今後生まれる前の赤ちゃんに対する究極的な遺伝子診断の方法となりうるかもしれない。

一方、子宮に移植する前の胚に対して遺伝子診断を行うことは、胚の法的、倫理的な取り扱いに関する複雑な問題を提起することにもなる。どのくらいの数の「異常のある胚」を、どのくらいの頻度で破棄しうるのか？　何らかの制限があるのだろうか？　胚を破棄するに足る理由とはどのようなものか？　非常に重篤な遺伝病に冒されている場合に限るべきか、それとも病気とはほとんど関係のない理由でも胚を破棄してよいだろうか？　たとえば胚が「希望しない」性別であるからという理由、あるいは遺伝的に太りやすい形質をもっているからとか、ＩＱが低くなるかもしれない、とかいった場合はどうだろうか？

このような疑問に対して、現時点で有効な解答は出ていない。多くの新しい生殖技術が急展開しているなか、胚に対する新しい遺伝子診断法はまったく規制の対象となっていない。胚の選別について規制する法律は何もないので、このままでは両親の望むままの「パーフェクト・ベビー」をつくりだすことを目的とする、新手の人間部品産業が出現することにもなるだろう。

## 優生学とその弊害

前移植段階における胚の遺伝子診断の現状を見わたしてみると、重い疾患とはまったく関係がない領域で、すでに生まれてくる前に遺伝子診断が行われている証拠が増えつつある。現在、羊水検査とＣＶＳが優生学的目的で使用されることを容認しうるか否かという議論が高まっている。

たとえば胎児の性別選択である。性別によってまびきを行うのは、かつては特定民族の限られた集団内の出来事と考えられていた。しかし、予想されていた以上の速度で、性別選択が使用され容認されつつある。一九七三年と一九八八年に行われた全国的な調査によれば、遺伝学者のうち性別選択を目的とした胎児診断を是とする人の割合は一九七三年は一パーセントであったものが、一九八八年には二〇パーセント近くに上昇している。このような考え方の大きな変化は胎児診断技術の普及にもよるが、この診断を望む患者の数が増えてきたことにもよる。他に類のない世界レベルの調査でも、性別選択を目的とする中絶の増加が示されている。なかでも次のような状況に直面したとき、医者としてどう行動するかという調査結果が注目された。

　健康な四人の娘をもつ夫婦がおり、息子を欲しがっていた。彼らは胎児の性別を知りたいがためだけに胎児診断を希望した。もし胎児が女の子ならば中絶すると彼らは医者に告げた。もし、医者がこの胎児診断希望理由は妥当でないとして診断を却下した場合、五人目の娘を産む危険を冒すよりは中絶を選ぶと彼らは言った。

　このケースを聞かされたアメリカの医師二九五人のうち、六二パーセントは胎児診断を実行する（三四パーセント）か、あるいは胎児診断を行う他の医師を紹介する（二八パーセント）と回答した。西側諸国の遺伝病医師も、胎児性別選択に肯定的であることが示された。上記のケースを示された場合、かなりの割合の医者が胎児診断を行うか他の医者を紹介すると答えた（イギリス二四パーセント、ギリシャ二九パーセント、ブラジル三〇パーセント、イスラエル三三パーセント、スウェーデン三八パーセント、カナダ四七パーセント、ハンガリー六〇パーセント）。

　国際的にみて、性別選択を目的とした中絶に最も積極的な国はインドである。この国には老齢年金に相当するものがなく、息子が生まれると家族に報賞として援助金がでる。一方、娘の場合、インドではふつう、結婚に際して複雑な形式の持参金を支払う義務が生ずる。このように社会的にも経済的にも男子の誕生が好まれるため、女子の胎児は悲惨な目にあうことになる。

　政府の調査によれば、ムンバイの地域で一九七八年から一九八二年にかけて行われた中絶のうち女子の胎児が八〇〇〇件に七九九九件の割合を占めている。ムンバイで開業している五〇人の産婦人科医を対象とした調査では、四二人が性別選択のための羊水検査を行っているという。この優生学的中絶に対する危機感からインド政府は、対応を開始した。一九八八年ムンバイを含む州で、胎児の性別を明らかにすることを禁ずる法案が成立し、他の州でも同様の立法措置が考慮されているという。

アメリカにおいて、毎年何件の遺伝子診断による性別選択と中絶が行われているかを示す数字はない。医院や病院は、中絶の理由について記録を保管する義務がないからである。しかしこの分野の研究者や医師の多くは、この操作が非常に広く行われていると感じている。多くの遺伝学者や医療関係者は、性別選択を目的とする胎児診断の依頼をごくふつうの頻度で受け付けていると話している。

ボストンのマサチューセッツ総合病院では、性別の判別だけを目的とする絨毛膜検診の依頼を一年に一〇〇件以上受けるという。これらの依頼は、インド人やそのほかの特定の民族グループによるものではない。南カリフォルニア大学の遺伝学者ローレンス・D・プラット博士によれば、「特に医師の家族から性別診断の依頼が多い傾向がある」とのこと。彼によれば、医師からの診断依頼は「特定民族からの依頼よりもずっと多かった」という。「ひとたび一般市民がこの技術のことを知れば、彼らもまた同様にこの診断を使いたがるはずである」。

胚の移植前の段階での遺伝子診断は、性別選択とともにはじまったとさえ言える。クロイの誕生の二年前、ロンドン、ハマースミス病院のアラン・ハンディサイド博士は試験管内授精と遺伝子診断を行って胚の性別を調べた。ハンディサイド博士が性別判定を行ったのは、その胚について調べていた遺伝疾患が男児のみに現れるからだった。ハマースミス病院の性別判定が病気を予防するために行われたとはいえ、技術そのものは、いわゆる性別選択のために、いとも簡単に使えるものであった。将来的には試験管内授精をし、できた胚の遺伝子診断を行った上で、自分たちが希望する性別の胚だけを移植しようとする夫婦が増加することになるだろう。

性別選択がますます広がれば、これが優生学的な前例となって、「望ましくない」遺伝素因をもつという理由で胎児中絶が行われることになるだろう。たとえば、ＩＱが低いとか、背が低いとか、目が悪いといった理由である。子供や親自身の人生に影響すると両親が考える好ましくない性質を調べるために、遺伝子診断が医者に依頼されるという事態は、将来必ず起こるだろう。両親が子供の性別という医療と無関係な項目について診断を希望することがひとたび許されれば、他の項目についての診断を希望しないはずがないのである。

ニューイングランド地方の夫婦を対象とした近年の調査の結果は、新しい優生学が到来しつつあるという危険性をありありと示している。調査に回答した夫婦のうち、一パーセントが性別によっては中絶を行うと答えた。また、子供が成人したあとアルツハイマー病にかかりやすいとわかれば六パーセントが、信じられないことには子供に肥満傾向があるなら一一パーセントが胎児を中絶すると答えたのである。

胚を遺伝子診断してさまざまな遺伝素因を調べることは、人間部品産業の新たな部門となり、何十億ドルものお金をもたらすだろう。限られた数の遺伝病に対してのみ診断が可能な現時点においてでさえ、大規模な検査計画を行うべきだとする非常に大きな声が、医師や政府機関に対して圧力をかけている。これが実現すれば、新しいバイオテクノロジーを応用した診断を行う企業は大もうけすることができるからだ。連邦政府が、全国規模でCFの遺伝子診断計画を行おうとしていることにふれて、ある専門家は次のように述べている。

「これによって潜在的に何十億ドル単位の商売が見込める。分子生物学企業がこれを強く推進しているのだ。診断計画促進に向けての圧力は非常に強力なものである」

医療産業が遺伝子診断を受けたほうがよい、と人びとをあおることによって、将来的には、非常に多くの親が自然な出産よりも試験管内授精を選択するようになるだろう。試験管内授精を用いれば複数の胚が一度に扱えるので、どの胚が最も適した遺伝的形質をもっているか、医者は胚を「生きながらに検査」することができる。それから医者は、望ましい胚をお母さん、もしくは有料の代理母に移植すればよい。文字どおり、両親は自分たちの望みの性質をもった胚を選び出して、あとは捨てればよいのである。

遺伝子診断と胚選別が改良されるにつれ、女性は羊水検査やCVSを用いたり中絶に悩まされることもなくなる。親たちは「パーフェクト」な子供をもちたいという願望から、この不自然な出産法を受け入れて行くことになる。肥満傾向をもつ子供ならば中絶を考える、と答えた親がかなりの割合にのぼるという調査にも表れているように、何が完璧で、何が異常で、何が悪いかという観念は、しばしば単に既成の文化的枠組みの反映にしかすぎず、私たち自身の偏見や社会的偏見の表れである場合が多い。法律学者ジョージ・アナスは次のように述べている。

「正常の定義自体はいくらでも変わりうる。子供自身が幸せになりうるかということよりもむしろ、親がその子供と一緒にいて幸せでいられるかということが関心の的になっていることが問題なのだ」

胎児の遺伝子診断における商業的風潮は、開業医にとっても無縁ではない。「私の病院に来る患者は、まるで新車を買うような心理でいることがよくある。赤ちゃんはパーフェクトであってほしい。だから何か欠点があれば返品して新しいものをもって帰るという具合だ」と、CFの原因遺伝子の発見を手伝った遺伝学者でもあるフランシス・コリンズ博士は「高級品志向の赤ちゃん版がこの世に現れてきた」と語っている。シカゴ大学産婦人科のメリー・マホワルド教授は次のように続ける。

これは優生学である。そうよばないとしても優生学の考え方に基づいている。子供を二人までしかつくらない家庭が増加し、中絶や胎児診断、あるいは妊娠前診断さえ可能となったことによって、過去一〇年のあいだにこの風潮が強化されてきた。この結果、人びとはいつ子供をもつか、何人子供をもつかという決定ができるのが当然と思うだけでなく、どんな子供をもつかまで決められると思うようになる。

おそらく、子供をもとうとする親は、誰でも自分たちの子供は「大丈夫」だろうかという不安とともに妊娠し、出産するはずだ。この誕生の神秘がなくなってしまったら、死はなお避けられないものとして存在するとはいえ、人間は自然のなすがままにしたがっているとは、もはや考えなくなるだろう。出産のプロセスを制御して、赤ちゃんが障害や重篤な疾患に冒されるという悲劇を回避しようとする努力は理解できるものであり、いろいろな意味で喜ばしいことである。しかし、致死的な遺伝病や重い遺伝疾患を回避しようとする福祉的な試みとともに、新しい優生学が現れてきている。

胚や胎児の遺伝子診断を病気以外の形質の選別に利用することは、人間の優生学的操作であり、新しい危険な領域に連結することになる。私たちはもはや二〇世紀初頭にドイツのナチスが行ったような、悪名高き政治的、人種的優生学とは無縁となった代わりに、「商業的」優生学を開始しつつある。病院や研究者、バイオテク企業が利益を求めて、これを広めつつある。

私たちは現在、「望ましくない」結婚をやめさせるとか、「不適応者」や劣等民族を排除するといったことを行ってはいない。しかし、子供を遺伝形質によって選別する新しい産業を育成しつつある。それは両親の希望に合わない子供の誕生を回避する商売なのである。「パーフェクト・ベビー」の基準に満たないので、あるいは女だから、肥満傾向があるから、生後何十年もたってからある種の病気を発病するかもしれないからといって、生まれる前の生命を破棄する産業なのである。このような危険な志向性を止めるため、あるいはこの診断技術を重篤な病気の検出にだけ使用するような制限を行うための法的、政治的なしくみは何もない。非常に大きな利益が見込めるため、このような制限は顧みられず、人間部品産業の風潮が、出産プロセスにも一挙になだれ込んできたのである。

この新手の優生学は、過去の政治的優生学と寸分たがわず危険なものであることに変わりはない。見つけ出して規制することが難しくなっている分、いっそう悪質である。

## 生かすべきか死ぬべきか

出産前における遺伝子診断に関して最も懸念される不安の一つは、個人レベルでも社会レベルでも、障害者や障害をもった子供に対する非許容性が強化されるかもしれないという点である。遺伝病や先天的障害の診断技術が向上するにつれ、そのような障害をもって生まれてきた子供をこの社会はどう受けとめるだろうか？　障害をもった生命はそれでもなお生きるに足るのか、あるいはある種の生命は誕生しないほうが幸福といえるのであろうか？　もし、ある種の生命は生きて行くよりも、むしろ誕生しないようにするほうがよいというのなら、遺伝疾患をもって生まれた子供とその両親は医者に対して、適切な遺伝子診断を怠ったことによって、そのような子供の誕生を未然に防げなかったとして訴訟を起こすこともできるだろうか？　すでに、このような問題が法律の世界で混乱と困惑を引き起こしている。「不当な生命」あるいは「不当な誕生」に対する訴訟、すなわち生まれてこなければよかったとする訴訟が三〇〇件以上も起こされているのである。

このような驚くべき事例の最初の訴訟は、一九七九年ニュージャージー州最高裁まで争われた、バーマン-アラン事件であった。一九七五年九月一一日、ポール・バーマンと妻シャーリーは、二人のニュージャージー在住の医師ロナルド・アランとマイケル・アタルディに対して医療過誤の訴訟を起こした。バーマン夫妻はその訴えのなかで、医師に対して二つの不当性を訴訟理由としてあげていた。

この訴訟の背景となった事実関係はわかりやすいものである。一九七四年二月一九日から一一月三日のあいだ、三八歳になるバーマン夫人は、妊娠してアラン医師およびアタルディ医師の診察を受けていた。妊娠中二人の医師は一度も胎児の羊水検査を実行することも、勧めることもしなかった。一一月三日、バーマン夫妻の娘シャロンが誕生した。彼女はダウン症であった。

バーマン夫妻は、もしシャロンの症状が事前にわかっていれば、出産する前に中絶していたと述べた。バーマン夫人の年齢を考えたとき、医師は赤ちゃんがダウン症である可能性を夫人に知らせるべきであり、その検査を受けることができるようにすべきであったと夫妻は主張した。バーマン夫人に対して医師が十分な説明を怠ったことによって、シャロンは「不当な生命」に耐えて生きてゆかなければならない。この苦痛と負担に対する代償をバーマン夫妻は求めたのである。夫妻はさらに、シャロンが障害をもって生まれたことに対して「感情的な苦悩」を経験したこと、これは今後も継続するものであることをあげ、この損害に対する代償も求めた。こちらの主張は「不当な誕生」と名づけられていた。

法廷はバーマン夫妻による「不当な生命」の訴えを棄却した。はじめに法廷は、このような抽象的な主張には損害を認めることはできないとした。「不当な生命という概念に基づいた訴えを考える場合、これを主張するものは、障害をもった人生と、生まれていなかった状態と、どちらがよいのかという問題に答えるための算定を行う必要がある」と法廷は指摘し、「つまるところ、バーマン夫妻の訴えは、生まれなかったほうが幸福だったと主張していることになる。しかし、死ぬことや存在しない状態を知ることができない以上、どうしてそのほうがよいと断言することができるだろうか」と述べた。

さらに法廷は障害をもって生まれてきた子供のような場合を、その子供にとっての「損害」とよぶことはできないとした。この事件を担当したパシュマン判事はその判決のなかで「私たちの社会において最も強く支持されている信念は、大きな身体的障害の有る無しにかかわらず、生を受けたということは生命なき状態よりも尊いものだということである」と記した。

「不当な生命」訴訟を棄却したこのニュージャージー判決は、国内で争われていた多くの同種の事件に対して規準を与えるものとなった。州政府もこのような訴訟を無効とする立法措置を講じている。一九九一年までに、六つの州が、不当な生命を訴えて代償を求める訴訟を制限もしくは禁ずる法案を通過させた。しかし陪審員評決はどこでも一致しているわけではなかった。一九八〇年代を通じて、三つの法廷では、子供が不当な生命について告訴を行うことができると認定された。

ニュージャージー州最高裁判所は、バーマン夫妻の「不当な誕生」に対する訴えに関しては、好意的な扱いを行った。医師は親に対して遺伝子診断やその結果による選択ができることを知らせて、親が中絶を行うかどうか決定できるようにする義務があるとしたのである。パシュマン判事は次のように述べた。

医師はその怠慢によって、母親が中絶を行う機会を失わしめた場合、そのことが主因となって引き起こされた損害に対して償いをする必要がある。このような裁定をしない限り、適切な指導をしなかった場合でも、医師はその責任を負わずにすむことになってしまう。誕生後、遺伝的疾患で苦しむことが予想される胎児を中絶する権利を母親が行使できることは、憲法が保障している。

法廷はシャロンの出産費用をバーマン夫妻の損害とは認めなかった。子供のもたらす「愛らしさや楽しさ」を考えたとき、損害とするのは適当でないとの理由であった。しかし、法廷はダウン症にかかった子供を出産したことを知ったことによって両親が受けた「精神的、感情的な苦悩」に対する「心理的な痛手」については、これを認めてもよいとした。

バーマン事件の判決以来、全国のいくつかの法廷で、胎児の遺伝子診断が必要と考えられる場合に、この実行を怠った医師に対して補償要求を認める判決が出された。たとえば、テイ・ザックス病の疑いがあるユダヤ人に対して遺伝学上の説明が行われなかった例や、ＣＦの発病歴のある家系や鎌状赤血球貧血症の可能性のあるアフリカ系アメリカ人に対して適切な助言が行われなかった例がある。医師や病院が遺伝子診断を正しく行わず、遺伝疾患を見落とした事例を有罪とした判決も現れた。ミズーリ州だけは「不当な誕生」を訴える訴訟を禁止している。

判例は一定しておらず、倫理専門家の意見も、不当な生命および不当な誕生の事例に関するモラルをめぐって分裂している。ジョージタウン大学のケネディ倫理研究所の生命倫理センター所長ルロイ・ウォルターは次のように述べている。「私は、生まれてこなかったほうがよかったという場合が確実にあると思う」「その意味では不当な生命についての訴訟を支持する倫理的な基盤があると思われる」。「テイ・ザックス病のような場合、死ぬよりも悲惨な運命をたどることになる」と南カリフォルニア大学法学部のアレックス・キャプロン教授は述べる。「そこで『赤ちゃんはそこまで苦しむ意味があるのか』という疑問が生ずる」。一方、アメリカ生存権委員会のダグラス・ジョンソンは、強硬にこの見方に反対している。彼はこのような訴訟理由の無効を支持している。

「不当な生命」や「不当な誕生」といった訴訟理由は、医師の良心の自由を損なうものである。医師が妊婦を診察する場合、彼は二人の患者に対して責任をもつことになる。母親と胎児だ。もし母親が三五歳を越えていて、医師が母親に羊水検査やダウン症について説明しなかった場合、彼は訴訟を起こされる危険性がある。つまり彼は頭に法的な銃を突きつけられていて、まったく母子の健康とは関係ない検査を行うことを強要されることになる。医師はむりやり優生学に加担させられる。それはまさに人間の遺伝子プールの質を高めようとする試みであり、ともすればドイツ第三帝国に追随するものになってしまう。患者を殺すことを勧めるのは医療とはいえない。

胚を移植する前に遺伝子診断しなければならないこの新しい時代において、医師の任務の範囲がどこまで及ぶのか明らかではない。医師は遺伝的異常や障害のある胎児を避けるための検査が利用できることを、母親に告知する義務があるだろうか？　近い将来、さまざまな遺伝子診断が可能となった場合、それによって予測できる肥満の傾向をもつ子供や、視力が悪かったりＩＱが低いといった子供が生まれた場合、医師はその告知を怠った責任を負わなければならないのだろうか？

遺伝子診断と胚操作の最先端技術が、医療現場で日常的に使用されるようになれば、このような法的、倫理的問題がアメリカをはじめ世界中で無数の裁判沙汰を引き起こすことになるのは明らかである。もし法廷が不当な生命、不当な誕生という概念を法的に認めるならば、医療関係者は強制的に義務として胚の遺伝子診断を行うか、少なくとも、そのような診断法が存在し、利用できることを告知しなければならなくなるだろう。

すでに営利的な思惑から、普及が促進されつつある遺伝子診断は、今後、訴訟される危険性があるという医師のおそれからも広く使用されることになる。さらに、現在の生殖技術が両親に、医学の「奇跡」によって「パーフェクト」な赤ちゃんが得られるという夢を与えつつあり、この傾向はさらに強まっていくだろう。病気をもっていたり、劣っている、もしくは不適合であるとされるような子供を出産した両親は、罪悪感さえ感じる事態になりつつあるのだ。

パーフェクトな赤ちゃんをつくり出すというこの新しい風潮は、赤ちゃん産業の究極の姿を示しているようである。胚や胎児の遺伝子診断は、急速に成長するバイオテクノロジー産業がもたらす人間部品産業の新たな革命を予感させる。高度な遺伝子診断や遺伝子工学の技術は、生まれてまだ四〇年もたっていないのに、すでに一連の新しい生命商品を売る一大マーケットが形成されつつある。

新商品とは、人体がもつ遺伝子そのものである。

次の章では、現在進行中の遺伝子工学革命のようすを追ってみよう。そしてこの分野における目もくらむような進展が、人体の商品化と変質にいかなる意味をもたらすのか考えていこう。

Part

# III

# 遺伝子ビジネス

The Gene Business

叡知の存在など信じていないときにこそ叡知が必要となる。
（ハンス・ヨナス）

# 10 遺伝子をデザインする

Designing Genes

工業化時代を通じて、大量の資源を採取し変換することによって、私たちは社会と環境を過激なまでに変えてきた。多種多様な金属、鉱物、化石燃料を地下から採掘したり、汲み出したりしてきた。これらは、熱せられ、精錬され、接合され、溶解され、形を変え、寄せ集められて、現代社会のなかでいろいろな機械や建造物になっている。

いま、私たちは、この製造過程のなかに組み込まれた資源の一つに、人間の部品を付け加えようとしている。遺伝子操作技術の進歩は、人間のからだを構成する部品と同様に、人間の全遺伝子一〇万個を加工し商品化することを可能にした。現在の遺伝子工学技術を用いることによって、ちょうど私たちの祖先が、天然資源を分離・精製して運用し、利益をあげていたように、遺伝物質を切ったり、貼ったり、つないだりして、再構成、編集、プログラム、増幅が可能となったのである。イギリスの科学評論家リッチ・カルダー卿は「プラスチックや金属を加工するように、生体物質を取り扱うようになってきている」と形容している。また、ジェレミー・リフキンは次のように述べている。

「自然の時間進行よりずっと速いテンポで生体物質をつくり出し、それを商品化することによって、工業化社会の成長曲線をさらに飛躍させようというのが最終的な目標となる」

遺伝子工学が生命操作の究極的方法論であり、人間部品産業における究極的技術であることは疑いの余地がない。この技術は人類の能力の範囲を自然の力を超えたところへと拡大し、人間のからだのあり様を自由に変えようとしている。このようなことは、過去のいかなる技術もなしえなかったことである。科学者たちは、生命の遺伝暗号を社会的、経済的要請に応えるよう、プログラムしなおすことができるようになってきている。生物の遺伝子を操作し、加工することができるという能力を身につけたことによって、自然界において人間は新しい役割を演じることになる。

つまり史上はじめて、人間は生命そのものの設計者となり、進化の演出者となりうる力をもったことになる。人間が自ら、生命の「設計図」のデザイナーを演じ、これを売買するという道が開かれるのである。その第一歩を踏み出してもよいのかという疑問は、人間性を考える歴史のなかで、最も重大な問題である。


遺伝子革命が起こってまだ数十年あまりしか経過していないのに、そのはじまりはすでに伝説のものとなりつつある。時は一九五三年、場所はイギリス、ケンブリッジでの出来事であった。二人の若い科学者、ジェイムズ・ワトソンとフランシス・クリックは、X線解析と分子モデルを用いる一方、それまでに集積していた他の研究者による知見をもとに推理を進め、生命の基本物質であるデオキシリボ核酸（DNA）の物理的構造を解明した。彼らは、細胞の染色体中に位置するDNAが細長い二重らせんという「美しい新構造」をとっていることを見いだしたのである。

二重らせんの鎖をはしご状に結合しているのが、塩基とよばれる単位構造である。塩基は四種類存在し、少しずつ形の異なるヌクレオチドとよばれる化合物（アデニン、チミン、グアニンそしてシトシン）

から成る。これらが無限のパターンで組み合わさって遺伝子を形づくるのである。そして複数の遺伝子の作用が組み合わされて、生物の成長や発生を決定することになる。数千ほどの遺伝子が組み合わさって簡単な生命体を形づくったものが、細菌である。さらに一〇万あまりの遺伝子がある特定のやり方で組み合わさることによって、より複雑な生命体が形成されたものが、人間なのである。

一九五三年四月二五日、ワトソンとクリックは、この歴史的発見をわずか一〇〇〇語の論文にまとめて、イギリスの科学雑誌ネイチャーに発表した。発表こそ控え目であったが、この知見は生物学をつくり変えたのである。臓器移植の研究で重要な貢献を行ったイギリスのノーベル賞受賞者ピーター・B・メダワー博士は、このDNAの解明を「二〇世紀最大の科学的業績」と讃えた。「科学の歴史における画期的発見」とも賞賛された。

DNAの構造解明は衝撃的発見ではあったが、生物学者が遺伝子を効率よく研究し加工するには、まだまだほど遠く、さまざまな遺伝子をつなぎ変え、再構築し、生産するというバイオテクノロジー革命の幕開けには、まだ到達することはなかったのである。遺伝子を切ったり、削ったり、つないだりして有用な構造に変え、これを工業的規模で生産するためには、二つの重要な展開が必要であった。

まず第一に、DNAを切断して、研究や精製に適した大きさの、取り扱いやすい試料にする技術が必要であった。このためには、「分子のメス」として働くような新しい道具を発見する必要がある。マシュー・メーセルソン博士やロバート・ユアン博士をはじめとする研究者の長年にわたる研究の結果、彼らの求めるものが自然界のなかに発見された。このメスは「制限酵素」とよばれる驚くべき酵素群で、望むままにDNAを切断する力をもっていた。もともとこの酵素は細菌がつくり出すものである。自然界において、細菌のなかへ侵入してくるウイルスから細菌を守るために存在していると考えられた。制限酵素は、宿主となる細菌のなかへ侵入してくるウイルスや他の細菌のＤＮＡを切断し破壊することによって、その役割を果たすのである。

制限酵素が発見され、その機能が解明されたことによって、遺伝学者たちは、この自然のメスのもてる力を活用して、長くて扱いにくいＤＮＡを一定の小さな断片に切断する必須道具として利用することができるようになった。細菌が制限酵素を生産しているというこの幸運な事実があればこそ、現在の遺伝子工学者がＤＮＡを切断し、取り扱い可能な遺伝子断片にする技術をもつことができたのである。もし、自然界に制限酵素が存在しなかったとすれば、研究者はゼロから出発して遺伝子の「メス」をつくり出すまでに何十年もかかったことであろう。

しかし、ＤＮＡを切り出すため制限酵素を活用できたことは、遺伝子の「産業化」に向けてのほんの第一歩にすぎなかった。ＤＮＡを切断し取り出してくると、今度は、これを大量に複製する必要がある。ＤＮＡの構造解明から二〇年を経た一九七三年七月、スタンレイ・コーエン博士とアニー・Ｃ・Ｙ・チャン博士の研究チームは、ワトソン、クリックによるＤＮＡの構造解明と肩を並べる画期的な実験を成し遂げたのである。

彼らは、アフリカツメガエル、ゼノパス・ラビスから取り出した遺伝子を大腸菌のなかに導入した。大腸菌は細胞分裂を行って自らを複製し、たった二〇分で二つの相同な娘細胞になる。次にこれらは分裂して、四つの細胞となり、さらに分裂を繰り返して八細胞、一六細胞と幾何級数的に増殖し、短時間のうちに何百万ものコピー細胞をつくり出す。コーエンとチャンが率いる遺伝子工作チームは、大腸菌の増殖能力を利用して、カエルの遺伝子のコピーを大量生産しようと考えた。実験の結果細菌が自己複製を行う際、細菌中にあらかじめ組み込んでおいたカエルの遺伝子も複製されることが、彼らによって明らかにされた。カエルの遺伝子を細菌中に組み込む技術を用いて、遺伝子を大量生産する方法が編み出されたわけである。細菌が、自分自身のコピーを何百万もつくり出すのと同時に、あらかじめ人工的に組み込んでおいた遺伝子の正確なコピーも、一緒につくり出されていくのである。あとは研究者が、細菌の培養液から大量生産された遺伝子を収穫すればよいだけとなる。

一見、巧妙で、かつ簡単な方法にみえるが、遺伝子の大量生産への道は簡単なものではなかった。ある遺伝子を前述のような特別なやり方で増産する方法は、「クローニング」とよばれる。これをうまく進行させるには、細菌が自分自身のＤＮＡを複製するたびに、人工的に組み込んだ遺伝子の複製も確実に行われるようにしておく必要がある。多くの試行錯誤の結果、遺伝子を細胞のなかに組み込むための、確実で効率のよい方法としてベクター（運び屋）を使うことが編み出された。ベクターとは、ウイルスやプラスミド（ある種の細菌中に含まれる小さなＤＮＡ）のことで、目的とするＤＮＡをベクターに連結してから細菌のなかに導入する。ベクターは目的とするＤＮＡを細菌のなかに運び込み、しかも、その複製がきちんと行われることを保証してくれる。

## 人工生物の誕生

制限酵素の発見と遺伝子の大規模生産とクローニング技術というブレークスルーによって、遺伝子革命の幕が上がった。現在、研究者や企業は、貴重な遺伝子を単離し、クローニング技術や微生物技術を駆使して、これらを工業的な速度で生産することができるようになっている。かつて天然資源から商品を生産するのに使われてきた工業技術が、いまや生命そのものの構成単位を取り扱うようになったのである。

遺伝子操作技術が進歩するにつれて、遺伝子工学者たちは、これまでにまったく知られていなかったような生命体をつくり出しはじめている。それぞれの生物がもともと固有にもっていた遺伝暗号のなかに、外来の遺伝子を組み込んででき上がった微生物や動植物が、研究室やバイオテクノロジー企業から次つぎと出現しているのである。

このけたはずれに新しい産業を宣伝する人たちは、まばゆいばかりの未来を約束してくれる。彼らは自信満々に、新しいバイオテクノロジーによる「緑」の革命が、世界の飢餓に終止符を打つと予言する。彼らはまた、がんとエイズの治療法の開発が可能となると予見する。おそろしい遺伝病も一掃されるようになるはずだと声を強める。

しかし、かつての科学至上主義そのままのうたい文句、つまり「進歩は常に私たちのそばにあり」とか、「化学を利用してよりよい暮らしを」「安くてきれいな原子力発電」さらには「ＤＤＴは私にとって頼りがいのあるものだ」といった言葉とともに育った世代の耳には、楽天的なバイオテクノロジー技術者の約束もうつろに響く。工業汚染によって引き起こされた新しいかたちの地球環境危機を経験している私たちにとって、新規の技術革新は、常に効用と同時に代償をもたらすものであることは痛いほど明らかである。自然の力を抑え込み制御しようとするテクノロジーの力が強ければ強いほど、私たちの社会が受ける混乱は広がり、生命を支えている生態系の破壊が大きくなる。原子力革命および石油化学革命における経験は、これが真実であることを物語っている。

遺伝子工学技術によって、私たちは考えうる最も強力で完全なテクノロジーを手中にした。バイオテクノロジーによる利益が、引き続き強力に宣伝される反面、その危険性の論議はあまりにも少ない。農業、工業そして医療や生殖の分野でバイオテクノロジーの多面的な使用によって、前代未聞の倫理的問題、経済的問題そして環境問題が引き起こされることになる。

たとえばバイオテクノロジー企業は、遺伝子工学的に改変されたウイルス、細菌、動植物をいくつも環境中に放とうと準備している。これからの何十年かのあいだには、遺伝子工学的に操作を受けた、何百の、いや何千もの生命体が、大量の商業的規模で生態系に侵入することになるだろう。バイオテクノロジーによって生み出された生物が、どんなものであれ大規模に環境中に放出される前に、必ず答えを出しておかねばならない重要問題がある。そのような生物は、人間の健康と地球の生態系にどのような危険をもたらすか、という問題である。

遺伝子工学による産物は生きものなので、化学物質よりずっと予測不能な危険性をはらんでいる。遺伝子工学による産物は、自己複製し、変異を起こしそして拡散して行く。ひとたび放出されれば、そのような生きた生産物を実験室によび戻すことは事実上不可能である。アメリカのトップ科学者一〇〇人に対する調査によれば、遺伝子工学の潜在的有用性を認めつつも「それが軽率、不用意に使用されれば、生態系に対して取り返しのつかない壊滅的損傷を与える可能性がある」と警告している。

バイオテクノロジーの利用は、また社会的、経済的秩序の大きな混乱をもたらす可能性があり、特に、農業経済圏での影響が懸念される。たった一つのバイオテクノロジーによる生産品が、重大な悪影響をもたらすことすらありうる。その一例として、ウシ成長ホルモンの開発（ＢＧＨ）があり、一九九二年にはＦＤＡによって使用を認可されている。

このホルモンは、遺伝子工学的にクローン化されてつくられたもので、ウシに毎日注射してやると、一頭あたり最高三〇パーセントも牛乳生産量を増加させることができる。牛乳市場はすでに供給過剰状態にあるので、ＢＧＨは牛乳農家にとってたいへんな脅威をもたらすことになる。ウシの健康に対する有害作用も一因となって、このホルモンはどちらかというと失敗に終わったが、ＢＧＨが広く使用されていれば、牛乳の価格に大打撃を与えた可能性がある。最大三〇パーセントもの牛乳農家が廃業に追い込まれていただろうという予測も出ている。このような経済秩序の破壊は、ほかのバイオテクノロジー産物によっても引き起こされると考えられるので、遺伝子工学による生産物の拡散を国内および国際的に厳密に管理しない限り、重大な社会的、経済的、文化的影響をもたらすことになるだろう。

遺伝子工学は人間部品産業を急激に拡大しつつあり、重大ながら非常に難しい倫理上の問題をもたらすことになった。輸血と臓器移植技術が、血液と臓器といった人間部品の商品化をもたらしたように、また、生殖技術が、精子、卵子、胚、胎児、赤ちゃんの大きな市場を拓いたように、遺伝子工学は、ヒトゲノムを構成する何万もの遺伝子を商品化しはじめたのである。私たちに共通の遺伝子資源の商業的搾取がはじまったのである。

拡大しつつある遺伝子市場の中心となっているのは、ヒトの遺伝子の地図をつくり、配列を解析して、暗号解読を行おうとする現在進行中の研究である。一九九〇年、アメリカはヒトゲノム解析計画に着手した。三〇億ドルが投じられたこの計画の目的は、ヒトゲノムに一〇万個以上存在するとされていた遺伝子の暗号を解読することにあった。計画開始当初は、DNA構造の解明者の一人であるジェイムズ・ワトソンが音頭取りをつとめていたが、のちにフランシス・コリンズがその役目を引き継いだ。また、政府の出資するこの計画と競争するかたちで、NIH出身の研究者J・クレイグ・ベンターが率いる民間出資のプロジェクトも進行していた。

二〇〇〇年六月、ヒトゲノム解析計画の完遂を発表する記者会見が、ホワイトハウスで大々的に開かれた。意気揚々と登場したコリンズとベンター、そしてクリントン大統領とブレア首相（ビデオでの参加）は、ヒトゲノム計画の完遂は人類史上最大級の偉業であると宣言した。この記者会見で掲げられたバナーには、「生命の本」と記されていた。この計画にかかわる生物学者たちは宗教的な言葉を好んで使い、ヒトゲノム解析計画は生物学の「聖杯」、DNAは「神の言語」などと表現された。

だが数ヵ月後、各国の科学者が解読結果に目を通した後、そして「地図」が公開された二〇〇一年二月に開かれた二度目の記者会見では、いくつかの驚くべき結果が報告された。ヒトゲノムを生命の本と呼ぶのなら、それはむしろ短編小説に近いものだったのである。一〇万個と予想されていたヒトの遺伝子数は、わずか三万個程度であることがわかった。その後の解析により、二〇一〇年現在、その数は約二万二〇〇〇個にまで減っている。

この事実は、多くの企業にとってはなはだ具合の悪いものだった。というのも、実際に存在する以上の数のヒト遺伝子をすでに商品化していたからである。たとえば、メリーランド州を本拠とする大手ゲノム企業のヒューマン・ゲノム・サイエンシーズ社は、八万個を超える遺伝子の利用権を顧客に提供していた。

ヒトの遺伝子の数が少ないという結果は、存在すると予想されていたヒト遺伝子を特許化し、商品化していた企業にとって頭痛の種となったばかりでなく、科学界全体にも大きな衝撃を与えた。ヒトの遺伝子がブドウやマウスよりも少なく、線虫とほぼ同程度であるという事実は驚きをもたらした。そのうえ、研究者たちはヒト特有の遺伝子をただの一つも発見できなかったのである。

この結果から導きだされる結論は明らかだ。すなわち、遺伝的形質を受け継ぐ過程や生命の複雑さが生まれる過程においては、遺伝子以外の生物学的要素や環境との相互作用が、これまで考えられていたよりもずっと大きな役割を果たしているにちがいない、ということである。だがその一方で、企業は依然として遺伝子や細胞の構成要素の特許化を試み、疾病治療やＩＱ向上の鍵を握るかもしれない遺伝子を占有しようともくろんでいる。

## とうとう「人間」の改変へ

遺伝子工学を用いれば、いとも簡単に種の境界を越えることも可能となる。たとえば、重要なヒトの遺伝子を動物に導入することによって、よりよい食料源としたり、有用な実験動物をつくり出したり、あるいは、重要なヒトの生体成分をつくり出す工場として使用可能な遺伝子組み換え動物をつくることもできる。これらの技術は、伝統的な動物の交配や作物育種の方法をはるかに凌駕(りょうが)している。種を越えて遺伝子の転換が人工的に行われると、生物界の多様性や遺伝的な保全が乱される、と心配する声も多い。このような種間の遺伝子交換が、長期にわたって広汎に行われれば、現代私たちがみているこの自然界は大幅な変化を余儀なくされることになる。これについては後に述べよう。

二〇一〇年現在、アメリカ特許局（PTO）は数百件もの「動物」に対する特許を認めており、その多くは、人間の遺伝子をもつよう遺伝子工学的に改変された動物や、人間の胎児組織を移植された動物である。こうした動物に対する商業特許では、動物はおとしめられ、工業生産物と同じように扱われている。特許局のこの姿勢は未来に暗雲を感じさせるものである。いまの子供が大きくなる頃には、動物、植物そして人間の遺伝子はどれも交換可能となり、生きものは工業生産物のように特許化されて、機械や化学製品と同程度のものとしかみなされなくなる世界が訪れるのだろうか？

バイオテクノロジーは、動物の遺伝子を改変するのに使われるだけでは終わらず、人間の遺伝子を改変するようになってきた。実際、病気の患者の遺伝子操作に関するいくつかの実験が行われている。これら近年の試みは、病気における人間の遺伝子工学的操作に絞られているが、理論的には人間のあらゆる遺伝的形質を遺伝子工学的に改変、操作できる。

研究者たちは現在、人間の遺伝子操作における次のステップを検討しつつある。それは形質を次世代に遺伝させる役割を担う生殖細胞の遺伝子操作である。バイオテクノロジーによって、科学が人間の進化にかかわる時がやってきたと研究者たちは主張する。とうとう、バイオテクノロジーは生命の形態を変えるだけでなく、生殖の本来の姿まで変えようとしているのである。単に遺伝子をクローニングするだけにとどまらず、動物をクローン化する方法を見いだしたのである。つまり、ウサギやヒツジやウシのコピーがつくれるのである。研究者たちは、ヒトの胚のクローニングまではじめている。

バイオテクノロジーがもたらした環境問題や経済問題への対応に、政府をはじめ社会全体が苦慮しているあいだに明らかになったことは、ヒトの遺伝子の操作、商業化が人間部品産業をめぐる究極的な問題点を提示しているという事実である。

ヒト遺伝子の商品化によってもたらされた前代未聞の議論に対する答えを出すということは、つまり人間のからだを、授かったものと考えるか、所有財産と考えるかを決定することであり、また自分自身を汚してはならないものとみるか、商品とみるかを決定するということである。

これらの問題を以下の各章でみていこう。

人間が勝ち得た新しい力は、同時に人間を支配する力にもなる。
進歩は、人間を弱くもし、強くもする。
（C・S・ルイス）

# 11　他人に差をつける薬

A Discriminating Drug

雑誌、スポーツ・イラストレイティッド誌（一九九一年七月八日号）の表紙に大写しされているのは、元プロフットボール選手のライル・アルザードであった。その姿は見る者の脳裏に焼き付く。彼の表情は、かつて何人もの相手チームのクォーターバックを恐れさせた精悍（せいかん）な顔つきを失って、やつれて貧相なものとなり、異常に怯えた目付きをしている。長いあいだ、試合のたびにヘルメットで武装された頭には、薬物療法による脱毛を隠すためバンダナが巻かれている。

この雑誌のカバーストーリーには、「私はウソをついていた」という題がつけられ、元ナショナルフットボールリーグ（NFL）のスター選手、アルザードの告白が掲載されていた。それまで何年にもわたって否定し続けていたにもかかわらず、彼はとうとうステロイド製剤と遺伝子工学的に製造されたヒト成長ホルモンの大量使用を認めたのである。彼はこれらの薬物の副作用で、脳に手術不可能な腫瘍が発生したと確信している。アルザードがシェリー・スミス記者に語った話は、悲劇であり恐ろしいものでもあった。それは、高校、大学、プロスポーツ界と続く極度の競争社会にさらされているアメリカの運動選手が陥り、ついには自己破壊にいたる宿命的な病の話であった。

アルザードは全米高校フットボール選手に選ばれていたが、内心、自分はNFLの選手となってプレーするという夢を実現するだけの「器」ではないかもしれないという不安を常に抱いていた。一九六九年、彼はサウスダコタのヤンクトンカレッジに在籍していた。そこで彼は「こんな小さな学校のなかでも、自分は決して大きいとはいえない」と気づき、「それがステロイドをとりはじめるきっかけとなった」。彼の勇猛果敢な輝かしい選手生活を通じてずっとステロイドの服用は続けられ、その量はだんだん増えていった。アルザードは当時の自分の気持ちを覚えているという。「私はどうしても勝ちたいと思っていた。頭の中では勝つこと、ただ勝つことだけでいっぱいだった」。

そして、これは何もアルザードだけに限ったことではなかった。彼によれば、彼と同じように何としてでも勝ちたいと願っていた多くの同僚たちもまた、ステロイドを服用していたという。「どこの選手が何といおうと、そういった薬物が使われることはまれだというヤツがいれば、それはウソだ。私の知っている選手の九〇パーセントは薬を使用している。もともと人間の身体（しんたい）は二八〇とか三〇〇ポンドの体重になったり、三〇フィートもジャンプできるように、生まれつきできているわけじゃない」

一九八五年彼は引退した。このあとアルザードにとって、いろいろなことが狂いはじめていった。一つは、引き続きステロイドの服用をやめられなかったことだ。「弱っていくという感じには耐えられなかった」。それから数年、何もしないということに「どうしてもがまんできなくなり」アルザードは現役復帰を決心した。四一歳の現役復帰はNFLでも前例のないことであった。

彼はこの思い切った賭けに自信をもっていたが、それでも自分のからだを好調状態に仕向けるために、何か特別なものが必要だと感じていた。彼は、遺伝子工学的につくり出されたヒト成長ホルモンを使いはじめたのである。

成長ホルモンは脳下垂体でつくられ、からだのいろいろな場所で作用を発揮する。成長期や思春期に、このホルモンは筋肉や骨の成長を促し、内臓や免疫系の発達にも影響する。一九八〇年代のはじめに、新しい遺伝子工学的技術を使って、このホルモンの遺伝子がクローン化され、大量生産ができるようになった。ヒト成長ホルモンは、バイオテクノロジー産業によって大量に生産販売されるようになった、はじめての生体物質であった。このホルモンは、からだの発育に広汎な作用があると考えられているが、法的に認められていたのは、脳下垂体機能低下による小人症の治療だけであった。

運動選手のなかには、このホルモンが筋肉の形成と強化に役立つに違いないと考える者もいた。ヒト成長ホルモンが遺伝子工学的に生産可能になると、ヤミ市場を経て多くの運動選手の手に渡り、強化剤として使用されることになった。ヒト成長ホルモンには、さらにもう一つ有利な点があった。ステロイド製剤と異なり、薬物検査によってもその服用が検出できないことである。

アルザードの無謀なカムバックは、膝の故障で断念させられることになった。ヤミ市場から成長ホルモンを入手するのに、ひと月何千ドルものお金がいるにもかかわらず、彼はその服用をやめなかった。しばらくすると、彼はめまいや物が二重に見えたり、運動障害や言語障害などの症状を繰り返し訴えるようになり入院した。しかし、どこにも悪いところは見つからなかった。

同じような症状が続き、二度目の入院をすることになってはじめて、非常にまれなT細胞リンパ腫型の脳腫瘍に冒されていることがわかった。カリフォルニア州ビバリーヒルズの内科医で、アルザードの担当医であったロバート・ホイジンガ医師は、ステロイドと成長ホルモンの服用が腫瘍の原因だと確信しており、アルザード自身もそう思っていた。「疑問の余地はないと思われます。筋肉増強ステロイドには発がん作用があり、成長ホルモンにはがんの成長促進作用があります」とホイジンガ医師は述べている。彼は、ステロイドや成長ホルモンを服用している若い運動選手にはすべて、発がんリスクがあることを非常に心配しており、「時限爆弾をかかえているようなものだ」と語った。

アルザードはスポーツ・イラストレイティッド誌の記事の最後を、すべての運動選手に向けた次のような痛ましい警告で締めくくっている。「もしステロイドや成長ホルモンをやっているなら、すぐやめろ。私もそうするべきだった」。アルザードは、この後も成長ホルモンとステロイドによる危険を社会に訴え続けたが、一九九二年五月にとうとう死亡した。

アルザードとホイジンガが警告する成長ホルモンの時限爆弾的な危険性は、私たちの想像以上に大きく広がっており、深刻なものといえそうだ。「強くなりたい」と願って、ヤミ市場に手を出す一〇代の青少年の数は、増加する一方だ。一九九二年三月の調査によれば、都市近郊の高校一年生の五パーセントが遺伝子工学によるヒト成長ホルモンを使用したことがあると答えた。

しかし、筋肉増強を目的とするボディビルの選手や運動選手だけが成長ホルモンの危険にさらされているわけではない。成長ホルモンの危険性を訴えたアルザードもホイジンガもそして私たちのほとんども、これが毎日何千人もの子供に対して使われているという事実までは知らないであろう。そのような子供たちは、ホルモンを自ら望んで服用しているわけでもないし、病気の治療目的でもない。また、多額の契約金をめざして競争する選手でもなければ、ボディビルの優勝をめざしているわけでもない。子供たちの両親は、遺伝子工学的につくられたこの薬を、アルザードのようにヤミ市場で入手しているわけでもない。これらは、子供たちの家庭医によって処方されたものなのである。

しかし、このようなかたちで子供に成長ホルモンを与える場合の多くは、ＮＦＬの選手や若いボディビル選手が使用するのと同様、本当は違法な行為である。これらの子供たちが、非常に大きな身体的・心理的危険にさらされてまで毎日成長ホルモンを投与されるのは、たった一つの理由からである。自分の子供の身長は低すぎると、両親が思うためである。

## 先んずれば人を制す

「学校ではみんなが、ぼくのことをチビってよぶんだ」と、一一歳のマルコ・オリティ君は語る。「自分がダメなヤツで、自分には何もないって気がしてくる」。マルコ君の身長は一二三センチで、彼の年齢の標準的な平均身長から約一・二センチ低い。体重は二二キロである。真面目な生徒で、サッカーも熱心にやっている。にもかかわらず、同級生の心ない言葉に傷つけられている。そんな同級生たちを見返してやるのが彼の夢だった。

「いつか、みんなをあっといわせたい。ぼくは背が高くなって、みんなの前に現れるんだ」

彼の両親は、この問題に対してある事を行っている。マルコの母ルイーザは、遺伝子工学によってつくられたヒト成長ホルモンを、息子に日曜日を除く毎日注射している。それはもう六年も続けられている。予定どおりあと四年これが続くと、オリティ家の負担は一五万ドルを超える。高いお金を払ってまで、息子に成長ホルモンを注射しているオリティ家の考え方は、アルザードが「いくらかかっても勝ちたい」と願って成長ホルモンを使うようになった考え方とそれほど異なるとはいえない。

マルコは北カリフォルニアのコンコード市に住んでおり、ここは「成功した人たちの住宅地」といわれている地域であり、その人たちによれば「競争は早いうちからはじまる」のである。このような、先んずれば人を制す、といった環境では、銀行の副頭取であるマルコの父親アンソニーと母親ルイーザによって、息子に成長ホルモンを与えるのは当然のことのようだ。「どんな方法であれ、最高の治療法を子供に施してやりたいのです」とルイーザは言う。「とにかく、できる限りのことをしてやりたいのです」。マルコの夢は広がって、たとえばNFLでプレーする自分を想像したりもするけれど、とにかく成長ホルモンの注射については、はっきりしている。「ぼくはあれが大嫌いだ」。

もちろん、たとえ成長ホルモンによる治療をせずとも、マルコがこのまま成長して到達する背丈でも、いろんな夢が実現できるはずだ。マルコの事例を最初に記事に書いたニューヨーク・タイムズのバリー・ワースによれば「成長ホルモン治療をしなくとも、マルコの身長は一六〇センチまでは伸びる。これはノーベル賞学者であるミルトン・フリードマンや今年（一九九一年）のマスターズゴルフ優勝者イアン・ウーズナムと同じだし、バスケットボールチーム、シャーロット・ホーネッツのマグジー・ボーグスより二・五センチ高い」。

ヒト成長ホルモンの使用は、アルザードのような運動選手に対してはもちろんのこと、マルコのような子供たちに対しても認められていない。前述したように、この薬は、脳下垂体機能低下による小人症という非常にまれな先天性障害に対する使用のみが認められている。この病気では、成長ホルモンを自分のからだでつくることができない。この病気をもつ約二五〇〇人の患者がアメリカにはいる。しかし、成長ホルモン製造の最大手で積極的な売り込みを展開しているジェネンテック社の強力な押しと、進取の気性に富んだ医者が一緒になって、現在、何千人ものマルコのような少年に成長ホルモンが注射され続けているのである。これらの子供たちは、特に病気でもなく、障害をもっているわけでもなく、ただ身長が平均よりも低いだけなのである。

オリティ家のように、成長ホルモンを使用している家族にとって困った問題は、成長ホルモンの投与が、本当にマルコのような病的な成長ホルモン欠乏症でない子供たちの身長を伸ばすのに役立つのか、いまのところ証明されていないということである。実際、多くの小児科医は背の低い子供に対する成長ホルモン投与の有効性に否定的であることを表明している。カリフォルニア大学ロサンゼルス校の内分泌学者ダグラス・フレイザー博士は「経過を見るにつけ、何らかの長期的な有効性があるとは考えにくくなってきている」と述べている。成長ホルモンに関してジェネンテック社のコンサルタントを務めているセルナ・カプラン博士でさえ、成長ホルモンの投与は思春期の経過を早めることになり、その結果、通常の場合より早く、子供の成長が停止してしまう可能性もありうると述べている。国立保健研究所（ＮＩＨ）の意見も、次のように疑問を呈している。

自身の体内で成長ホルモンを少しでもつくり出している子供に対して、さらなる成長ホルモンを投与して、成人した時点での身長を増大させようとする長期的治療効果については、現在のところまだはっきりとは確立されてはいない。成長ホルモンの投与は、骨の成長点を早めに停止させてしまうので、結果的に本来の成人身長に早く到達するだけで、身長を伸ばす効果はないかもしれない。

さらに問題なのは、ひとたび成長ホルモン注射をはじめると、それに拘束されてしまうことである。マルコのように何年にもわたって注射を続けなければならない。さもないと、逆に成長が遅滞してしまう可能性がある。ＮＩＨは次のように述べている。

成長ホルモン欠乏症でない子供が成人身長に達する前に、成長ホルモン注射を止めると、注射をする以前よりもずっと成長が遅れてしまう可能性がある。この理由として、余分の成長ホルモンの投与によって、からだは自分自身でホルモンをつくり出すことを一時的に停止することが考えられる。

また、成長ホルモンの使用が、身長に関する劣等感や抑鬱感情を解消するという証拠もどこにもない。事実、多くの専門家は、成長ホルモンによる治療は心理的に有害無益であると述べている。アメリカ医学会雑誌は次のように報じている。

成長ホルモン欠乏症ではないが、背の低い子供に成長ホルモン注射を行うことによって心理的な劣等感が解消されるとする証拠は、いまのところ何もない。むしろ、正常な子供に成長ホルモンを投与すること自体が、ある種の屈辱感を与え、自分が正常でないという見方を強化し、結果として自信を失わせることにつながり、逆に劣等感をつくり出してしまうことになる。もし、成長ホルモン投与によって身長が伸びなかったら、子供も両親も心に痛手を負うことになる。

## 白血病との関連

アルザードの事例が示すとおり、成長ホルモンを投与されている子供には、重大な健康上のリスクが付加される。一九八〇年代の終わりまでに、いくつかの研究によって長期にわたる成長ホルモンの使用と白血病との因果関係が示唆されてきた。

一九八八年二月には、日本の研究者らが、脳下垂体機能低下患者において、長期間にわたる成長ホルモンの投与と急性白血病の発症とのあいだに強い相関関係がみられるとする結果を報告した。この後すぐにヨーロッパの研究者からも同様の結果が報告された。J・C・ジョブ教授の研究チームとヨーロッパ小児内分泌学会の成長ホルモン研究グループは、一七ヵ国の成長ホルモンによる治療例を調査し、治療中もしくは治療後に白血病を発症した六人の患者を見いだした。

このような問題の提起を受けて、成長ホルモンと白血病の関係を調査するため、成長ホルモンと白血病に関する国際ワークショップ集会が開催された。この集会で、成長ホルモン投与を受けた患者はそうでない患者に比べ、白血病発症率が見かけ上三倍高くなる場合のあることが確認された。また、断定にはいたらないものの、「成長ホルモン欠乏症の患者が成長ホルモンの投与を受けることにより、白血病発症率が増大する可能性がありうる」と報告された。

アメリカではFDA（食品医薬品局）が、成長ホルモンのような薬剤の認可と使用の規制を担当している。成長ホルモンの規制をもっと厳しくすべきだと考える人たちにとっては、この事実は不安の種である。というのも近年、FDAはいくつもの薬物の許認可の不手際をめぐって、スキャンダルにゆさぶられてきたからである。問題の範囲は多岐に及び、一般市販薬から各種薬物の不正使用にまでわたっている。元FDA高官フランク・ヤングは、悪びれることなく規制緩和につとめ、バイオテクノロジーのあくなき推進者であったが、FDAの決定をめぐる紛争に巻き込まれて辞任に追い込まれている。

とはいうものの、FDAはこれまでのところ、成長ホルモンと白血病との関連について慎重な態度をとっているといえる。これはFDA自身が行った成長ホルモンに関する調査で、このホルモンが何百何千もの子供たちの健康を脅かしているかもしれないということが明らかになったためでもある。認可された薬には、その薬の投与に関連して予想される副作用について警告を与える注意書きを添付することが、FDAによって義務づけられている。成長ホルモン製剤に関するFDAの一九九一年の報告書では、成長ホルモン投与に伴うと考えられる何百もの副作用の症例が記されている。このなかには白血病をはじめ、甲状腺機能亢進、呼吸障害などの重大な症例があったとしている。なかでも、成長ホルモンの使用中に発病した白血病が二七例あったとしている。しかしながら、これらの多くは成長ホルモンの使用とは無関係の偶発例であろうとしている。

成長ホルモンの製造者側も、商品に関連した白血病の懸念が増大しつつあることに配慮して、一九八九年、ジェネンテック社とイーライ・リリー社（アメリカにおける成長ホルモン製造のもう一つの大手。以下リリー社）は成長ホルモン製剤のラベルを変更し、成長ホルモン投薬中の子供のうち「少数に」白血病が報告されたという注意書きを付け加えた。さらに、法律上の問題が生ずることを懸念して、FDAは成長ホルモンの投与に伴う白血病についての情報を、さらに詳細に記すよう注意書きを変更させることを考慮中であると発表した。

成長ホルモンがもたらす悪影響が明らかになるにつれ、マルコ少年のような子供たちは、さらに困った状況に立たされたことになった。問題点をまとめてみると、

■そのような子供たちは情報を与えられないまま投薬される。
■子供たちは年間何百回もの注射を必要とする治療を強要される。
■それらは一〇年間続けられ、一五万ドル以上の経費を必要とする。
■この治療は特定の病気に対してなされているのではなく、自分は背が低いと感じることが根拠となっている。
■この治療は子供たちの身長を伸ばすのに効果があると証明されているわけではない。
■子供たちはこの治療に何年間も拘束される。治療をやめると逆に成長が遅くなる危険性もある。

■この治療は無益であり、むしろ心理的に有害であるとする専門家がいる。
■この治療を受ける子供たちは白血病の発病率が上昇するなど、重大な副作用にさらされる危険性がある。

既知のもの、未知のものを含めて悲惨なリスクがいくつも存在するというのに、背の低い子供の親によって成長ホルモンが使用され続けている。ジェネンテック社やリリー社など、この薬を製造する企業にとっては、まさに金脈である。アメリカにおける成長ホルモンの市場は推定で軽く八億ドルを超えている。一九九五年にはジェネンテック社は、成長ホルモン注射剤を二億一九四〇万ドルも売り上げた。リリー社も、一九九六年の第一四半期だけで六〇〇〇万ドルを売り上げている。

この売り上げの異常なまでの大きさと、使用量の大幅な増大が、法律で認可されている成長ホルモン製剤の対象となる小人症への使用だけであるとは誰もとうてい信じることができない。にもかかわらずジェネンテック社は、成長ホルモンの売り上げ増は、成長ホルモン欠乏症と診断される小児の数の増加によるものと説明している。もっともジェネンテック社の立場は、成長ホルモンを処方する医師らに対して行われた初の全国調査によって深刻に損なわれた。一九九六年に公表されたその調査では、成長ホルモンを処方された「患者」の四二パーセントが発育不全ではないことがわかったのだ。FDAに認可された適応症以外への、成長ホルモンの処方に対する医師の後ろめたさを考慮すれば、この調査で示された高いパーセンテージでさえも、実際に成長ホルモンを注射された正常な小児の数を大幅に下回ると考える向きが大半である。

きわめて重大な危険性があるにもかかわらず、なぜジェネンテック社とリリー社は、このホルモンを何億ドルも売りさばくことができるのだろうか？　また、どうして両親は子供にこのホルモンを投与して平気でいられるのだろうか？　社会の偏見と医者の慎重を欠く態度、そして薬品会社のなりふりかまわぬ行動の結果、子供たちは、薬が病気を探し求めるという本末転倒の事態の犠牲になっている、という悲しい現実がここにある。そして子供たちは、人間の部品を売って金もうけに走るバイオテクノロジー産業や薬品産業の標的となっているのである。

## 薬が病を求める

遺伝子工学の出現以前には、ヒトの成長ホルモンは死体から取り出された脳下垂体から抽出されていた。死体を剖検する際、この小さな脳下垂体が切り取られる。これらが全国から集められて、研究室で技術員たちが成長ホルモンを精製するのである。このような、細々とした生産方法では、需要を満たすだけの供給を維持することはなかなか難しい。しかしながら、需要自体も限られたものであったから、成長ホルモンの新たな供給源を探し求める緊急性もなかったのである。

バイオテク企業が、遺伝子工学技術によってヒト成長ホルモンの製造に取りかかった頃は、一般にはこれが大きな金もうけにつながる商品になるとは考えられていなかった。というのも、市場としてはごく少数の小人症に悩む患者しかありえないと思われていたからである。それゆえ、ジェネンテック社の商品プロトロピンは、いわゆる「オーファン・ドラッグ（対象とする病気がない薬）」と認定されることになった最初の薬品として知られるようになった。オーファン・ドラッグの認定とは、薬品会社に対してあまり患者の多くない、どちらかといえばもうからない薬を開発させることを目的とした保護政策である。製造会社は認定を受けると、七年間この薬品の独占権を保障される。リリー社も、成長ホルモンを一部手直しした薬品に対してこの認定を受けた。

ジェネンテック社とリリー社が、自らお金にならないと主張するこの薬品に対してオーファン・ドラッグの認定を求めた一九八〇年代の初頭の頃から、すでにこれらの企業が成長ホルモンで何か大きなことを企んでいるのではないか、という風評があった。何人かの企業アナリストのなかには、成長ホルモンがアメリカで年間一億ドル市場になるとの予測をする人がいた。この予測はオーファン・ドラッグの認定が出る三年前に行われたものであったが、他の多くのバイオテクノロジーアナリストを混乱させた。いったいどうやってほとんど需要のないこの薬品がそれほど大きな市場に成長するのか、誰もが不思議に思ったのである。一九八三年、作家エドワード・ヨクセンは、次のように述べてこの予測が正しいことを示した。

**成長ホルモンが安く手に入るようになれば、病気で背が低いわけでもないのに背を高くしたいと願う人たちによって、この薬が乱用されることになるということは予想されていた。身長は誰もが気になることだし、特に思春期の若者には悩みの種となるから、薬品会社はなりふり構わず背伸び薬としての市場をめざしていると考えてよい。**

一九八四年のヘイスチングセンターの報告では、この薬品の「販売促進活動」は、市場に商品が出回る前にすでに開始されていたことを記し、「成長ホルモンは有望商品と考えられ、強力な販売促進が展開されるだろう」と述べている。

一九八五年、遺伝子工学によって成長ホルモンを製造しようとする会社に好機が訪れた。従来のやり方で死体から抽出された天然型の成長ホルモンの投与を受けていた四人の患者がクロイツフェルト・ヤコブ病で死んだことが、この年の夏報告されたのである。このまれな病気は、脳に感染したスローウイルスによって認知症の症状がもたらされるものである。ＦＤＡは危険なウイルスが天然型成長ホルモン製剤に混入しているようだと警告を発し、ただちに市場からすべての天然型成長ホルモンを回収させた。

この回収騒ぎが起こった頃、ジェネンテック社はちょうど、プロトロピン認可まであと一歩というところまで来ていた。結局、この年の終わりに遺伝子工学的に製造されたヒト成長ホルモンの販売がＦＤＡによって認可された。これまでいつも供給不足状態にあった成長ホルモンが、いまや遺伝子工学によって大量に出回ることになったのである。ロンドン大学小児健康研究所のジェイムズ・Ｍ・タナー博士は、次のような懸念を述べている。

「これまではいくらかの患者が少ししかない成長ホルモン製剤を求める時代であったのが、これからは過剰の成長ホルモン製剤が限られた数の患者を求める時代になりつつある。まさに『すばらしい新世界』だ。遺伝子工学的に製造された高価な成長ホルモン製剤が、患者を探す側に回ったのである」

成長ホルモンの二大メーカーは市場開拓に乗りだした。成長ホルモンの大々的な販売促進活動の過程で、なんと製薬メーカーは、自分たちの販売する薬で治る新しい病気をつくり出してしまったのである。つまり、背が低いのは一種の病気とみなしうるというわけである。各年齢層のうち、身長が下位三パーセントに入る子供は正常とはいえない、このような身長の低い子供には治療が必要であるとの主張が宣伝された。

新しく薬の消費者を創出したこのやり方には、非常に抜け目のない計算があった。アメリカで毎年生まれる三〇〇万人の子供のうち、九万人が身長の下位三パーセントにあたることになる。専門家によれば、これは八〇億から一〇〇億ドルの市場となる。しかし、このからくりにはまだ先がある。正常でない身長と定義される下位三パーセントの子供という用語法には終わりがない。たとえ、もし成長ホルモン製剤が効いて背の低い子供の身長が伸びても、各年齢層の身長分布をとると、常に下位三パーセントにあたる子供が存在することになる。ワース記者が書いているように「いつでも必ず誰かが背の低い子供」ということになり、無限に成長ホルモンの市場がつくり出される仕掛けになっているのである。

成長ホルモンのあくなき拡販活動に対して、医療従事者や倫理問題専門家や法廷制度は批判的である。一九九四年、ミネソタ州ミネアポリスの連邦大陪審は、自社のヒト成長ホルモン製剤を処方するようにミネアポリスの医師に働きかけ、その見返りに一一〇〇万ドル以上を不法に支払ったとして、ジェネンテック社とケアマーク社の経営者らを告訴した。この起訴は、連邦政府当局による三年間の調査の結果であった。これは単に違法行為に対する怒りにとどまらなかった。多くの関係者は、身長が低いことを病気として再定義するという行為そのものが犯罪であると考えたのである。「成長ホルモン製剤が登場する以前には、誰も背が低いことを病気だとは思っていなかった」とシカゴ大学臨床倫理センターのジョン・D・ラントス博士は述べている。彼はまた、次のようにも言っている。

「背が低いことが病気になったのは、ひとえに成長ホルモンによる治療というものが登場したからであり、医者と医療保険会社が自分たちの行為を正当化するために、それが病気の一つであると考える必要があったからである。現在行われていることは次の二つである。一つは健康的な暮らしに役立つものとして薬の商品化をおし進めること。もう一つは健康であることの定義を徐々にすり替えていくことである」

一九九七年一月には、アメリカ小児科学会（AAP）もまた、成長ホルモンの販売と乱用に対する批判を表明した。小児科医に対して、小児の治療に成長ホルモンを使用する場合には慎重な姿勢で臨むように警鐘を鳴らしたのである。その声明は、成長ホルモン製剤の使用には長期にわたる身体的・精神的リスクが伴う可能性があり、また、治療を受けても成人後の最終的な身長にまったく効果がなかったり、有意とは言えないレベルであったりする可能性があることを警告する内容であった。小児科医は製薬会社の悪質な「販売努力」について当然、承知しているべきであった点を、特にＡＡＰでは憂慮していた。そして、「身長の低い状態を根絶しようと努力するよりも、身長の低い人に対する偏見を根絶したほうがよい」と結論づけている。

政府をはじめとした勢力も、背が低いことを病気とみなす新しい定義の改変に手を貸している。一九八八年、ＮＩＨは一二年計画で成長ホルモンの効果を調査する研究を開始した。対象は、もともと健康であるが背の低い子供たちである。この研究計画はゴードン・Ｂ・カトラー博士が統括責任者となって、何人もの子供を対象にリリー社のヒト成長ホルモン製剤ヒューマトロープの効果をテストするものである。

過去にもリリー社はヒューマトロープの薬効テストのために、巨額の資金をＮＩＨに対して提供してきた。この資金援助には、たとえば患者の旅費なども含まれている。また、リリー社は、万一、この研究の過程でホルモン投与を受けた子供に異常が生じた場合、その責任はＮＩＨではなく会社にあることを保証している。リリー社の期待するところは、この研究を根拠として将来、成長ホルモンの販売市場を、マルコのような健康ではあるが背の低い子供にも拡張できるよう、法的な認可をＦＤＡから獲得することである。この研究には連邦政府からも資金が援助されている。

カトラー博士率いるこの研究計画では、九歳～一〇歳の少年少女に対して週三回の成長ホルモン注射が一〇年間にわたって行われる。定期的な検診が行われ、広汎な身体能力検査をはじめ、ホルモン錠剤服用やテストステロン注射による予備検査、Ｘ線撮影、血液検査、各種の心理テストが課せられる。また、身長目盛りを背景に、裸で写真が撮影される（ＮＩＨは被験者が希望すれば、写真の目の部分を隠すといっている）など苛酷な検査項目がいくつも行われる。ある試算によれば、この研究によって被験者の子供一人につき約二〇万ドルが納税者の負担となる。そして子供たちは白血病との関連性など、成長ホルモン使用による副作用の危険にさらされることになる。

ＮＩＨとリリー社の共同によるこの成長ホルモン研究計画は、まず子供を被験者とする実験に関して、一般的に容認できる規準以上の検査を強要していると考えられるだけでなく、子供を対象とする研究は重篤な疾病に限るとするＮＩＨが自らに課している規準にも違反することになる。しかし、ＮＩＨはこの研究計画に対して悪びれる様子はない。ＮＩＨの広報官ミッシェラ・リチャードソンは、次のように述べている。

「これらの子供たちは正常とはいえません。社会的状況からみて、彼らの背の低さは好ましいものとは考えられないのです」

いくつもの市民団体や医療問題を扱う団体が、数年来ＮＩＨに対してこの成長ホルモン研究計画を中止するよう嘆願した。ＮＩＨに提出された嘆願書で、彼らはまず、この研究の被験者となる子供たちにおよぶ健康上の危険性を訴えるとともに、ＮＩＨが健康であるのに背が低いという理由で子供たちを病気であるかのように取り扱うことの問題性を指摘している。

長らくＮＩＨは、成長ホルモン研究計画の中止を求めるこれらの強力な議論を無視していた。しかし、一九九二年の夏になって、二つの市民団体が起こした提訴と、問題の多いこの計画に関するマスコミによる議論の高まりに応える形で、ＮＩＨはこの研究計画の倫理問題と法律問題を検討するための委員会を招集することに同意した。また、ＮＩＨはこの委員会で結論が出るまで、この研究計画への参加の一時中止を発表した。

## 「背が低い」＝「悪い」？

病気でないものを「病気」としてしまうこと自体、倫理的に大問題であるが、成長ホルモンの販売促進活動にはさらに深刻で重大な問題点がある。それは医療産業につきものの、あくなき搾取というだけではすまない大きな問題である。すなわち、成長ホルモンの投与を受けるということが、アメリカの若年層を対象としたピアスの穴あけとか、にきびの治療といった通常の化粧品や治療薬の販売とはまったく異なるものである点である。成長ホルモンの使用は、他の一般薬とは異なって、私たちの社会の、ある強固な偏見を増幅しているのである。

それは背が高いことがよいことだとする偏見だ。この社会で成功していくために、背の高さが重要な役割を果たしていることは、たくさんの例が物語ってくれる。

就職状況の調査を行ってみると、一般に背の高い入社希望者のほうが、背の低いほうよりもよい成果をあげている。採用者側を調べた近年の調査では、驚くなかれ七二パーセントが背の低い者よりも高い者を好ましいと感じたことを認めている。次のような調査結果もある。図書館学科を卒業した男子学生の給料を、身長が一八四センチから一九〇センチのあいだに入るグループと、一八三以下のグループとで比べてみた。それから同じ卒業生を学生時代の成績で、上位と下位の二つのグループに分けて給料を比べてみた。すると平均初任給は、背の高いグループと低いグループとのあいだの差が、成績の上位グループと下位グループとの差よりも三倍以上も大きかったのである。

就職してからでも身長は、昇進や昇給に影響を与えているようだ。アメリカ空軍の新兵採用テストに合格した五〇〇〇人以上の男子を追跡調査したところ、二五年後の給与額は、身長が一六八センチから一七〇センチに入るグループでは、身長が一八三センチ以上のグループに比べ低いことがわかった。選挙でも身長の高さが重要な役割を果たすことは、よくいわれるところである。背の低い候補者は、テレビに映ったとき背が高くみえるように、演説台の下に置いた踏み台の上に立って話していることはよく知られている。しかし、背の高いほうがよいという考え方は、テレビが登場するよりもずっと以前から存在している。一九〇四年以来、アメリカの大統領選挙において、共和党と民主党の勝敗はほぼ半々というのに、背の高いほうの候補者の勝率は八割である。事実、これまでの大統領のうち、ジェイムズ・マジソンとベンジャミン・ハリソンの二人だけが、当選当時の男性平均身長よりも低かった。

マルコのような「正常」だが背の低い子供に対して、成長ホルモン投与治療を施すことは、背の高いほうがよいとする考え方の端的な表れである。偏見の産物にすぎないものを病気と称しているのである。近年のアメリカ医学会雑誌によれば、「背が低いということは、ある意味で自然のばらつきの一種であり、文化的な偏見が、社会心理的にこれを病的なものとしているのである」として「本質的に健康を害してはいないのに、社会的に障害であるかのように考える、いわば、偏見に根ざした状況を病気とよぶことはすべきでない」と述べている。もっと直接的な言い方をする人びともいる。アメリカ短身者協会はなかば真面目なロビイストグループであり、この団体のモットーは“Down in front”（「前の人どいて！」）である。この協会のダイアン・キートンは次のように述べる。「私たちは背の低いほうがよいと考えています。食事も少なくてよいし、布地も小さくてすむ。場所もとらない」。彼女によれば、背が低いほうが生態学的にずっと有利というわけである。

ジェネンテック社の販売促進計画と「社会的に好ましくない」と考えられている子供たちに対してＮＩＨが行っている研究実験の裏には、社会のお荷物を取り去ってしまおうとする重大な考え方がひそんでいる。成長ホルモンの販売促進とそれを背の低い子供に使おうとする行為のなかにある考え方は、物理的な方法で改変を施せば偏見はなくなる、というものである。偏見の対象となる特徴や外見を取り除くことを意図して、成長ホルモンのような遺伝子工学による人間改造薬が製造され続けるなら、いよいよ『すばらしい新世界』がはじまるのは間違いない。

黒人であることを一種の疾病と考えて、遺伝子工学的な色素治療によって、皮膚の色を改変するというのはどうか？　女性であることも偏見の対象となるなら、胚操作によって性を転換させればよいのか？　性別のように疾病とは関係のない遺伝的特質を胎児の段階で検査して、それを理由に中絶を行うことが進めば、どれほど恐ろしい社会になるかは先に書いたとおりである。このような優生学的な行為の上に、さらに偏見の対象に対して社会的な見地から、医療を強要するという行為を重ねることは許されないはずだ。偏見に対する解決策は、偏見の対象を遺伝子工学的に改変することではなく、まず、偏見の持ち主に対して教育を施すことから行うべきである。

## 法をあざける行為

一九九〇年、成長ホルモンの許可対象以外の用途への使用を違法行為とする法案が議会を通過したので、成長ホルモンに対して批判的だった人たちの多くはひと安心することができた。食品、医薬品ならびに化粧品法に加えられたこの修正条項は、明確に「ヒト成長ホルモンを、ヒトにおける疾病もしくは特定の病状以外の用途に意図的に販売したもの、あるいはその用途で販売する意図で所有したものは、何人も有罪として五年以下の懲役に処す」と規定している。

しかし、実際には、科学的な曖昧さと取り締まりのいい加減さによって、この規定がマルコ少年のようなケースに適用されることは、ほとんどありえない状況である。第一に、どの患者が成長ホルモン欠乏症で、成長ホルモン製剤の合法的な使用対象となりうるかを判断するのは容易なことではない。背の低い子供のうちのほとんどは、成長ホルモン欠乏症ではない。身長が低いのは、いくつかの遺伝的素因のためか、体格形成の遅れのせいである。多くの場合、この二つの要因は、マルコ少年のような子供に複合的に現れて、ホルモン欠乏症ではないのに背が低い状態をもたらしてしまう。こういった背の低い子供たちのなかから、本当にホルモンが欠乏している子供を見つけ出すというのは、あまり「信頼のおける作業ではない」と小児科医が認めている。

ホルモン欠乏の診断が難しいことは、ジェネンテック社にとってもっけの幸いであった。診断が困難であることを理由に、成長ホルモン欠乏症ではなく本来薬を与えることができない大多数の背の低い子供と、本当に病気の子供とのあいだの境界をぼかすことができるからである。ジェネンテック社の医療主任バリー・シャーマン博士は、次のように語った。「ある医者に連れていくとあなたのお子さんはホルモン欠乏症だと言われ、別の医者に連れていけば欠乏症ではありませんと言われる、といった話はいくらでもあります」「一種のサイコロゲームのようなものです」。ジェネンテック社は、多額の資金を提供してシンポジウムをいくつも開催し、全国の小児科医に成長ホルモン欠乏症の診断は正確ではないという説を巧みに宣伝してきた。内分泌学者のダグラス・フレイザーはあからさまに、「この分野の研究はすべてジェネンテック社協賛でやっている」と指摘している。

明らかに不適切な成長ホルモン使用のケースであっても、ジェネンテック社にはそれが違法行為だと認める素振りはない。ＦＤＡの監督が生ぬるいのをいいことに、多くの企業が新薬の無許可使用によって、多額の利益を上げつつある。事実、薬品会社は、見せかけに、薬物使用対象を非常に限定したわかりやすい病気をあげてＦＤＡの認可を受け、その後、対象外の用途に拡大使用して大きな見返りを得るという方法で、規制をくぐり抜けていることはよく知られている。

成長ホルモンにはまだまだ問題が多いとする議論が高まっているにもかかわらず、製造企業は、この薬を背の低い子供に対して使用する公的認可を求めて活動している。さらに、彼らはこの薬品の対象となる老化という新しい病気もまたもち出してきた。

人体における成長ホルモンの分泌は、だんだん弱まって、五〇歳を越える頃には停止してしまうのがふつうである。このような成長ホルモン分泌の自然な減衰を病気とよびたいというわけである。過去数年間にわたり、、成長ホルモンの製造企業が資金提供して、六〇歳以上の被験者に成長ホルモンを投与することによって、筋肉の萎縮や脂肪の蓄積といった、老化現象を防ぐのに役立つか否かというテストが多数行われた。一九九〇年、成長ホルモンが老化の防止にいくばくかの効果があったとする研究がはじめて報告され、全国紙に「遺伝子工学的につくられた若返りの泉」と題された派手な記事が掲載された。企業アナリストは、子供だけでなく老人も市場対象になりうるとすれば、アメリカの何百万人もの人たちが、新たに成長ホルモンを購入することになるだろうと述べている。

その後の研究によって成長ホルモンの若返り効果は、薬の使用を停止すると、元に戻ってしまうことがわかって、いくぶんこのおとぎ話も後退することになった。しかも、副作用として、関節のむくみ、男性の豊胸化、手根管症候群（手関節が強く屈曲し、正中神経が障害を受ける）が起こることもわかってきた。成長ホルモンは細胞増殖を促進するので、がんの発症、特に女性において乳がんをひき起こす危険性があることを憂慮する研究者もいる。

成長ホルモンの販売をめぐるこのような状況は、遺伝子工学的に製造されたヒトの生体物質を大量に商品化することに関する教訓に満ちた事例である。現在行われている成長ホルモンのなりふり構わぬ販売促進が、一つの予兆であるとすれば、将来、社会的偏見の対象となる人たちを高額な薬物や遺伝子工学産物の販売標的とする、バイオテクノロジー企業による搾取はますます増していくであろう。その上、ライル・アルザードやマルコ・オリティ少年のように、共感や許容によって守られることなく、むしろ競争や利益に突き動かされて、この社会の犠牲者となってしまう人たちが次つぎと現れてくるだろう。

以上のように、ヒト成長ホルモンの商品化と使用が行われるようになり、人間部品産業が遺伝子工学的に製造されたヒトのホルモンや生体物質にまで拡大されることによってひき起こされた問題点を、この章では取り扱ってきた。しかし、遺伝子工学による薬品類は、人間の生命現象や精神活動を変化させるほんの一例にしかすぎない。

もとより遺伝子工学の技術者たちは、もっと大きな野望を抱いていたのである。遺伝子操作技術によって、ヒトの遺伝子を書き換え、進化を設計する者となるという野望である。

今日の遺伝子工学は、真に巧妙な方法で人類を「改良」せんとしている。しかし一体どの方向へ向かっての改良なのか？

（ジェイムズ・B・ネイグル）

# 12 人間の遺伝子操作

Engineering Ourselves

一九七七年三月はじめに行われたデモは、反体制運動華やかなりし当時としてもめずらしいものであった。何百もの人が国立科学アカデミー（NAS）の超近代的なドームの前に集まってきた。人びとは「私たちはクローン化されたくない」というスローガンを叫んだり、「私の遺伝子を土足で踏みにじるな」と書いた看板を掲げていた。

集まった人たちが抗議の矛先を向けていたのは、NASの後援で開かれていた三日間にわたるシンポジウムであった。この集まりは科学者、政府関係者、企業のリーダーなどを招いて、ヒトを含む生物の遺伝的改変の将来性を検討することを目的としていた。NAS医学研究所所長デイビッド・ハンブルグ博士がシンポジウムの司会をつとめた。

彼は最初、この集会は遺伝子操作の進歩の結果に伴う科学的および法律的諸問題をみんなで協議する、ごくふつうのシンポジウムになると考えていた。しかしそうはならなかった。社会問題活動家のジェレミー・リフキンに率いられたデモ行進は、プラカードを掲げ会議場に集結し、シンポジウムの出席者に対して口々に問題点を訴え、議事進行の主導権を奪ってしまったのである。彼らは、科学者や政府の役人たちに対し、生命の遺伝子暗号を操作することがもたらすモラルや倫理の問題に、目を向けるよう厳しく要求した。また彼らは出席者に対し、研究の資金源を明らかにするよう繰り返し求めた（このシンポジウムの費用の一部は、複数の製薬会社から提供されていた）。バイオテクノロジーがもたらす優生学的危険性や差別につながる危惧に対する質問が続出し、とうとう司会者はリフキンたちに壇上での発言の機会を与えざるをえなくなってしまった。

多数の有名な科学者が抗議の声に同調した。集会に先立って開かれた記者会見では、ノーベル賞学者ジョージ・ワルドが、遺伝子工学的操作は「人類史上、最も大きな自然界における事件だ」と述べた。また、有名な生化学者アーウィン・シャルガフは、人間をはじめとする生物の進化をコントロールしようとする遺伝子研究に対して、警戒すべきだと述べた。

この日抗議に集まった人びとや科学者たちが発した危惧の念は、生命操作を恐れる人びとの声が増加していることの表れであった。遺伝子暗号を「解読」したことでノーベル賞を受賞したマーシャル・ニーレンバーグは、早くも一九六七年、人間の生命操作に関して厳しく指摘し、次のような先見的な洞察を行っている。

二五年以内には、人工合成した遺伝子を用いて、細胞をプログラムできるようになると、私は思う。……つまり、私が強調しておきたい点は、そのような操作がもたらす長期的な影響を正しく評価できるようになるよりもずっと早く、また、最後には何が起こるか判断できるようになるよりもずっと早く、そして、また、将来生ずる倫理やモラルの問題を解決できるようになるよりもずっと早く、自らの細胞をプログラムできるようになってしまう、ということである。

## 進化への干渉

遺伝子操作に反対する人びとが最初に危惧した問題点は、人間の生殖細胞を操作しようとする試みに関するものであった。

この操作は、個人の生殖細胞の遺伝子を改変して、それを末代にまで伝えるように仕向けるものである。精子、卵子、胚などの遺伝子グループから「悪い」遺伝子を取り除くことができるようになると、多くの科学者が予言した。未来の人間部品産業が大がかりな遺伝子操作を行って、生殖細胞（精子や卵子）から、たとえば鎌状赤血球貧血症や嚢胞性線維症（ＣＦ）の原因遺伝子を取り除くといったことが想像できるわけだ。また、遺伝子操作は将来、他の人間や動物の遺伝子を取ってきて、患者の遺伝子のなかにはめこむこともできるようになるだろう。

このようにして移し換えられた遺伝子は、患者が発病するのを防いだり、あるいは外見が良くなるとか、頭が良くなるといった望ましい特徴をもたらすことにもなりうる。そして、遺伝子と病気、遺伝子と身体的、精神的特徴との関係が解明されるのに伴って、生命を機械のように取り扱い、もし「悪い」部品や遺伝子があれば、修理したり、取り換えたりできるものだとする見方へと行き着いてしまうのではないか。以上のような未来を、批判者たちは恐れているのである。

さらには、もし人間の遺伝子操作が行われるようになれば（多くの人びとが必ずや行われると思っているが）、悪い種を切り捨て、良い種を選抜するという優生学にとって大きな転機がもたらされることになるだろう。もはや「良い」性質をつくり出すため、何代にもわたる交配を注意深く行ったり、逆に異常や望ましくない性質を取り除くため、不妊化したり、中絶したり、あるいは大量殺害を行ったりする必要がなくなる。悪い遺伝子を修復したり、取り換えたり、良い遺伝子を付け加えるという遺伝子レベルの外科手術によって、人間を改変することができるのである。

ノーベル賞学者ジェーン・ロスタンは、遺伝子操作のもつ優生学的危険性をさらに先取りした見方をかなり前に述べている。

「性別を入れ替えたり、目の色を変えたり、足を長くしたり、顔を変えたりするというのは、昔、領主がお雇い生物学者にやらせていたゲームと何ら変わるところがない」

人間に対する遺伝子操作は、最終的に進化の方向を干渉することになるというワルドやシャルガフといった学者の意見に賛同する人びとは多い。一九七二年、倫理学者レオン・カース博士は次のように書いている。

「人間に対する新しい遺伝子操作技術の数かずは、『進化のまったく新しい経路』への導入路となるだろう。したがって、われわれを含め、これまでの人間たちが知っていたような意味での人間の歴史は、ここに終わりを告げることになるのだ」

人間の生殖細胞の遺伝子操作を行うことに関する医学的問題点ならびにモラルの問題――この重要な問題について、ここ四〇年間にわたって多くの科学者や社会運動家、倫理学者そしてマスコミが議論を続けてきた。

新聞の社説は、しばしば「完全人間をつくるべきか」とか、「いかにして生命の改造を規制すべきか」といった見出しを掲げた。「人間を改造する」試み自体に多くの人びとが反対を表明してきた。彼らの疑問は、人間の遺伝子からどの部分を切り取り、どの部分を増強するかという判断を科学者の裁量に委ねるべきではないという点にある。そして、もし科学者に任せられないなら、いったい誰が悪い遺伝子と良い遺伝子とを区別できるだろうか？　悪いと考えられている遺伝子も、人類全体にとって重要な利益をもたらしていることさえある、と彼らは指摘している。

近年、嚢胞性線維症の原因遺伝子が、表皮がんの一種として多発するメラノーマの発症を防いでいることがわかった。また、一九八〇年代には鎌状赤血球貧血症の原因遺伝子が、マラリアに対する抵抗性を与えていることを示す研究結果が出された。したがって、このような遺伝子を人類全体の遺伝子プールから取り除いて、病気を根絶しようとする試みが、逆にとんでもない結果をもたらす危険性もありうる。

また、生殖細胞の遺伝子操作という強力な技術を重篤な病気の治療にのみ限って使用するという取り決めを、いかにして、あるいはいつ有効に定めるべきかという問題も存在する。前の章でも記したように、胚の遺伝子工学的選別は、すでに男女の生み分けのような優生学的目的に使用されつつあり、また、遺伝子工学によってつくり出された薬が、見た目を良くする目的で使用され、そのような使用方法が、ある種の差別を助長している。

同様に、生殖細胞の操作による治療法が、差別を助長したり、優生学的目的で乱用されないと誰が断言できるだろうか？　標準身長より背の低い子供、標準IQよりも劣る子供たちが、将来生殖細胞操作を売り物とする企業の標的となる可能性はどうだろうか？　胎児期における遺伝子診断の進歩に伴って生じてきた問題とちょうど同じような新奇な法律上の問題点の数かずも、生殖細胞の遺伝子治療に付随して生じてくるはずである。赤ちゃんは、遺伝子操作されていない生殖細胞から生まれてくる権利をもっているだろうか？　それとも逆に、赤ちゃんは、お金さえ払えば遺伝子工学技術が提供できる最良の生殖細胞から生まれてくる権利をもっているといえるだろうか？

生殖細胞の遺伝子治療をめぐって議論が続いている一方で、別の遺伝子操作が人間に対して行われはじめている。それらは体細胞遺伝子操作とよばれている。生殖細胞を操作することに比べると、体細胞の遺伝子操作は簡単で、議論が起こる余地もずっと少ない。体細胞に対して手を加えたり、他の遺伝子を導入したとしても、操作を受けた個人だけの問題にとどまるので、体細胞の改変に対して優生学上の議論が起こることはほとんどない。つまり体細胞の改変は、形質の遺伝とは無関係である。体細胞操作の試みとしては、異常が認められたり、病気の原因となる患者遺伝子を正常なものと取り換えたり、修復したりするものがある。

体細胞の遺伝子治療は、子孫の世代への遺伝には影響を及ぼさないが、なお問題点がないわけではない。たとえば、何らかの病気や正常でない形質を発現する可能性のある「良くない」遺伝子をもつ人は、親や教師、あるいは保険会社、雇用者などから「悪い」遺伝子を取り除く遺伝子治療を受けるべきだとする圧力にさらされることになりはしないだろうか？　また、体細胞遺伝子治療が、身長、肌の色、知能といった病気とはいえない形質を付けたり取ったりするという、いわゆる「見た目を変える」目的で使用されることはないだろうか？

ある形質を良くないと考える社会的な偏見によって、そのような形質をもつ人たちが差別の対象となり、遺伝子治療を受けるべきだという圧力にさらされることになるかもしれない。生殖細胞、体細胞いずれの遺伝子操作の場合も、まず問題とされたのは、将来それらの高度な技術が乱用される危険性があるという点であった。

人間の遺伝子操作の実験がはじめられた当初、すでに遺伝子治療の誤用が行われ、大きな議論となった事件が二例存在している。そのうち一つの事件は四〇年前に起こったもので、未完成の技術が用いられていた。

## 誤りのはじまり

一九七〇年から七三年にかけて、ドイツの医師G・H・テルハーゲンは、アメリカの科学者スタンフィールド・ロジャース博士の協力を得て、ショープ・パピローマ・ウイルス（SPV）を一八歳と五歳の姉妹ともう一人の女児に注射した。この三人の女の子はみな、高アルギニン血症とよばれる非常にまれな病気の患者であった。この病気はアミノ酸の一つであるアルギニンを分解する酵素の遺伝子に異常があるために起こる。この分解酵素がないためにアルギニンが血中にたまって、てんかん発作、痙攣性麻痺が生じ重度の精神遅滞をきたす。注射が行われた当時、二人の姉妹はほとんど望みがない状態にあった。実験は回復の見込みはないことを承知の上で行われた。

ロジャース博士はSPVの専門家で、このウイルスの研究者はみな血中アルギニンのレベルが非常に低いことを見いだしていた。このことからロジャース博士は、SPVがおそらく血中に入ってアルギニンを分解しているのではないかと考えた。それならSPVは高アルギニン血症の治療に使えるかもしれない。SPVは人間に感染しても、中間宿主とするだけで何の害も及ぼさないから、子供に注射しても大丈夫だとロジャース博士は主張した。彼のこの主張は完全には正確ではなかった。SPVを大量に注射されたウサギでは、がんの発症が促進されたという実験が報告されていたのである。

テルハーゲンとロジャースの治療法に関するニュースは、一般の人びとをはじめ科学者や議会にまで大きな議論を引き起こすことになった。ロジャースは、子供を実験動物のように扱ったのは非倫理的だと非難された。倫理問題専門家のポール・ラムゼイは次のように述べている。

「（この実験は）知的障害の子供を使って不合理な取引を強行した遺伝学的人体実験といえる。つまり延命してやる代わりに、科学実験をさせろという同意を、ただで手に入れたことになる」

このテルハーゲンとロジャースの実験は結局うまくいかず、以来、高アルギニン血症の治療にSPVが使われたという報告もない。しかしロジャースの事例は、この後長く影響を及ぼすことになった。この事件をめぐる騒動をきっかけとして、遺伝子操作に関する法案が提出された。ウォルターｰ・モンデール上院議員はこの問題に関する聴聞会を開催し、それを受けて遺伝子研究のもたらす法的、社会的ならびに倫理的影響を調査検討する「健康、科学および社会に関する委員会」の設立をめざした法案を起草した。この法案は少なからず支持を受けたが、結局議決にはいたらなかった。

ロジャース事件によって引き起こされた議論は続いていたが、議会は依然目立った動きをみせることがないままでいた。そのなかで、国立保健研究所（NIH）は、一九七六年、ヒトの遺伝子操作を規制することをめざした措置を取った。議会が避けてきた役割を奪う形で、NIHはヒトの遺伝子操作をはじめとするDNA研究のうち、連邦政府が資金提供するものについてガイドラインをつくるために、組み換えDNA諮問委員会（RAC）を設けた。

この年公表された最初のガイドラインでは、ヒトの遺伝子治療を含む実験はすべて申請者の大学や病院などの所属機関の許可を経たのち、RACによる最終承認を受けることを求めていた。RACのガイドラインは、その後数年間でいくつかの改正を経て、現在ヒトの遺伝子操作に関する基本的な規制指針として機能している。NIHが、これまでずっと研究に関して最も多額の研究資金提供者であり、かつ消費者であるにもかかわらず、自ら遺伝子研究を規制する監督権限を得ようとしていたという関係は当時ほとんど指摘されなかった。近年になって、遺伝子研究の成果や方法が、膨大な金もうけにつながったり、個人的な栄誉をもたらすことに絡み、RACの科学者のあいだで研究者の適正な行動と科学上の利益をめぐる論争が発生し、職務権限についての問題がさまざまなかたちで現れてきた。つまりＤＮＡ研究者であるＮＩＨがＤＮＡ研究を監督するのは、「キツネにニワトリ小屋の番をさせる」ようなものだという問題である。

ロジャースが議論を巻き起こした実験を行ってから七年後、別の事件が遺伝子研究の世界に起こった。一九八〇年五月から七月にかけて、イタリアとイスラエルの二人の女性が、ヒトに対する高度な遺伝子操作実験を知らないうちに受けた世界初の患者となってしまったのである。

カリフォルニア大学の科学者マーティン・クライン博士は、動物の遺伝子操作研究における第一人者であった。一九八〇年四月、クライン博士は何匹ものマウスに外来の遺伝子を組み込むことに成功した。この遺伝子導入によってマウスは、ある種の薬剤に対する抵抗性を獲得したのである。この成功に力を得たクライン博士は、数週間後には一足飛びにマウスからヒトへ実験を進めるというとんでもない考えに抗することができなくなってしまった。そして彼は二人の女性に実験を行ったのである。

この女性たちはサラセミアとよばれる遺伝病の患者で、ヘモグロビン遺伝子の異常によって赤血球の生産がうまく行かなくなる。軽症の場合は貧血が起こり、重症なら幼いうちに死んでしまう。クライン博士は、サラセミアをはじめとする血液病の治療を目的として、遺伝子操作によってつくり出された細胞を患者に注射するという実験計画を所属機関の委員会に提出した。しかし一九八〇年七月、委員会は、この治療法が効果的で安全かどうか、まだ十分わかっていないとする外部の意見を入れて、クライン博士の実験計画を不許可とした。クライン博士は実験を外国で行うことにした。それによってＮＩＨの規定や許可と関係なく仕事ができるからである。しかし、彼は患者と実験を行った国に対してヒトの遺伝子操作を用いた彼の実験方法の内容を知らせていなかった。

この治療法は、医学的にも成功せず、倫理的にも問題のある行為といえた。クライン博士はＮＩＨ

のガイドラインに違反し、職業上の規範にもとる行為を犯していたのである。彼は患者二人を欺き、また実験計画の審査結果にも従わなかった。クライン博士はこの後ＮＩＨから懲戒と処罰を受けた。

先行して生じたロジャース事件同様、クラインの実験も、ヒトの遺伝子操作に対する法的規制を求める動きを促進した。その一つが一九八〇年のホワイトハウス特別委員会で、「医学、生物医学および行動科学における倫理問題検討のための大統領委員会」という長い名前が付けられている。委員長として倫理学者アレキサンダー・モーガン・キャプロンが任命された。

一九八二年一一月、委員会はヒトの遺伝子操作技術の倫理的影響に関するレポートを発表した。「生命をつむぐ技術」と題されたこのレポートは、全般的に技術と科学の進歩を大いに賞賛し、今日の進歩を「人類の創造性の成果」とうたっている。一方、遺伝子操作に関する多くの問題を指摘し、生殖細胞に対する操作を「優生学」であるとさえ示唆している。しかし、ヒト生殖細胞操作に対して、規制または効果的な制限を求めることにはふれていない。

この報告書は、誰からも好意的な反応をもって受けとめられたとはいえなかった。またこれが、人間と動物の合いの子に対する禁止を求めたことに関しては特に辛辣な批判がなされた。誰もまともに提案するとは考えられない「人魚をつくろう」とする計画に、禁止を求めるのは非現実である。むしろ、多くの研究者が行おうとしている人間の特徴を改変する生殖細胞の操作に対して、様子見の態度をとっていることは問題である。ニューヨーク・タイムズの社説は、次のように書いている。

委員会は、誰も計画していない動物と人間の合いの子の研究に対して、大げさに禁止を求めている。一方、もっと重大な問題に対しては注意深い態度に終始している。少なくとも誰かが真剣に人魚計画を実行するまでは、禁止令など必要ない。より具体的な問題は、子孫に伝播するような改変を人間の遺伝子に施すことを許してよいかという点にある。

確かにこの報告書は、不明確な点やバランスがとれていない理由付けなどがみられるにしても、歴史的なものであった。人間に対する遺伝子操作の問題に関する、初の政府見解が示されたものといえるからである。

クライン事件に対する世論やホワイトハウス報告書に示された勧告から、もう一つ別の結果が生まれた。一九八二年、アメリカ議会ははじめて人間の遺伝子治療に関する大がかりな聴聞会を開催したのだ。一九八四年までに議会の科学技術評価委員会（ＯＴＡ）は、この問題に関するレポートを刊行した。さらにＮＩＨは、ヒト遺伝子治療に関する作業部会を設けて、ヒト遺伝子研究の規制を強化することになった。この作業部会は、後にヒト遺伝子治療小委員会と改称され、初期のヒト遺伝子研究の計画や方法を審査する上で重要な役割を果たすべく設置された。一九八五年には、議会が医学生物学倫理審議委員会の設置を承認することになった。同委員会の使命は、ヒトに対する遺伝子操作のもたらす影響を検討すること、遺伝子操作技術の使用を法的に制限すべき範囲を検討することである。

一九八〇年代を通じて、遺伝子治療に対する批判は継続的に行われていた。一九八三年には、ジェレミー・リフキンが、ヒトに対する遺伝子操作技術の使用に反対する市民団体を組織した。この団体と生殖細胞操作に反対する署名声明文は連日、アメリカの新聞の第一面をにぎわせた。

キャプロンのホワイトハウス委員会とは異なり、この市民団体の生殖細胞操作に対する決議は明快である。「人間の生殖細胞に特定の遺伝的形質を導入しようとする試みは行われるべきではない」。子孫へ伝播する遺伝的改変を禁ずべき理論もまた単純明快である。「いかなる個人、集団、機関も、今日生きているわれわれと未来の世代を代表して、遺伝的改変をしてよいと判断するどのような法的権利も権限をも主張することはできない」。議会に提出されたこの声明文には、ユダヤ教主流派、カトリック、プロテスタントなどの各組織の著名な指導者をはじめ、高名な科学者たちが署名を寄せていた。

この六年後には、世界教会連盟（ＷＣＣ）がバイオテクノロジーに関する重要で詳細な声明文を発表した。このなかには、すべての教会に「人間の生殖細胞に対する遺伝子操作を行う実験の禁止」を支持するよう要請する文面が、強い主張として盛り込まれている。ＷＣＣはまた、体細胞に対する遺伝子操作実験にも深い憂慮を示している。声明文は組織内の教会に「体細胞の遺伝子操作を行う実験にも厳しい規制が必要であり、この技術が、いわゆる『障害』をもった人びとに対して誤用される危険に対して注意を喚起する必要がある」と呼びかけている。

ＷＣＣによるこの声明文発表は、この上もないタイミングであった。というのも、一九八九年はまさに、ヒト遺伝子操作の時代が公式に開幕した年になったからである。

## 誰が「神」を演じるのか

ヒト遺伝子操作に対するはじめてのデモ行動が行われてから、一〇年余りを経た一九八九年一月三〇日、もう一つ別のかたちの抗議が行われた。このデモは、ＮＩＨの組み換えＤＮＡ諮問委員会（ＲＡＣ）の集会に対して行われた。一九七六年ガイドラインを発表してこのかた、ＲＡＣは何度となく集会を開いて、遺伝子工学における実験研究を検討、承認してきた。諮問委員会は主として科学者によって構成され、複雑なデータや手法を長時間検討することが続く地味な集会である。

しかし、今回のＲＡＣの集会はそうではなかった。一五人にも及ぶアメリカ国内の主要な障害者権利の擁護団体のリーダーが、ＮＩＨの科学者や遺伝子工学研究者に訴えを聞いてほしいと集まった。

彼らの多くは、自ら障害に苦しむ人たちである。また、バイオテクノロジーに反対する運動を進めるいくつかの団体が、ＲＡＣにかかわる科学者に説明を求めるため集まっていた。科学者の多くは、ヒトに対する遺伝子操作について、優生学の再来を憂慮する人たちと議論するという場面に、あからさまな不快感をあらわにしていた。また、テレビカメラの放列にさらされるという事態にも当惑していた。しかしその場に居合わせた人びとは皆、自分たちが遺伝子操作革命の歴史的瞬間にいるということがわかっていた。このＲＡＣの会議の議題の一つとして、世界初のヒトに対する遺伝子組み換え実験計画の法的な認可が承認されることになっていたからである。

この実験計画は遺伝子操作を用いるが、治療を目的としたものではなかった。見込みのないがん患者の体からある種の免疫細胞を取り出し、そこへ新規の遺伝子「標識」を導入した後、再び患者の血液中に戻すという実験を研究者たちは計画していた。標識の行方を追跡することによって、どの細胞がうまく働き、どの細胞は働かないかを調べることができる。この研究計画は、ＮＩＨの著名な遺伝子研究者であるフレンチ・アンダーソン博士、スティーブン・Ａ・ローゼンバーグ博士、マイケル・ブリーズ博士のチームによって実行されようとしていた。

ＲＡＣの委員長であるジェラルド・Ｊ・マクガリティ博士が開会を宣言するとすぐに、反対を唱える人びとが、ＮＩＨによって許可され進められようとしている前代未聞のヒト遺伝子実験に、深い憂慮の念を表明しはじめた。ヒトの遺伝子操作がもたらす倫理的、法的影響に関して、ＮＩＨは検討を行おうとする姿勢がまったくみられないという批判である。ジェレミー・リフキンは、彼が率いる経済動向監視委員会がその日の朝、連邦裁判所に対し、ＮＩＨが遺伝子治療に関する決定に世論をより大きくとり入れると約束するまでは、実験を中止するよう求める訴訟を起こしたと発表した。

リフキンはさらに、訴訟の根拠として、この重大な実験がＲＡＣがこれまで行ったことのなかった無記名投票によって承認された事実にも問題があると指摘した。彼は一〇年以上前に、彼をはじめとする抗議行動が掲げた問題点をもう一度繰り返した。

「遺伝子操作は、これまでと比較にならないほど重大な倫理的社会的問題を人類にもたらす。NIHはこれらの問題を無視すべきではない。慎重に考えなければ、障害者、少数民族あるいは労働者たちが遺伝子を操作されてしまうような未来が訪れる可能性もありうる」

また、抗議行動を行った雇用機会均等委員会の委員長イヴァン・ケンプは彼自身障害者であり、次のように表明した。

「最近の事例をみれば、私たち障害をもつ者に対する遺伝子操作の脅威や危険性が、根拠のないことではないとわかるはずだ（中略）。この社会には、身体的、精神的に異なる者を避けようとする傾向がある。遺伝子操作には人類における豊かな多様性を排除する危険性がある。これは現実に起こりうることであり、恐るべき脅威だ」

抗議に参加した人びとはRACに対して、ヒト遺伝子操作実験に関する外部の審査委員会を設けて、そこに少数民族、労働者、障害者などの権利に関する専門家を加えるよう要請した。彼らの言いぶんは、RACの科学者たちは遺伝子技術の専門家であっても、それがもたらす社会問題に対する専門家ではないというものだ。

「患者個人からどの遺伝子を取り除き、どの遺伝子を付加すべきかという決定に際して、RACの科学者が神の役割を演じることはできないはずだ」と、白熱した委員会でのやり取りのなかでリフキンは述べている。「良い遺伝子、悪い遺伝子という基準は何なのか？　誰の、どの遺伝子を操作するかということは、いったい誰が決めるのか」と彼は続けた。「この部屋にいるみなさんに、このような歴史的に重要な問題を判断する資格があるとは考えられない。この小さなグループのなかだけに決定権をとどめておくべきではない。このグループをもっと大きなものにすべきである」。

RACの委員のなかには、けんか腰になって怒りつつ、自分たちの研究がもたらす社会的、政治的影響を広範囲に検討する資格が自分たちにないという指摘に反対する科学者もいた。ほかの科学者はこのような意見を無視していた。投票の結果、公開の審査委員会を設けるという提案は、全会一致（却下に賛成二〇、白票三）で、却下された。

RACのあり方に抗議した人びとは、この投票には負けたものの、裁判では勝利を収めた。五月六日、NIHは、RACにおける郵便投票、無記名投票を禁止する旨規定を改善し、また、遺伝子治療実験に関して審査をより強化することを約束し、対NIH訴訟を和解した。この和解によって、ヒトに対する初の遺伝子操作実験が法的に認可されたことになった。遺伝子の「標識」実験は、このすぐ後、一九八九年五月二二日に実行された。

## 「免疫性の病気治療」への疑問

ヒトに対する第二の遺伝子操作実験は、最初の例からちょうど一年後に行われた。これは病気の治療を目的として行われた体細胞の遺伝子操作としては、はじめての公式的な試みであった。

一九九〇年九月一四日、クリーブランド出身の四歳の女児に、あらかじめ新しい遺伝子を導入した細胞が大量に注射された。この女児は、一般に「バブルボーイ症候群」としてよく知られている免疫系の病気の患者であった。この子は、Tリンパ球とよばれる免疫細胞が正常に機能するために必要な遺伝子を生まれつき欠損していた。これはアデノシンデアミナーゼ（ADA）欠損症とよばれる非常に珍しい症状で（世界中で二〇人くらいしかいない）、病気や感染に無力のままさらされてしまう。ADA

欠損症の子供の多くは、無菌状態にしたカプセル（バブル）のなかに隔離しないと生きて行けない。これは、テキサス州ヒューストンのベイラー医科大学に入院中のデイビッド少年を描いた映画『ボーイ・イン・ザ・バブル』で世の中に広く知られている。

ＮＩＨのフレンチ・アンダーソン博士のチームは、正常なＡＤＡ遺伝子を組み込んだ血液細胞を女児の血液中に注射することによって、彼女の免疫システムが正常な働きを取り戻すことを期待していた。表面的にはこの治療法は、ふつうの輸血と何の違いもない。実際、メリーランド州ベセスダにあるＮＩＨ医療センター小児科の集中治療室で行われたこの治療は、二八分しかかからなかった。一時間後には、この女の子は病院内の遊戯室をＭ＆Ｍチョコレートを食べながら歩き回ったという。

公式に認可され、ヒト遺伝子操作を用いて初の遺伝子治療が施されたこの女の子は、アンダーソン博士とともに一躍有名人となった。マスコミはこの歴史的な出来事をにぎやかに報じた。記者たちはすぐに「アンダーソン博士の遺伝子治療チーム」についての特集を組んだ。最初の成功が報じられた後は、遺伝子工学が「カプセルのなかの少年」を救うというニュースは珍しいものではなくなってきた。続いて第二例の患者に治療が行われたのは、一九九一年一月であった。新しい優生学の動きがはじまったとしてあれほど恐れられていた遺伝子技術の進歩が、賞賛一色のすばらしい幕開けになるとはにわかには信じられない話ではあった。

実際には、この実験にも隠れた側面が存在しており、それは一九七〇年代初期に病気の子供に行われたロジャースの治療の問題にもよく似ている。アンダーソンの実験内容を詳細に検討してみると、治療法としてはかなり誇張された部分が少なからず見いだされたのだ。

まず、「カプセルのなかの少年」という言い方は正確ではない。というのも現在存在しているいくつかの症例では、免疫機能が働かない子供たちを病気から守るため「カプセル（バブル）」を必要とする例は一例もない。一九八〇年代中頃から、これらの子供たちは、新しく開発された薬によって十分治療可能になっているのである。

アンダーソン博士が、この新薬が開発される以前から、ADAの遺伝子治療に取り組んでいたのは確かである。しかし、彼がこのやり方を追究するのは、医療上の必要性というよりはむしろ、自分の方法への固執と名声のためであると感じている人も多い。実験が実施される数ヵ月前には、ヒト遺伝子治療小委員会の委員がアンダーソン博士に対し、公式に質問を行っている。すでに適切な治療を受けている子供たちに対して、あえて遺伝子治療を試す合理的な理由を述べてほしい、という質問である。

RACの委員たちは、アンダーソン博士の治療法が有効に働かない場合もあるかもしれないと心配した結果、すでに薬物治療を受けている患者に限ってのみ、博士のチームの実験対象としてよいことにした。この安全措置が逆に、それではどうやってアンダーソンは自分の実験結果を正確に評価することができたのだろうかという疑問を生むことになった。これではまるで、抗生物質による治療を受けている患者に、アスピリンの効果を試す実験を行うようなものだと科学者からも批判を受けた。

アンダーソンが、患者を自分の遺伝子治療実験のモルモット代わりに使ったのかどうかは断定できないにせよ、彼の実験は生物学における一般的倫理原則に反しているといえる。それは、ある実験的治療法を試す場合、患者にとって期待できる効果が、潜在的な危険性と引き換えにして、差し引きゼロか、あるいは効果が危険を上回る場合にのみ許されるという原則である。アンダーソンの実験の場合、ことは明白である。実験内容は、遺伝病の患者に治癒をもたらすものではなく、単に、補助的な効果を生むにすぎない。この実験の有用性は、うまくいった場合でも、一過性の効果があったといったところであろう。本当の治療法は、骨髄移植が改良されるのを待つ必要がある。

一方、アンダーソンの実験によって子供が受ける危険性はかなりのものがある。患者のからだに外来遺伝子を導入するために、彼らは、動物のレトロウイルスを遺伝子の運び役に使用している。ADAの実験をはじめとして、初期のすべての遺伝子治療実験に使用されたレトロウイルスは、マウス白血病ウイルスとよばれるものであった。このレトロウイルスはネズミから見いだされたものである。

アンダーソンは、正常なADA遺伝子をこのレトロウイルスに組み込んで、このウイルス遺伝子を細胞のなかにパッケージして患者に注射したのである。患者の体内に入ると、このレトロウイルスは別の細胞に感染し、自分の遺伝子を移すのである。アンダーソンのような遺伝子工学者たちは、これらの運び屋のレトロウイルスを一部細工して無害化したと考えているが、なお患者にがんを起こしたり、重大な病気をもたらす危険性がありうる。アンダーソンによるADAの実験は例外で、一般には、マウス白血病ウイルスの使用が許可されるのは、レトロウイルスが何らかの悪影響をもたらしても、それ以上は悪化しないような末期の患者に対しての場合のみである。アンダーソンの実験は、まだまだ余命が長いと考えられる比較的正常に近い生活状態の小児患者を対象としているので、こうしたレトロウイルスが用いられたことは問題の余地がある。

アンダーソンが第二例目の遺伝子治療を行って一年足らずの一九九一年一二月、物騒な報告が行われた。アーサー・ニーンハウスという研究者が、マウス白血病ウイルスにはサルに対する発がん作用があるとの知見を発表したのである。彼はウイルス調製の過程でまぎれこんだ異物によって発がんが起こった可能性もあると考えた。アンダーソンらはすぐさま、自分たちはマウス白血病ウイルス調製に別の方法を使用しており、それはずっと異物混入の可能性の低いやり方だと主張した。しかしながら、ニーンハウスの知見は、マウス白血病ウイルスを遺伝子治療の道具として広く使用する前に、もっと検討の必要があることを指摘しているといえる。

何人かの遺伝子研究者は、アンダーソンの実験に対して、あからさまに不快の念を表明した。このような形で、研究者が他の研究者の業績に口出しすることは、科学の世界ではまれなことである。ある遺伝子治療の専門家は、アンダーソンのやり方を「まったくメチャクチャである」と述べている。

コロンビア大学の医学部ヒト遺伝学の教授アーサー・バンク博士は、ＮＩＨの遺伝子治療の研究者を動かしているのは、科学的関心ではなく野心であると非難している。「（ＡＤＡの実験を行った）最も大きな動機は、アンダーソンがヒトにおける遺伝子治療に一番乗りしたかったということだ……これは誰にとっても好ましいニュースとはいえない」とＡＤＡ実験の一週間後に行われたある遺伝学研究会でバンクは述べている。ハーバード大学医学部の小児科教授スチュワート・オーキン博士は、「この実験が十分科学的な裏づけをもって行われたものではない、と考えている科学者は多いと思う。客観的なはずの科学者が、この実験に対してもっと抗議の声を上げないことにまったく意外な感じがしている」と述べている。遺伝子治療のパイオニアであるリチャード・マリガン博士は、この実験に唯一反対票を投じたＲＡＣの委員であった。彼はさらに直截的だった。「もし私に娘がいて、この病気にかかっていたとしても、決してああいった連中には近づけないようにするね」。

## 続々と明らかになった有害事例

アンダーソンに対する批判は、彼の実験だけにとどまらなかった。この最初の遺伝子治療が認可されたことに反対する人びとはある問題点を指摘した。ここ五年間連邦政府のヒト遺伝子操作研究資金配分を、アンダーソンが共同研究していた私企業に対して、ほとんど彼の独断で交付していたのだ。

一九八七年には、アンダーソンはベンチャー企業に資金提供している実業家ワラス・スタインバーグに手を貸して、ヒト遺伝子操作を行う会社ジェネティックス・セラピー（GTI）社の設立に協力した。この会社を見てまさに「究極の人間部品産業」とたとえた人もいる。このようなアンダーソンの行動は、多くの人にとって「科学者として考えられない」ものと映った。

スタインバーグは、長らくジョンソン・エンド・ジョンソン社のベンチャー企業支援部門（ベンチャーキャピタル）を統括して、先端技術を駆使した将来有望な産業の市場開拓をもくろんできた。それがヒトの遺伝子操作である。

政府機関に所属する科学者はふつう、個人投資家に手を貸すという行為を、反倫理的とはいわないまでも、不適当なこととみなす伝統がある。アンダーソンがヒト遺伝子操作を企業化しようとする人間と関係があるという事実は、彼の科学そのものにも、そしてまた、最初の一連のヒト遺伝子治療実験の認可にいたる手続きにも暗い影を落とすことになった。

一九九〇年終わりに、GTI社はNIHのRAC前委員長のジェラルド・マクガリティを雇い入れた。これには公務員としての利益相反（職務権限の不正行使）の問題が指摘された。マクガリティは長らくGTI社およびアンダーソンの実験の主たる支援者であり、RAC委員長として遺伝子治療実験の申請がNIHの認可を得られるよう誘導した人物なのである。しかし、一九九一年、GTI社の数かずの工作が功を奏するときがきた。国際的多国籍企業の一つサンド社がGTI社の株を一〇〇〇万ドルで買い上げ、さらに向こう三年間研究費として一三五〇万ドルを提供することに合意したのである。一九九一年末の時点で、GTI社の資産は二〇八〇万ドルに上った。

いわゆる「遺伝子治療」をめぐる報道や熱気、そして金（カネ）のバブルは、一九九〇年代をつうじて膨らみつづけたが、一九九九年九月にバブルははじけた。

きっかけは、軽度の遺伝病を患っていた一八歳の男子学生ジェシー・ジェルシンガーが、遺伝子治療の試験で、運び屋のウイルス（ベクター）を注射された四日後に死亡した事故だった。遺伝子治療に使われるベクターの危険性は以前から指摘されていたが、はたして試験で注射されたベクターがジェシーの免疫系を不全に陥れ、死にいたらしめたのである。その後の調査により、この遺伝子操作試験を実施した医師や研究者が、ベクターの危険性を示唆する事前の動物実験について、ジェシーや彼の家族に伝えていなかったことも明らかになった。

それ以外にも、ジェシーや家族が知らされていなかった不穏な事実がある。この遺伝子治療にたずさわった主任研究員が、ベクターを提供したバイオテクノロジー企業であるジェノヴァの株式一三〇〇万ドル相当を保有していたのである。また、試験の場となった病院を所有するペンシルベニア大学にも、少なからぬ金銭的な利害関係があった。

ジェシーの死が大きく報じられたことで、アメリカ政府はヒトの遺伝子操作実験に対する監督に乗りだすことになる。さらに、遺伝子治療にかかわる研究者たちに質問状を送ったところ、多くの有害事例が報告されていなかった事実が明らかになったのである。有害事例のなかには、深刻な病気や遺伝子治療に対する反応のほか、多数の死亡例も含まれていた。

その後の数年間で、遺伝子治療はさらに大きな挫折に見舞われた。フランスでは、一〇年前にフレンチ・アンダーソンが実施したものと同様の遺伝子治療を受けていた幼児および児童一一人のうち、四人が白血病に似た病気に罹患したと診断され、うち男の子一人が死亡し、残りの三人も化学療法によるさらなる治療を余儀なくされた。改変されたDNAが導入先のゲノムの一部を乱し、それが病気の引き金になった可能性があると見られている。二〇〇七年には、同様の遺伝子治療を受けていた三歳のイギリス人の男の子が、治療が原因で白血病を発症した。

二〇一〇年現在でも、遺伝子治療は医学の進歩にほとんど貢献しておらず、長期的に治癒できた病気は皆無どころか、逆に治療が原因で世界中の数多くの子供やおとなを死にいたらしめる結果となっている。にもかかわらず、フレンチ・アンダーソンをはじめとする幾多の著名な遺伝子研究者は、「遺伝子治療の失敗によって、われわれ人類は近い将来、ヒト生殖細胞の遺伝子操作への道を切り開くことができる」と主張している。

生殖細胞を操作し、ヒトの遺伝子を恒久的に改変する試みを防止する手だては、国内的にも国際的にも現時点では何もない。つまり、精子や卵子、胚に対して行われる遺伝子操作は、まったくの野放し状態なのである。遺伝子治療が惨憺たる失敗に終わり、遺伝子治療の恩恵を受けるとされていた患者が次つぎと死や病に襲われ、ゲノムに関する知識の乏しさが明らかになっているにもかかわらず、ヒト遺伝子の操作は依然としておし進められている。そして、二〇年以上も前に、抗議団体が科学者に対して投げかけた疑問の数かずは今日にいたるまで何一つ解決されていないのだ。

ヒトの生殖細胞操作という究極的な人間部品産業の領域に、遺伝子工学者たちが迫りつつある一方で、彼らは、ヒト以外の哺乳動物をはじめとする各種の生物に対して、すでに全面的な生殖細胞の遺伝子操作に着手しているのである。人間の遺伝子的形質の恒久的な改変には、なお躊躇が残るものの、他の生物に対する遺伝的改変はすでに行われている。人間の遺伝子を動物に導入するようなことさえ行われているのである。

遺伝子工学技術が他の生物に対して行っていることをみれば、おそらく将来、この技術が人間に対してどのようなことを行っていくのかがわかってくるはずだ。

われわれが見失いがちなのは、遺伝子操作技術もまた、一種の技術であるという点だ。技術のもつ原理原則が、微生物、植物、動物そして人間の遺伝子に直接適用されるということだ。すべての生命に対して技術がもつ有用性と効率の原則が適応されることになる。潜在的な利用価値は莫大なものになる。しかし、究極的には、われわれの生命に対する考え方が、哲学的な意味で暴行を受ける度合いも強力なものになる。

（ジェレミー・リフキン）

# 13 機械化された動物

The Beast Machines

人間の想像力は、昔から動物種の違いを超えて広がるものであった。

ギリシャ人は、伝説上の生きものとしてキメラを想像した。見るも恐ろしい怪物で、口から火を吐き、その胴はヤギ、頭はライオン、尾は竜から成っていた。キメラは女神アルテミスに仕える聖なる獣であり、暗黒、干ばつ、地下世界の象徴である。キメラの名はその後、種を複合してつくり出された生き物すべてを示す一般名称になった。ほかには、古代のキメラの例として、グリフィンが知られている。ギリシャにおける啓蒙性と卓越した精神の象徴であり、胴と足はライオン、くちばしと翼はワシから成る。また、ヒンズー民族においてはガルダがある。半人半鳥の姿で悪を打ち破り、偉大なる神ビシュヌーの乗り物でもある。そして最も有名なキメラは、エジプトのスフィンクスであろう。人の頭は知性を、ライオンのからだは力を示している。

これら古代の信仰心の対象であったキメラは、実際にこの世に存在するものとして信じられてもいた。動物のからだを借りたかたちや特徴は、信心やおそれを体現したものと考えられる。古代人にとって、キメラをつくり出すことは、複数の含意を混ぜ合わせて、知性や力、悪、強靭な心、忠誠あるいは美といった永遠の価値を表現するための意味とかたちをもったシンボルをつくり出すことであった。また、キメラをつくることは多様な動物のからだと心を合体させることによって「この世界にあるすべての魂」を表現することでもあった。

今日、バイオテクノロジー関係者は、キメラをつくり出す技法を復活させて、動物種の境界を飛び越えようとしている。しかし今回に限っては、キメラが単に人間の想像力の産物にすぎないとはいえないのである。今日のキメラは実際に生きているトランスジェニック（遺伝子組み換え）動物である。すなわち、人間やほかの動物の遺伝的形質をからだのなかに組み込まれた動物なのである。

過去の伝説上の生き物とは違って、今日のキメラは、信仰心や神聖な意味を体現した象徴ではない。むしろ、食糧生産や医療産業にとって、より効率のよい、より利益をもたらす動物をつくり出すことをめざして、遺伝子工学が試みていることの成果なのである。人間やほかの生物の遺伝子を家畜や家禽に組み込んで、食肉産業や消費市場にとっての「スーパー動物」の創出が進んでいる。また、人間の遺伝子を動物に組み込んで、より有用性の高い研究材料をつくり出す試みもなされている。さらには、インシュリン、ヘモグロビン、血液凝固因子をはじめとする高価な人体物質を生産するための生物工場として機能させるため、家畜に対する遺伝子操作が行われている。

これら今日のキメラは、行き着くところまで到達した人間部品産業の最も新しい姿を体現しているのである。

## 巨大ウシと巨大ブタ

ブタ第六七〇七号は「スーパーピッグ」になるはずであった。非常に速く育ち、非常に大きくなり、肉の質も際立ってよい。このブタは畜産科学における技術的ブレークスルーとなり、将来、農業に革命をもたらす一連のハイテク動物の第一号となるはずだった。メリーランド州ベルツビルにあるアメリカ農務省（USDA）研究センターのバーノン・パーセル博士のチームは、これまでのどんなブタとも異なったブタをつくり出すことをめざしてきた。その試みは、ある意味で成功したのである。第六七〇七号は生理学的にも、細胞一つ一つをとってみても、ふつうとはまったく違うブタであった。このブタは遺伝子のなかに、ヒトの遺伝子が組み込まれて誕生したのである。

マイクロインジェクションを用いて、パーセルらはブタの胚に、成長をコントロールするヒトの遺伝子を送り込んだ。ヒトの成長ホルモン遺伝子をブタ遺伝子の一部として機能させて、ブタをずっと大きく、ずっと速く成長させようという計画である。ヒトの遺伝子をブタの受精卵に注入してできた遺伝子組み換え胚を、代理母親を務めるブタに移して妊娠させるという実験手順は困難が多くなかなか成功しない。ヒトの成長ホルモン遺伝子を注入するため、注射針を胚の細胞に差し込むと多くの場合、胚が損傷を受けて壊れてしまうのである。実際、数年間にわたる実験で、八〇〇〇以上の胚に成長ホルモン遺伝子を注入して、やっと四三例のトランスジェニック動物をつくることができただけだった。しかし、第六七〇七号は低い成功率を勝ち抜いて、自らの脳下垂体からヒトの成長ホルモンを産生する史上初のブタとなったのである。

このトランスジェニック動物の実験によってパーセル博士は、同じく遺伝子工学者であるラルフ・

ブリンスター博士が達成した偉業をブタで再現しようとしたのである。一九八二年ペンシルベニア大学獣医学部で仕事をしていたブリンスター博士は、「スーパーマウス」をつくり出すことに成功し、学界を震撼（しんかん）させた。このマウスは、ヒト成長ホルモン遺伝子を生殖細胞の一部にもつよう遺伝子操作されたキメラマウスであった。科学雑誌は、このキメラマウスの子供である雌マウスを二匹並べた興味深い写真を掲載した。一匹はヒト成長ホルモン遺伝子をもっていない個体で二八グラム、他方は遺伝子を受け継いだ個体で五九グラム。実に二倍の体重に成長したのである。

パーセルたちは、マウスでうまくいったなら、家畜でもうまくいくだろうと考えた。現在の家畜よりも何倍も大きく成長するブタやウシがいる未来の牧場をつくり出せるかもしれないと考えたわけである。しかし、パーセルのつくり出したトランスジェニックブタはスーパーピッグには成長しなかった。彼らが動物に導入したヒト成長ホルモン遺伝子はブタの代謝系に予想もつかないような、ある意味で不幸な作用をもたらしたのであった。

遺伝子を調合して、思いどおりの結果を得ようとする単純な考え方が、まったく通用しないことがこの実験で証明された。第六七〇七号はトランスジェニックならぬトラジコミック（悲喜劇的）動物となってしまったのである。異常に毛深く、死産率が高い。関節炎が多発し、生殖能力も低いようであった。斜視傾向があり、立ち上がることも容易でない。ＵＳＤＡはこの実験を何とか意義づけようと、このトランスジェニックブタは確かに大きくはないが、筋肉の量が多く「脂の少ない赤身の肉」が多いと主張した。パーセルたちが、いかにもっともらしく自分たちのつくり出したトランスジェニック動物の意義を説明しようとも、第六七〇七号が倫理を欠いた科学の哀れな失敗例であることは、誰の目にも明らかであった。

異種の遺伝子を生物体内に導入するというスタンレイ・コーエンとハーバート・ボイヤーの革命的

な実験によって、遺伝子操作技術の見通しが開かれた一九七三年以来、研究者が手にしたバイオテクノロジーの強大な力について、つねづねその危険性が指摘されてきた。生命の設計図そのものを書き換えることができるというのは、事実というよりはＳＦの話のように聞こえる。各種の生物の遺伝子を混合したり、連結して、望みどおりの動物や植物を創出できるというのは、科学者にとっても政治家にとっても、半ば白昼夢、半ば悪夢のような話である。

ブリンスターやパーセルなどの第一級の研究者の手によって、このような夢物語が現実のものに転換されるまでには、ほんの数年しかかからなかったことになる。そしてその後も、世界中の研究者がトランスジェニック動物をつくり出すために何万例もの実験を行っている。一九九〇年の一年間だけをとってみても、イギリスの研究者は一万一三九九個のブタの胚に外来遺伝子の導入を試み、六七例のトランスジェニック動物をつくり出した。

スコットランド・エジンバラのイギリス農業食糧会議動物生理・遺伝学研究所の遺伝子工学研究者ジョン・クラーク博士は、アメリカの実験と同様、つくり出されたブタの多くはストレスや関節の障害をもっていると認めている。しかし、彼らは「成長が速く飼料効率がよい」家畜をつくり出すという名のもとに研究をやめようとはしない。

ほかにもイギリスでは、四五〇〇のヒツジの胚に遺伝子操作を行い、三四例のトランスジェニック動物をつくり出した研究グループがある。オーストラリアのシドニーでは、タバコから取り出された殺虫遺伝子をヒツジの汗腺に導入する研究が行われている。ハエの幼虫がヒツジの皮膚に入り込もうとするときに、この殺虫遺伝子がつくり出す酵素の作用で殺されるというしくみである。カナダの西バンクーバーでは、ニワトリやウシの成長ホルモンをサケに組み込んで個体を大きくする実験がなされている。

このように、国際的にもトランスジェニック動物の作製例は増加しつつあるが、動物の遺伝子操作に関しては、アメリカが依然リーダーの地位にあることは議論の余地がない。過去三〇年間、アメリカ政府や企業は、さまざまなトランスジェニック動物の研究に大量の資金を費やしてきた。そのうちのかなりの部分は税金である。

パーセルをはじめ何人もの研究者が、これまで二〇を超える種類のヒトの遺伝子などを動植物に導入している。ヒトの遺伝子をもつネズミや家畜は、アメリカのいくつかの企業、大学、政府研究機関では、ごくあたり前の風景になってきている。コイやナマズ、マスなどの魚類も、ヒト、家畜、ラットの遺伝子を導入することによって、成長を速めたり、生殖能力を増大させることを目的とした実験の対象となっている。ヒラメから取り出された「凍結抵抗性」をもたらす遺伝子を作物植物体に導入することによって、より低温での栽培を可能とする研究もなされている。イギリスで行われて有名になった実験をまねて、カリフォルニア大学デイビス校の研究者らは細胞融合技術を駆使して、顔と角はヤギ、胴はヒツジという姿をもつヤギとヒツジの合いの子動物をつくり出した。

トランスジェニック生物のなかには、真面目な科学というよりはテレビのバラエティー番組に出てきそうな代物もある。カリフォルニア大学サンディエゴ校の研究者たちは、ホタルの発光遺伝子をタバコの植物体に導入して「暗闇でも光る植物」をつくり出した。このタバコの葉は、一日中光り続けることができる。この実験にいったいどのような意義があるのかという疑問には、冗談半分の答えとして、タバコを手放せない人が暗がりでもすぐタバコをみつけられるようにするため、という声まであるほどだ。

トランスジェニック動物やトランスジェニック植物の出現に対して、最初は強い反発や半ばからかい気味の意見も出されたが、この新しい技術が生命操作とヒトの生体成分の商品化の歴史のなかで、一つの画期的一歩であることは疑う余地がない。生産性、有用性あるいは収益性の名のもとに、ヒトの遺伝子をほかの動物に導入するという行為は、大胆にも、生命の本質へ効率主義をもち込むことにほかならない。

一九世紀までは、動物や植物の生産をコントロールする技術は、ごく限られたものであった。遺伝の法則から予想を立てたり、何代にもわたって動物や植物の交配を繰り返して、きわめてゆっくりと農業や畜産に役立つような形質を得ることができるにとどまっていた。イギリスでウシの交配技術が確立したのは一九世紀半ばのことであり、メンデルの遺伝の法則が確認されたのは二〇世紀の最初である。遺伝学の知識が進歩したとはいえ、ごく最近までは動物の形質をつくり変えるために人間ができることは、せいぜい種内で交配を繰り返すことでしかなかった。自然界における生殖が種内でしか成立しないのは、生物固有の遺伝子を保障するしくみであり、人間の手が及ぶところではなかったのである。

しかしいま、遺伝子操作技術の開発によって種の壁は破られた。遺伝子組み換え技術、マイクロインジェクション、細胞融合技術、エレクトロポレーション（電気ショックによる遺伝子導入）、レトロウイルスによる遺伝子導入法などを用いることによって、種の境界を越えて遺伝子を移し換えることは、ますます容易になってきた。しかし、それでもなお制限はある。トランスジェニック操作で、一方の種から他方の種へ移し換えることができるのは、たとえば、成長ホルモン遺伝子なら成長ホルモン遺伝子というように、一度に一つの遺伝子だけなのである。とはいえ、複数の遺伝子が関係する形質を動植物に移し換える技術ができるのも、それほど遠い未来ではないとされている。また、議会の科学技術評価委員会（OTA）は、人間のさまざまな行動のように、複数の遺伝子が関与する形質を他の生物に移し換えることが近い将来にできるようになるだろうとの予測を発表した。

種を越えた遺伝子操作を用いて何かをしようと考えるとき、科学者の多くは、世の中をあっと言わせるような実験を行うことを好むようだ。これは現代科学の展開につきものの傾向となってきている。

ウサギの成長ホルモン遺伝子をマウスに導入することに成功したJ・ミンツは、将来、体重五トンのウシ、体長四メートル・体高一・五メートルのブタがつくれるようになると予言している。また、巨大ニワトリから、汚水のなかでも育つカキ、さらにはヒツジに怯えるオオカミといったものまで出現するとの予想もある。

OTAのマイケル・フィリップは一九九一年の段階で「現時点では、どこまで行くのか、まったくわからない」と語っている。「動物界に関して、私たちが考えていた伝統的な法則というものは、もう窓の外に投げ捨てられてしまった」。「われわれは自然をつくり変えているのではないかって？　疑問の余地なく、そのとおりだ」とアイオワ州立大学の遺伝学者ウォルター・フィアーは述べている。さらに「確かに人類は、文明がはじまって以来、自然をつくり変えてきた。しかし、これほどの力をもったことはかつてなかった」と言う。

近い将来の展望に、もう少し慎重な遺伝子工学者もいる。USDAの研究者パーセルは、遺伝子研究の現状を、工学の発達にたとえてとらえている。「われわれの現状は、ジャンボジェットまでまだはるかな道のりがあるライト兄弟の段階だ。これから何年も墜落、炎上を繰り返して、なおしばらくは低空飛行状態でさまよっている段階だ」。言うまでもなく、パーセルのつくり出したブタ第六七〇七号のような成果が、研究者にとっての「墜落、炎上」の試練となっているのである。

ごく初期の段階から、異種間の遺伝子操作がもたらす歴史的問題点に気づいていた人びともいた。アルバート・ゴア元・副大統領は次のように語っている。

「生命の設計図を書き換え、これまで社会が経験したことのないほど重大な選択を強いるような、ある種の科学技術というものに対して、人びとは直感的に驚きとともに何がしかの危険をかぎ取っている」

特に異種間の遺伝子操作を行うことによって、進化の過程に変更を加えようとするような試みを行う権利が、はたして現在の私たちにあるのかどうかという点に、本質的な倫理とモラルの問題が存在すると批判する人たちもいる。獣医学者であり、アメリカ人道学会の広報担当でもあるマイケル・フォックス博士は言う。「生命に対して、完全に人間中心の効率主義をもち込んでいるといえる」「地球上のすべての生命は、単に搾取の対象でしかないという態度だ」。

この技術がもたらすさまざまな問題点の数かずを、評論家たちが列挙している。動物の遺伝暗号を変えることは倫理にかなっているのか？　種としての遺伝子の保全は動物にとっての権利ではないのか？　他の動物、植物、昆虫などに導入できるヒトの遺伝子は、数量的にも種類としても無制限ということでよいのか？　この技術に適切な制限を加えられるのは誰か？　アメリカ議会？　大統領？　国際的指導者？　国連？　科学者？　それとも神学者？

コーネル大学教授ドロシー・ネルキンは次のように指摘している。

「問題の範囲は大学内の倫理規程にはじまって、環境問題、優生学、自然の定義、宗教的信条、さらには人間の定義にまで波及している」

「技術をめぐるこれまでの議論は、もっともっと単純だったのに……」

## 「スーパー」エイズ

安くて、脂の少ない肉を大量に生産することだけが、生殖細胞の遺伝子操作の目的ではない。遺伝子操作によって、実験に適した動物をつくり出すこともできる。ヒトのがん遺伝子をはじめ、さまざまな病気や障害の原因遺伝子を、動物の遺伝子のなかに恒久的に組み込むことによって、研究に有用な実験動物をつくり出す努力が続けられてきた。このような新手のキメラ動物には、細胞一つ一つにヒトの病気の原因遺伝子が組み込まれる。このような動物を用いて重要な新薬や新しい治療法がテストできれば、非常に有用なものになると研究者は期待している。

研究用にキメラ動物をつくり出すことは、一見公共の福祉に役立ち、問題はないようにみえる。しかし、そう単純にはいかない。ヒトの病気の原因遺伝子を組み込んだトランスジェニック動物をつくり出すことによって、特殊な健康問題・環境問題が出現することになる。また、動物に対する不必要な虐待の問題をもはらんでいる。ちょうどいい例は「エイズマウス」である。

エイズが発生した当初から、この致死的ウイルスに対する緊急の研究のために、適した実験動物が求められ続けてきた。チンパンジーを用いた実験は反対論も多く、お金がかかることが問題であった。また、エイズウイルスに感染するサルの種類があるにはあるが、発病しないという問題もあった。

ふつうのマウスはエイズウイルスに感染しないので、実験「材料」としては適しておらず、ヒトのモデルとしては使用できなかった。遺伝子工学者マルコム・マーチン博士は、この常識をひっくり返してしまった。彼はエイズウイルスを遺伝子のなかに宿したトランスジェニックマウスをつくり出すという野心に満ちた仕事に着手した。メリーランド州ベセスダのＮＩＨに所属するマーチン博士とそのチームは、最初エイズウイルスの遺伝子のごく一部をマウスのなかに導入した。これがうまくいったので、マーチン博士は理論的な推移として次の疑問を発した。「ＨＩＶ（エイズウイルス）遺伝子全体のコピーをマウスの細胞一つずつに導入することによって、いまの実験をもう一度確かめてみよう」。

一九八七年の秋、マーチン博士は思い切りよく、エイズウイルス遺伝子全体を実験用マウスに移植した。マーチンのチームは、まず受精卵をメスのマウスから取り出し、しばらく成熟を待った。それからパーセルたちが使っていたようなマイクロインジェクション法を用いた。顕微鏡でないとわからないほど細い注射針を使って、エイズウイルス遺伝子をマウス受精卵の核の内へ注射したのである。それから、このエイズウイルスを入れた胚を代理母マウスに移して妊娠させる。生まれた子供のうち、約一〇パーセントがエイズウイルスを恒久的な遺伝子の一部としてもっていた。これらのマウスは、からだのどの細胞にもウイルス遺伝子をもっていることになる。マーチン博士のこの仕事は、ヒトに致死的な病気をもたらす生物の遺伝子全体を、他種動物に導入した最初の実験ということになった。

このエイズマウスの第一世代は、どこにも悪いところが見あたらなかった。エイズに類似した症状はまったく現れなかったのである。このエイズマウスを成熟させて他のマウスと交配させ、エイズ遺伝子が次の世代に遺伝するかどうかが調べられた。何度かの試行のあと、成功の報がもたらされた。交配の結果できたいくつかのマウスは、エイズウイルス遺伝子を受け継いだのである。そして親マウスと異なり、この第二世代のエイズマウスには、ヒトのエイズに特徴的な症状である肺炎や皮膚の病気が現れた。エイズの有用な実験モデルがつくり出されたわけである。

エイズマウスがつくり出されたことは、マスコミによって画期的成果として大きく取り上げられ、学界にも好意的に受け止められた。しかしこの事態を懸念する意見が、ＮＩＨの内部を含め何人かの研究者から出された。第一に、エイズマウスを用いた実験の安全性を保障する規則は何一つ存在せず、エイズマウス作製の実験申請自体、ＮＩＨの組み換えＤＮＡ諮問委員会（ＲＡＣ）の審査を受けることも、議論の対象になることもなかった。多くの人びとが懸念している問題の核心は、エイズのように感染性があり、致死的な病気をヒト以外の動物に導入することによって、マーチン博士が非常に重大な危険の可能性を生み出したという点にあった。もし遺伝子操作を受けた動物が逃げ出して、野生のマウスと交配したような場合、エイズが拡散する危険性は制御不可能になる。

ニューヨークのスローン・ケタリングがん研究所のバイオテクノロジー専門家リーブ・Ｆ・カバリエリ博士は、この実験が学界全体に重大な懸念をもたらしたと語っている。ＲＡＣ委員をつとめたシェルドン・クリムスキーは事態の行く末について、次のように指摘している。「ひとたびウイルスを異なる宿主に導入すれば、ウイルスの広がり方や感染経路がこれまでと同じであるという保証はもうどこにもない」。ジェレミー・リフキン率いる経済動向監視委員会は、ただちにＮＩＨに対して訴訟を起こし、ＮＩＨはエイズマウスの実験がもたらす環境と人間の健康への影響を評価すべきだと要求した。またリフキンは、エイズウイルスの宿主の範囲を、他種生物まで拡大することに重大な懸念があることを表明した。

エイズマウスをめぐる議論が勃発した当初から、マーチンをはじめとする科学者の一部は、この実験の反対論に対して反撃を行ってきた。トランスジェニックマウスの作製と商業化に関して第一人者であるハーバード大学医学部のフィリップ・レーダー博士は、リフキンを称して「ひねくれ者の」反対論者であるとした上で、この実験に関する懸念を否定した。同じくハーバード大学医学部のアン・キスリング博士も、マウスがウイルスをまき散らすという考えを否定し、次のように述べている。「マウスが実際にエイズウイルスそのものを発現する確率は、ゼロといっても差しつかえないと考えています」。マーチン自身も、彼のつくり出したマウスがエイズを拡散させるから危険だという説は、まったくの「でたらめ」であり、「三文雑誌的お話」でしかないとして否定に努めている。マーチンは、彼の実験が非常に厳重な管理下の生物実験室で行われていることを強調し、問題になる点は何もないと保証してみせた。

実験が開始されて一年後、災難が降ってわいた。ＮＩＨの公表によれば、一九八八年一二月三日土曜日、エイズマウス飼育室へ空気を供給する電源が、修理工によってうっかり切られてしまったようで、日曜日の早朝、研究者が来てみると実験室が停電しており、一三〇匹のマウスのうち、三匹が生存しているだけであった。その朝、電話で事故を知らされたマーチン博士はまだ寝ていたという。後に、彼は事故について「私の研究計画は大きな打撃を受けた」とコメントした。ＮＩＨの歴史のなかでも、最も慎重に管理されていたはずの実験が、いかにしてこの手の単純な事故に見舞われてしまったのかという点については、彼は何も説明しなかった。

人間の疾病モデルとして、トランスジェニックマウスをつくり出すことに関係していたマーチン博士をはじめとする研究者の前途には、さらに大きな問題が横たわっていた。一九九〇年二月、権威ある科学雑誌サイエンスに、ある論文が発表された。この論文は、エイズウイルスの発見者の一人ロバート・ギャロ博士率いる有名な研究チームが行った実験の報告であった。

実験結果は非常に大きな問題を提起していた。エイズマウスを用いて研究を行った場合、エイズウイルスは、マウスが本来体内にもっている別のウイルスと相互作用を行って合体する可能性がこの実験で示されていた。研究はさらに、エイズウイルスとマウスの別のウイルスが相互作用するしくみを解明し、新しい種類の、ひょっとするとエイズウイルスよりも危険な「スーパー」エイズウイルスを生み出す危険性もありうることを示していた。このようにしてできた「スーパー」エイズウイルスは、より広い範囲の細胞に感染することが可能で、新しい感染経路によって広がるおそれもあることも、この研究によって示唆された。論文を評したジーン・マルクスによれば、スーパーエイズウイルスの新しい感染経路として、空気感染も起こりうるという。

このような研究結果を前に、ギャロ博士の研究チームは、エイズウイルス遺伝子を組み込んだトランスジェニックマウスをつくり出すことに対して、新たな注意を喚起せざるをえないとしている。しかも、この研究結果が示すものは安全性の問題にとどまらない。もしエイズウイルスが、マウス体内に自然に存在している別のウイルスと相互作用して、その性状を変化させているとすれば、このマウスから得られた研究結果には信頼性がおけないことは明らかだ。結果は、せいぜい偶然の産物か、悪くすれば誤った解釈を導きかねない。「われわれの観察は、エイズウイルスを導入した動物モデルから得られた実験結果の再考を促し、新規の抗ウイルス剤の開発研究にこれらの動物モデルを用いることの妥当性について、厳しい再評価を迫るものである」とギャロの論文は述べている。数年にわたって政府から資金提供を受けていたマーチンの研究も、ここへ来て致命的な欠陥を指摘されることになったようだ。

以上のように、エイズマウスは、エイズウイルスを拡散させる新奇で潜在的な危険性をもっているだけでなく、危険な改変型エイズウイルスを生み出すかもしれないのである。さらに、エイズの研究に用いる動物モデルとしては問題が多く、誤った結論を導く可能性もありうることになる。

ギャロの実験結果は、これまでマーチンの研究を時期尚早で危険をはらむものとして批判してきた人びとの科学的関心と安全への懸念が正しいものであったことを証明し、その証拠を具体的に示したものであるといえる。エイズウイルスをマウスの遺伝子に組み込むことによって、ウイルスが狂暴化するかもしれないという心配は、決して「でたらめ」でも「三文雑誌的」でもなく、むしろ科学的に起こりうることであったわけである。エイズマウスがエイズ研究の非常に有用で完璧な研究「材料」になるというもくろみは、決定的に否定されたことになる。

トランスジェニック動物の未来を高らかにうたい上げたマーチンの研究も、パーセルの研究同様、無残な退却を余儀なくされた。後に残されたものは、かわいそうな動物たちとマスコミの空騒ぎ、あてがはずれた夢、そして膨大な税金の浪費である。

## 文字どおりの「動物工場」

動物に遺伝子操作を施して、より有用な食糧資源としたり、研究材料としている現状について見てきた。このような目的のために研究者が日夜動物の遺伝子操作を続けるなかで、トランスジェニック動物研究の最前線では、また別の種類のキメラがつくり出されている。

これらのトランスジェニック動物は、人間部品産業の一端を担う動物利用の究極的形態をとっているといってよいだろう。いまや研究者も企業も、動物の血液中や乳中で価値のある医薬品を生産すべく、動物を遺伝的に操作している。あるいは、ヒトへの移植に適した臓器を生産できるように遺伝子操作された動物もいる。動物の体内でつくられたヒトのタンパク質には、ヒトにとって害となるウイルスが含まれている可能性もある。知ってのとおり、ウシは「狂牛病」に感染しやすい。

動物を遺伝子工学的につくり変えて、ヒトの生体物質を産生する製造機械にしてしまおうという研究は一九八〇年代初期にはじまった。血液中にヒト成長ホルモンをつくり出すヒツジ、同様なやり方でヒトインシュリンをつくり出すブタが当時作製された。ヒトの遺伝子が動物の遺伝子内に組み込まれ、目的とするヒトの生体物質が十分量つくり出されると、その動物は殺されてホルモンなどの生体成分が収穫される。しかし目的物質の収穫のために動物を殺さなければならないのでは、せっかく工場として働いていた動物が失われてしまうので望ましくない。金の卵をとるのにガチョウを殺してしまうようなものだ。そこで研究者たちは、高価なヒトの生体物質をつくらせつつ、遺伝子操作によって生まれたこの動物「工場」を殺すことなく、なんとか目的物質を収穫する方法を開発しはじめた。

研究者たちはすでにうまい方法があることを知っていた。ヒツジ、ヤギ、ウシを遺伝子操作によってつくり変え、高価なヒトの生体物質をミルクのなかに分泌させるようにするというのが新しい方法である。一九八七年、遺伝子操作によってヒトの遺伝子をマウスに導入し、ヒトのタンパク質をそのマウスのミルク中に分泌させる実験が成功した。

最初はこの実験結果に懐疑的な意見もあった。しかし、一九九〇年代初期、三つの研究グループが独自に、高価なタンパク質を動物のミルク中に分泌させることに画期的な成功を収めたと発表し、バイオテクノロジー業界がわいた。ウィスコンシン大学の動物バイオテクノロジー研究者ロバート・ブレーメルは次のように述べた。「二年前にはこの技術を疑う人が大勢いた」「しかしいまや乳腺が、非常に効率のよい生物工場となりうることが示されたのです」。

ブレーメルを興奮させているのは、これまで少ししか得られず、それゆえ高価であったヒト固有のタンパク質が、ミルクを大量に分泌する動物を「乳腺工場」につくり変えることによって、いくらでも大量に生産できるという見通しである。三つの研究チームがそれぞれつくり出すことに成功したのは、ヒトのタンパク質のなかでも特に、血友病患者や心臓発作の患者の治療に必要である血液凝固因子と、肺気腫の治療薬として研究されているアルファアンチトリプシン（ＡＡＴ）である。

スコットランド・エジンバラのファーマシューティカル・プロテイン社（一九九六年にヒツジの「ドリー」をクローン化した会社）と、同じくエジンバラのイギリス農業食糧会議動物生理・遺伝学研究所の研究者たちは、ヒツジを遺伝子操作してミルク中に一リットルあたり最大三五グラムものヒトＡＡＴをつくり出させることに成功した。研究チームのリーダー、アラン・コールマンによれば「幸先のよい」スタートであるという。同じ頃にはタフツ大学の研究チームが、マサチューセッツ州ケンブリッジのジェンザイム社との共同研究に成功したと発表した。彼らはヤギに遺伝子操作を施して、心臓病患者の血栓を溶解するタンパク質、ティッシュ・プラスミノーゲン・アクティベーター（ｔ-ＰＡ）を産生させるようにした。一番成績のよいヤギは、この「血栓溶解薬」をミルク一リットルあたり三グラムつくり出すという。

これらの成功例が、動物のつくり出したヒトの治療薬がただちに市場に出回るようになるということに結びつくわけではない。動物を生産工場として利用するまでに解決されなければならない、いくつかの重要な技術的問題点がある。

まず、収益を上げるに足る商品生産工場として動物を利用するには、これらのトランスジェニック動物による生体物質の生産効率はなお十分ではない。さらに生産者は、新規に動物がつくり出したこれらのヒトのタンパク質が天然のものと生物学的に等価であり、かつ安全に作用するということを証明する必要がある。最も重要な点は、この安全性の問題であろう。

動物がつくり出したヒトのタンパク質のなかには、動物由来のウイルスが混入していて、患者の健康に有害な作用をもたらすといった事態も起こりかねない。ヒツジやヤギは脳が退縮する病気であるスクレイピーに感染している可能性があり、ウシの場合は、同種のものとして「狂牛病」としても知られるウシスポンジ脳症（BSE）がある。いずれの病気もヒトに感染しうる。さらに、アメリカのウシのうち、かなりのウシがウシ白血病ウイルスを保有しており、またエイズウイルス類似のウシ免疫不全ウイルス（BIV）を保有するウシも一〇パーセントにのぼるという。

感染のリスクに伴う深刻な問題は、人間への臓器や組織の移植に適した動物をつくるために、おもにヒト以外の霊長類やブタといった動物の遺伝子を操作する試みにもつきまとっている。

動物から人間への臓器や組織の移植は「異種移植」とよばれ、一九六〇年代はじめから研究が続けられてきた。最も初期の移植例は、一九六四年にチューレーン大学の科学者グループがチンパンジーの腎臓を六人の患者に移植した例である。移植を受けた患者のうち、五人は手術後数週間で死亡し、残りの一人は九ヵ月後に死亡した。こうした低い成功率と、動物から人間への病気感染のおそれから、異種移植は非公式なモラトリアムにより実施が停止されている。ただし、いくつかの例外もあり、なかでも有名なのが、先にも紹介した、一九八四年にロマリンダ大学医療センターで「フェイちゃん」とよばれる新生児にヒヒの心臓が移植されたケースである。フェイちゃんは四ヵ月後に死亡した。

こうした例にもかかわらず、一九九七年現在、動物の組織を用いてエイズやパーキンソン病の患者を治療するという内容の臨床試験が複数申請されており、なかには計画が進行しているものもある。動物の臓器をまるごと人間に移植する多数の計画も、現在審議を受けている。このように、異種移植への関心が最近になって再燃したのは、人間の遺伝子をもつように遺伝子操作されたトランスジェニック動物を使えば、これまでの移植例で生じた拒絶反応を大きく緩和できるのではないかという期待が高まっているためである。

だがその場合でも、動物の臓器の安全性を十分に調べることができないうえに、異種移植によって人間の体内に入りこんだ動物のウイルスやプリオンが、人類間に新たな病気の大流行を引き起こすのではないかという深刻な懸念も拭い去れない。臓器移植を行う際には、移植する臓器に対する拒絶反応を防ぐため、患者の免疫系の抑制が必要となる。そのため、移植を受ける患者は、いっそう病気に感染しやすい状態になる。

すでに述べたように、動物から人間への病気の感染は、ごくふつうに起こる。動物から人間への感染は想像よりもずっとありふれたもので、エイズの蔓延もそうした感染が原因であると考える専門家は多い。ウシやブタの病気に感染する人は無数にいる。その代表的な例が、イギリスで牛肉を食べた人たちが、狂牛病のヒト版とされる病気に感染したケースである。

食品医薬品局（ＦＤＡ）は一九九六年に、異種移植をめぐる論争を鎮めるべく、動物から人間への臓器や組織の移植に関するガイドラインを提案した。だが、多くの人びとが驚いたことに、漠然とした言葉で書かれたＦＤＡのガイドラインは、「徹底した管理と監督」という条件こそついてはいたものの、実質的には異種移植を推進する内容だったのである。多くの医療関係者が、このガイドラインに深い懸念を示した。ハーバード・メディカルスクールのロナルド・Ｃ・デロシアーズ教授は、次のように語っている。「（ＦＤＡの）ガイドラインを現状のまま施行すれば、公衆衛生は大きな危険にさらされるだろう」。また、アメリカを代表する生物医学研究者四〇人以上が署名したＦＤＡに対する声明では、次のように述べられている。「このガイドラインにより公衆衛生が適切に守られる可能性は低く、新たな感染症の流行を防ぐには不十分であると考えている」。

人間に感染するとされる動物のウイルスやその他の病原体の数が絶えず増えつづけている現状を考

慮しても、研究者がこれらの問題点を克服し（彼らはできると主張しているが）、トランスジェニック動物を生物工場として利用できる日が本当に来るかどうかは大いに疑問である。だが、最終的に成功するか否かにかかわらず、すでに一つはっきりしていることがある。これが人間部品産業の商品を生産するための、かつて存在しえなかった非常に倫理的な問題を内包した生産システムであるという事実に疑いの余地がないということである。

トランスジェニック動物を作製し、人間部品産業に供するという行為は、非常に深刻な事態である。遺伝子操作によって動物の遺伝子に変更を加えるということは、動物固有の地位を脅かし、種の同一性を損なう。これはこれまでに例のない特殊な暴虐行為といえる。畜産現場や実験室内での動物虐待は広く行われ、その報告も詳細になされているが、トランスジェニック技術の動物界に対する脅威は、さらに強力で長い影響力をもつことになる。もし、今後各種の動物から遺伝子を取り続け、思いのまま、あるいは商業的利潤の要請から、交ぜたり、合わせたりを続ければ、私たちが慣れ親しんだ自然はその終焉を迎えることになるだろう。

ここ数十年の間に、研究者や企業がそれぞれ行っているトランスジェニック動物の研究は、動物界における遺伝子の保全の上で、さらなる破壊を進めている。まるで機械の発明や化学製品の開発と同じように、トランスジェニック動物にも商業特許を獲得しようともくろんでいるのである。

生命に対して特許を得ようという行為は、トランスジェニック動物のみならず、ヒトの遺伝子、細胞、胚についても行われつつある。生命に対する特許は、人間の商品化をめぐる議論の核心にかかわる問題の一つとなりつつある。

# 14 生命に特許を

The Patenting of Life

生命体に特許を取得したいと考える者は、生命を「かけがえのないもの」ではない、神聖なものではない、と主張せざるをえない。しかも、ひとたびこれが認められれば、すべての生物体は、化学物質の組み合わせか、「単なる物質の集合体」とみなされてしまう。

（テッド・ハワード、一九七九年チャクラバーティ事件、最高裁法廷における参考意見）

人間は、自分自身が化学物質の寄せ集めであることは昔から知っている。しかし、それは特別の寄せ集めであることを忘れてはならない。

（ジェフリー・パウエル、エール大学生物学部助教授、一九八八年第一六回国際遺伝学会にて）

二〇〇年ほど前、トーマス・ジェファーソンはアメリカにはじめて特許法を導入した。自分自身アマチュア科学者だった彼は、「発明には惜しみない報奨が得られるべきだ」ということを明文化しておくことに決めたのである。この法案は一七九三年に成立した。この法によれば、「何らかの新規で有用な技術、装置、製造物もしくは合成品、あるいは何らかの新規で有用な改良」を発明した者は、それを特許にすることができる。

法律に基づいてアメリカ政府は、特許保持者に対し発明品の特許権を与え、製造、使用、販売の独占権を一定期間——通常は一七年間——保障する。飛行機、コンピュータ、殺虫剤、あるいはトースターなど、発明されたものがいかなる「装置、製造物、もしくは合成品」であれ、特許は発明者の発明物に対する独占権を政府の名のもとに保護する。すなわち、特許は発明者の才能に対する金銭的な報奨であり、発明者が「新規で有用な」発明のために費やした時間と費用を埋め合わせる目的も併せもっていた。

善かれ悪しかれ、アメリカ経済は、この特許システムによって報奨される技術革新の上に成り立ってきた。一七九三年以来、五〇〇万件以上の特許が認められてきた。特許は、アメリカの機械化時代にあって、経済的な動機づけを与えていたのである。偉大な発明の裏には、特許の利権があることはアメリカでは常識である。その例は枚挙にいとまがない。主なものでも、以下のとおりである。

一八四〇年　サミュエル・モールスが電信の特許を取得。
一八七六年　アレキサンダー・グラハム・ベルが電話の特許を取得。
一八九八年　ルドルフ・ディーゼルが内燃機関の特許を取得。
一九〇六年　ウィルバーとオービルのライト兄弟が、「飛行装置」の特許を取得。
一九三八年　ウラジミール・コズマ・ズボリキンが現在のテレビ画像装置の前身となる真空管の特許を取得。
一九五六年　カール・ジェラシが避妊ピルの特許を取得。

一九九一年六月二〇日、国立保健研究所（ＮＩＨ）の研究者クレイグ・ベンターは、ＮＩＨの技術問題専門の弁護士レイド・アドラーの法的助言を受けて、四〇〇ページからなる特許申請を行った。この申請はジェファーソンが夢想だにしなかった種類のものであり、これまでの何百万もの特許のいずれと比べても、きわめて特異的なものであった。この特許申請は、人間部品産業の露骨な拡大の表れであり、また、生命の工業化における一大展開ともいえた。

## ベンターの野望

ベンターの申請は、人間の脳から見つかった三三七個の遺伝子の特許権とその所有権を求めるものであった。この申請は科学界に議論をまき起こし、多くの人びとが、これは約一〇万個存在すると当時予測されていたヒトの遺伝子すべてを特許化しようとする企ての第一歩になると考えた。この申請の数ヵ月後、ベンターはさらに二〇〇〇ものヒトの脳遺伝子について特許申請を行った。もし、これが認められていればベンターとＮＩＨは、この特許権によってヒトの総遺伝子のうち、およそ二パーセントの所有者となりうるはずだった。ベンターの特許の申し立ては、最終的には特許局によって却下されたが、彼の企業家としての情熱を冷ますことは誰にもできなかった。一九九二年七月、ベンターはＮＩＨを辞任し、ベンチャービジネスから七〇〇〇万ドルの支援を受けて自ら遺伝子を解析する研究所を設立すると発表した。一九九六年には、彼の新会社は膨大な数のヒト遺伝子の特許取得に成功していた。遺伝子の位置を決定し、それを特許化すれば大きなビジネスを生み出すことは想像に難くない。

遺伝子を解読し、マッピング（染色体上の位置づけ）を行っている研究者は全世界でたくさんおり、ベンターもその一人である。ヒト遺伝子を解析する研究計画に携わっている研究者はいずれもそうだが、ベンターのやり方は、どちらかといえば機械的である。彼の仕事は、遺伝子をかたちづくっている化学的配列を解析することである。このような研究からは、いま、自分たちが「とらえている」遺伝子がヒトのからだにおいて実際どのような機能を果たしているか、という知見は得られない。これら脳の遺伝子がそれぞれ生物学的、精神医学的に、どのような機能をもっているかが理解できるようになるまでには、まだ何年もかかるだろう。

しかし自分たちがとらえている脳の遺伝子の機能がいかなるものであれ、それとは無関係に研究者たちは、それらの特許がほしかったのである。そのうちのどれか一つが、きわめて重要な遺伝子であることが今後判明するかもしれないからだ。たとえば、脳腫瘍の解明のカギとなる遺伝子であるとか、将来知能指数向上に役立つ遺伝子であるとか。

それゆえ、ベンターのこの特許申請が「すばやく、巧妙な土地の買い占め」とたとえられたのは的を射ている。つまり、広大な土地を買い占めておいて、そのなかのどこからか石油や金が産出されるのを待つという手口とそっくりだというわけである。DNAの構造を解明した科学者の一人で、三〇億ドルの予算を注ぎ込み、ヒト遺伝子をすべて逐一マッピングし、全遺伝子配列を解読するというヒトゲノム解析計画の前指揮官であったジェイムズ・ワトソン博士は、この特許申請を「愚の骨頂」であると述べた。特許に対する彼の強硬な反対姿勢は、結局一九九二年四月ヒトゲノム解析計画の指揮官を辞任することにつながったと多くの人はみている。

ワトソンのヒトゲノム解析計画離脱からわずか一〇年のうちに、特許局は何千ものDNA配列、および四〇〇〇を超える遺伝子に関する特許を認めた。さすがに議会や業界から反対の声があがって以降は、DNA配列に関する特許化は一時停止され、特許局は「実際の遺伝子であることが確認できるDNA配列のみを認可する」との見解を発表した。それでも二〇〇一年までに、複数の企業が数十万個もの遺伝子の特許権を主張したが、ヒトゲノム解析計画やその後の研究により、結局、ヒトの遺伝子数が二万個程度であると判明したことで、ヒト遺伝子の特許化をめぐる状況はきまりの悪いものになった。あのクレイグ・ベンターでさえ、遺伝子が少なすぎるという理由で、ヒトゲノム解析計画に参加した他の研究者とともに製薬会社から提訴されそうになったため、「自分はゲノムの著者ではなく読者であることを製薬会社に念押ししなければならなかった」と、冗談まじりに語ったほどである。

ヒト遺伝子の特許化を襲った打撃は、遺伝子数の〝少なさ〟だけではなかった。二〇一〇年三月、連邦裁判所のロバート・W・スウィート判事が、乳がん発生のリスクと関係があるとされていた二つの遺伝子に関する特許を取り消したのである。同判事が下した判決は、BRCA1遺伝子とBRCA2遺伝子は「自然の産物」であるため、特許化できないというものだった。特許を保有していたミリアド・ジェネティクス社は、この判決を不服として上訴している。この問題はおそらく、最終的には最高裁判所で争われることになるだろう。遺伝子の特許化を否定した下級裁の判決が支持されれば、知的所有権の名のもとに、企業によって築かれてきた数十億ドル規模の「遺伝子・DNA」業界は、大きな打撃を受けるはずである。

遺伝子やDNA配列の特許化がエスカレートした結果、人間の〝からだ〟の特許化というアイデアも生まれている。ある刊行物によれば、ヨーロッパ特許局（EPO）は、高価なヒトタンパク質を乳腺中に分泌するよう遺伝子操作を受けた女性そのものを含む特許申請を受け付けたという。（マウス、ウシ、ヒツジなどの）哺乳動物に遺伝子操作を施し、高価なヒトのタンパク質をミルク中に分泌させるようにする研究が進められ、いくつかの成功例があることは先に述べたとおりである。EPOに提出された申請では、同様の方法で遺伝子操作を行った女性にまで、特許保護の範囲の拡張を求めているわけである。

別の報道によれば、テキサスにあるグレナダ・バイオサイエンス社は、ヒューストンのベイラー医科大学と共同して遺伝子操作によってつくった哺乳動物に関する特許をＥＰＯに対して申請し、その適用範囲を遺伝子操作した動物とともに、人間についても求めているという。イギリスの特許専門弁護士ブライアン・ルーカスは、次のように語っている。

「グレナダ社とベイラー医科大学の特許申請を担当したアメリカの特許弁護士は、『いずれ人間も特許化しうる』と決定された場合を想定して、人間の女性も彼らの特許の対象に含まれるよう注意深く書類を準備している」

自分の乳房で高価な薬品を生産して「製薬人間」となりうる女性に、特許を申請するという行為はヨーロッパで大きな議論を巻き起こした。ヨーロッパ緑の党のベルギー支部長であるポール・ラモイエは、この特許関係の話題を「背筋が寒くなるニュース」だと語った。また彼は「医学研究者やバイオテクノロジー企業が、このような大それた申請を行うこと自体、この技術が突き進んでいる恐るべき方向性を如実に指し示している」と述べた。

どうしてこのような事態が起こるのだろうか。どうすれば、人間を人間たらしめている生物学的核心ともいうべき私たちの遺伝子が、切り売りできる商品として扱えるのだろうか？　いかにすれば、人間そのものをはじめとする生物もしくはその一部を、工業製品や化学製品と同じように特許化できる製品とみなすことができるのだろうか？　生命をかたちづくっている要素が、人間性や神や自然と結びつくのではなく、特許権者に結びつくのだとは、いったいいつ決まったのだろうか？　さらにもっとも当惑すべき点は、生命の法的意味づけという歴史的大問題が私たち自身の意見を無視して、アメリカやヨーロッパの特許事務局によって決定されてしまうという事態が、いつの間に、どのようにして生じてしまったのか？

これらの疑問に対する答えを求めれば、四〇年前の言葉に思いいたる。あの時以来、私たちははっきりと「坂を転がりはじめた」のである。

## 生物・特許化の端緒

一九七一年、ニューヨーク州シェネクタディにあるゼネラル・エレクトリック社（GE）で研究していたインド人微生物学者アナンダ・モーハン・チャクラバーティは、原油を食べることができる特殊な「虫」をつくり出そうとしていた。この虫の主な用途は、タンカー事故などによって流出した原油の除去を目的とするものであった。

自然界のなかには、もともと石油に含まれる各種の炭化水素を消化する能力をもった微生物が何種か存在していた。これらの微生物は、いずれもシュードモナス属とよばれる仲間である。この微生物は各種のプラスミドとよばれる小さな遺伝子をもっており、これが石油を「食べる」、正確に言えば分解するのに役立っている。このプラスミドをうまく寄せ集めて、強力な石油分解能力をもつ「スーパー」微生物をつくり出す研究が行われていたのである。チャクラバーティは、四つの異なるタイプのシュードモナスのもつプラスミドを合体させるという難しい遺伝子操作に成功した。チャクラバーティの解説によれば、まず三種のシュードモナスからそれぞれプラスミドを取り出し、それらを第四番目のシュードモナスに移植することによって能力を結集させ、石油に対して、より大きな食欲を示す新型微生物をつくり出した。彼いわく、「私は、単に既存の微生物をとっかえひっかえして、遺伝子を組み合わせただけです。ちょうどネコに新しい芸を二つ三つ教えるようなものです」。

一九七一年、GE社とチャクラバーティは、アメリカ特許局（PTO）に対して、彼らの遺伝子操作微生物に関する特許申請を行った。数年間にわたる審査の結果、特許局は、生命活動をしている生物体は特許化できない、という判断のもとに彼らの申請を却下した。特許局は、もし一七九三年の特許法において、ジェファーソンあるいは議会が生命体も特許化できると考えていたなら、そう記されているはずであると述べた。また生命体が特許化されたものとして、すでに無性生殖的に増殖するある種の植物の例が存在するが、これは特許局が承認したものではなく、議会の特例法によるものであると述べた。

ＧＥ社とチャクラバーティは、特許局の却下措置を不服として、関税および特許不服申立裁判所（ＣＣＰＡ）に提訴した。多くの人が驚いたことに、彼らは勝訴したのである。ＣＣＰＡは三対二で、この歴史的判断を下した。すなわち、特許法の歴史上はじめて、法廷が生命体も特許化しうると裁定したのである。特許局の決定を覆し、チャクラバーティは石油分解微生物を特許化しうると判断したわけである。意見書は直截的に述べている。「微生物が生き物であるかどうかは法律上重要な問題ではない」。すなわち、生物であるか無生物であるかを特許法上区別することは却下されたのだ。法廷は、生物と無生物を法的に同一視するこの歴史的決定の反響を、少しでも和らげようとして、次のように付記している。微生物は、「どちらかといえば、ウマやミツバチ、ラズベリーやバラというよりも、反応物や試薬、触媒といった無生物的化学物質に近い」と考えられ、特許の対象となりうる。

ＰＴＯは、下等なものとはいえ、生物を特許化できるとしたＣＣＰＡの裁定に納得できなかった。ＧＥの特許申請を却下する立場を貫きたい特許局は、ＣＣＰＡの裁定を不服として最高裁に上告した。最高裁はこの件をすぐ裁かず、代わりにＣＣＰＡに対して、最近最高裁で結審したパーカー－フルーク事件を参考に再判断するように命じた。この一件は法廷に対して「議会がまったく予期していなかった分野に、特許権を拡大したいと申し出があった場合、慎重にことを進める必要がある」という警鐘を鳴らした事件である。この事件で法廷は、「議会が明確に指示を出さない限り」特許がカバーできる範囲をむやみに拡大すべきではないという教訓を得ていた。

すなわち最高裁の態度は、生命体を特許化することを好ましく思っておらず、議会が特に許可の法案を通過させない限りは、生命体の特許化は誤ったものと考えるのが一般的だということを示唆した。しかしCCPAも強情であった。三対二の票決で最高裁の勧告を無視することにし、微生物は特許の対象になるとの主張を繰り返した。特許局も対抗して、生命は特許対象にならないと確信する旨を発表し、再びCCPAの裁定を最高裁に上告した。とうとう最高裁は一九七九年一〇月、このバレーボールの試合のような法廷ゲームに終止符を打つため、生命の特許化の問題をきちんと判定するつもりだと発表した。

皮肉なことに、最高裁がチャクラバーティの特許問題を結審する頃には、GE社にはもはやその微生物を商品化しようという意図はなくなっていた。この微生物は確かに実験室では石油を分解したが、何年にもわたるテストの結果、一番働いてもらわなくてはならない自然の海中では、非常に死滅しやすく、どうにも使いものにならないことがわかったのである。これが使いものにならない商品と知りつつ、なおGE社が特許申請に固執した意図は、不純なものとはいえ明快である。彼らは石油分解微生物に関するチャクラバーティの特許を、一見公共の福祉に役立つテストケースとして利用して、生命の特許化に向けて社会的な根回しを行おうとしたのである。もし、GE社の特許が通過すれば、特許利権の水門が開かれることになる。GE社をはじめとする企業は、来るべき数十億ドルのバイオテクノロジー市場で、この利権を最大限に利用することができると考えたのだった。

チャクラバーティの特許がもたらすであろう経済的、倫理的影響の大きさを考えるとき、この事件が社会的にも、マスコミにもあまり注目されなかったことに驚かざるをえない。法廷も特許局も、この事件は、単に知的所有権や商法に関する専門的問題の一つにすぎないとみていたようだ。しかし、どこもすべてに先見の明がなかったわけではない。ジェレミー・リフキンやテッド・ハワードが率いる「市民による産業コミッション」（ＰＢＣ）は、生命体は特許になじまないとする見解を支持するかたちで法廷助言を行っている。テッド・ハワードによって書かれたこのＰＢＣの意見書は、チャクラバーティ事件の重要性を次のように強調している。

法廷で扱われる本件は、生と死の問題や中絶、安楽死、脳死の定義などの問題とは無関係にみえる。しかしながら、見かけはどうあれ、本件ではこれら諸問題との重要な関係性が覆いかくされている。なぜなら判決を下すためには、生命の本質に関する定義が決められなければならず、それは必ずや前例となってしまうからである。そのような定義が法廷によって明示されるかどうかは、ほとんど問題ではない。むしろ問題なのは、もし遺伝子操作によってできた生命体を特許化できるほうに有利な判決が出された場合、高等なものであれ、下等なものであれ、操作が加えられた生命はいずれも、生命よりも低位の、単なる化学物質以外の何ものでもないものとして位置づけられるようになることだろう。

意見書はさらに、次のように警告している。チャクラバーティ事件は単に微生物の問題だったが、これを契機にこの先、植物、動物そして最後には人間まで、特許化できることになりかねない。ＰＢＣは最後に、以下のように結んでいる。特許利権は、遺伝子操作を施した生命体を商品化する流れを火に油を注ぐように促進する。このままではわれわれが遺伝子工学に対する社会的な態度を決めるために、必要な情報を受けたり、実際その決定に参加したりする大事な機会が失われてしまう。というのも、特許によって保護されれば、商品化への動きは一挙に促進されることになるからだ。ほとんどのアメリカ国民にとって、ビンの栓が開けられたことさえ知らないうちに、すでにたいへんな怪物がビンのなかから外に出てきてしまうことになるのである。

ハワードの予言的警告も、あえて必要ではなかったといえるかもしれない。その二年前、最高裁でフルーク事件の判決が六対三で下されていた。そこでは明確に、特許の保護範囲を未知の分野へ拡大するには、非常に慎重になる必要があるとしている。法廷は明言を避けつつも、チャクラバーティの特許申請を保留とする意向を示していた。誰の目にも申請は却下され、おそらくは下級審に差し戻されることになると映った。チャクラバーティの特許承認は、どう考えても不利であった。

口頭による弁論が、一九八〇年三月一七日の開廷時に行われた。三ヵ月後、裁判所は驚くべき判断を示した。すなわち最高裁は、五対四でCCPAの判断を支持したのである。チャクラバーティは特許を認められた。国内最高の司法機関が、生命は特許化できると裁定したのであった。

判決では、「生物と無生物とのあいだに区別を設ける適切な理由はなく」、生命体が「人間の手による発明物」と認められる場合がありうる。ワレン・バーガー裁判長が述べた多数意見によれば、石油を食べる微生物は自然の産物ではなく、チャクラバーティの発明品であるから特許化が可能であるとした。前例をつくることになったこの判決にいたる過程で、法廷は、発明者チャクラバーティ自身が、彼の「発明」した微生物は新たな生命体をつくり出したものではなく、単に遺伝子を「組み合わせた」ものだと述べていることには注意を払っていないようであった。

四人の反対意見を述べた判事は、簡単な五つのパラグラフからなる意見書を出した。ウイリアム・ブレナン判事の手による文章は次のように結んでいる。「特許法の範囲を拡大したり、縮小したりするのは、法廷の仕事ではなく議会の仕事である。特に本件のように、特許申請の対象が特殊で社会的関心をよび起こす可能性のある場合はことさらそうである」。

チャクラバーティ事件を結審するにあたって、九人の判事すべてがある点に同意した。本件は「特殊な」事例であり、「科学研究の今後」に影響をもたらすものではない、と彼らが特に注意を述べている点である。バーガー裁判長は自分の考えを次のように記している。この判決は、PBCの意見書が提起したような動物や人間の改造をはじめとした「恐ろしい問題」を引き起こす引き金とはならない、と。しかし最高裁がチャクラバーティ事件の判決の影響力を正確に予見することができなかったことは、最高裁の長い歴史のなかにおける最も大きな誤算として後を引くことになった。

自分の微生物に対して、最高裁が特許権を認める裁定を下したと聞かされたチャクラバーティは「とうとう勝った!」と大声で叫んで、ふだんはおとなしい彼を知るイリノイ大学微生物研究センターの同僚を驚かせたという。しかし彼が遺伝子操作によってつくり出した「虫」は、もはや市場価値は無くなっていた。

実際の勝利者は、その後数ヵ月のあいだにウォール街に現れてきた。誕生したばかりのバイオテクノロジー企業であるジェネンテック社やシータス社が、この特許利権の見通しに鼓舞されて証券取引所に熱狂状態をもたらしていた。ジェネンテック社が一九八〇年はじめて公開した株は、その価格の上昇速度でウォール街の新記録をつくった(二〇分間で三五ドルから八九ドルに上昇)。これによってジェネンテック社の創業者兼研究者のハーバート・ボイヤーは「額面」上、一挙に五〇〇〇万ドル以上の富を得たことになったと報道された。シータス社の株式公開も同様に驚くべきもので、初回の株式公開による出来高の最高記録(一億一五〇〇万ドル)となった。

この爆発的な株価の高騰ぶりは、バイオテクノロジー企業を分析していた専門家にとっては予見されたことだった。

そもそも最初から彼らは、最高裁が自らの判決は他に影響を及ぼすものではないとした控え目な見方を信じていなかった。特許専門弁護士アーサー・ガーシュマンとジョセフ・スカーフェッタは、チャクラバーティ事件の判決はエジソンの白熱灯特許百年記念の年に下されたと指摘した。その意味するところは、一八八〇年エジソンに与えられた白熱灯特許が二〇世紀にもたらした影響力よりもずっと強大な力を、このバイオテクノロジー特許が二一世紀の生活形態に及ぼしていくであろうということである。ジェネンテック社は、「最高裁がアメリカにおける明日の技術を保証してくれた」と宣言している。ベセスダ・ラボラトリーズ社のスティーブ・ターナーも「この国が非常に重要な国内産業を自ら育て、運営し、輸出してゆくことに真剣に取り組んでいる事実に自信をもたらしてくれるものだ」と大いに元気づけられている。作家であるシャロン・マクオーリフとキャサリン・マクオーリフも「科学と技術の最先端に従事する者も、ジェファーソンの精神健在なりとひと安心することができる」と大喜びである。

一方、チャクラバーティ判決の行く末を長期的に考えたとき、懸念を抱く見方がある。倫理研究家で作家でもあるレオン・カースは、多くの人びとの心配を次のようにまとめている。

生命に対して、私的所有権と独占権の触手を拡大しはじめたこの動きを野放しにしないために、何らかの原則はあるのだろうか？　ひとたび生命にも所有権の原理が適用されると認めれば、生命が連続したものであると考えたとき、その適用範囲には明確な限界は存在しない。チャクラバーティの事例で用いられた論理には、いかなる生物でも、たとえ特許を申請する人間自身にも、特許化されることから免れる規準は何もない。確かに一般的にいって、自分でつくり出したものだから、その人間はつくり出したものを所有する権利があるという議論は成り立つ。しかし何かを生み出す人間の技術を尊重しながら、何かを生み出す生命そのものを尊重しないというのは結局、矛盾したあり方だ。

特許化に賛成する者も、反対する者も、いずれもが正しいことを一九八〇年代の一〇年間が証明することになった。特許利権がバイオテクノロジー産業の繁栄を導き出したのも事実である。一方、微生物の特許化にはじまって、植物の特許化、動物の特許化、そして、ついには人間の遺伝子や組織の特許化が行われるにいたって、ハワードやカースが恐れたような「恐ろしい問題」が続々と現実のものとなってきたのも事実である。

## 増えつづける遺伝子操作動物

これを「咆吼（ほうこう）するマウス」だと言う人もいるし、単に特許第四七三万六八六六号にすぎないと思う人もある。それが自然の終焉の前兆であると考えた人も少なくとも何人かはいたはずである。

一九八八年四月一二日、ＰＴＯははじめて生きている動物に特許を認可した。この特許は、ハーバード大学教授フィリップ・レーダーが、ニワトリやヒトなど他種のさまざまな遺伝子を導入して作製したトランスジェニックマウスに対して与えられたものである。これらの遺伝子はマウスの生殖細胞に導入され、がんにかかりやすい遺伝的特性を与えるようになっていた。マウスはこのような遺伝子操作を受けることによって、各種の発がん物質の危険度をテストするために有用な実験動物となるようにつくられたのである。

特許がハーバード大学の研究者に与えられたので、マスコミは、この特許動物を「ハーバードマウス」と名づけたが、これは正確ではない。この特許のライセンス権は、この遺伝子操作マウスの作製を行ったハーバード大学の研究者に資金を提供した巨大多国籍企業デュポン社が所有したからである。

デュポン社が特許局から得たものには、単に遺伝子操作によって作製されたマウスの権利以上のものがあった。この特許がデュポン社に保障する範囲は非常に広汎なもので、実質的には「その生殖細胞もしくは体細胞に、胚の時点で活性型のがん遺伝子を導入されてできた哺乳動物、あるいはその子孫」はそれがいかなる種であっても、すべてこの特許に包含されてしまうものであった。つまりデュポン社は、マウスでも、ラットでも、ネコでも、チンパンジーでも、その生殖細胞に発がんを引き起こす遺伝子を導入されたあらゆる動物の特許権を所有することになるのだ。この特許は、これまで認可されたもののうち、最も適用範囲が広いものだといってよいだろう。

デュポン社は現在、商標名「オンコマウス（発がんマウス）」のもとに、世界初の特許動物を販売している。オンコマウスに研究試薬類を添付して、このマウスががん研究のモデル動物として、いかに優れているかを盛んに宣伝し、販売をあおっている。デュポン社によれば、オンコマウスを用いることによって、研究者は時間と経費を節約できる。雌のオンコマウスでは、乳がんの発症を高い頻度で期待どおりにひき起こすことができるからだ。デュポン社は、乳がんの増加を食い止めることが重大な研究課題であるとして、オンコマウス特許の正当化に努めている。

しかし実際にはオンコマウスをはじめ新しい高価な研究材料は、いずれも乳がん撲滅のためにほとんど力を貸していない。一九九一年、連邦政府によって徹底的に行われた乳がんの調査によってわかったことは、過去二〇年間にわたる集中的、かつ多額の費用を費やした研究にもかかわらず、乳がん患者の生存率は一九七〇年以来ほとんど改善されておらず、一方、乳がん発症率はかなり増加しているという事実であった。この調査を行った議会の調査機関である会計検査院（GAO）の計画調査責任者リチャード・L・リンスターは、「乳がんの予防に関して何の進歩もなかったと結論せざるをえない」と述べている。乳がん患者の生存率を上げるため、GAOの報告が第一に勧めていることは、マンモグラフィー（乳房X線撮影）をより広汎に使用して早期発見に努めることだとしている。

一方、オンコマウスには特許局内部にも味方がいるようだ。一九九二年一二月二九日、特許局は新たに、三件の遺伝子操作された研究用マウスの特許を許可したと発表した。特許は、ハーバード大学（これはレーダーの二番目の特許動物となった）とカリフォルニア州マウンテンビューのジェンファームインターナショナル社、そしてオハイオ大学に認められたものであった。レーダーの二番目の特許マウスは、遺伝子操作によって前立腺肥大が発症するよう作製されたものであり、彼はこれを「ハーバード二号」とよびたいと語った。

最初の動物特許が認められてから二〇年以上が経った二〇一〇年までには、魚類、マウス、ウマ、ブタ、イヌ、ウシ、ウサギなど、遺伝子操作を受けたり、あるいは実験室で改変されたりした「新種」の生物に対して、五〇〇件を超える特許が認められた。科学上の審査が繁雑なことと、動物の特許化をめぐって議会で抗議の声が出ていることから、特許局は動物特許の門戸をこれ以上開くことを見合わせているが、今後のゆくえはわからない。

遺伝子操作でつくり出された動物を特許局が認可したのは、一九八〇年最高裁が下したチャクラバーティ事件の無責任な判決の直接の結果といえる。一九八五年、特許局は微生物の特許化を認めたチャクラバーティ判決の論理は、遺伝子操作を受けた植物、種子、植物組織の特許化にも成り立つと判断した。一九八七年までに、時のレーガン政権の特許政策は、坂を転がりだしたあげくに自由落下状態にまで達してしまった。同年四月七日、特許局はチャクラバーティの事例は、動物を含めたすべての「多細胞生物」にも適用範囲を拡大できるとする判断を特に示した。すなわち、微生物の特許を認める判断を、突然、動物を含めた地球上のすべての生物体の特許化を認めるものへと拡大するという、きわめて過激な特許政策が打ち出されたのである。

たとえば、ヒトがん遺伝子をマウスへ、あるいはヒト成長ホルモン遺伝子をブタへ導入するというように、異種の遺伝子を動物に移し替えたとき、その結果としてできた遺伝子操作動物は、二〇〇〇年前のジェファーソンの定義にある特許化できる「製造物」の名の下に、発明品と考えられるということになる。特許化された動物の法律上の取り扱いは、自動車やテニスボールといった製造物と何ら異なるところがないことになる。

動物の特許化を認めたこの一九八七年の革命的判断は、特許ならびに商標局副長官であるドナルド・J・クィッグによって署名された。このなかには、一つだけ生命の特許化の倫理的問題を懸念する人びとにとって不幸中の幸いと言えることがあった。この特許局の決定では、人間は特許化できないとされていたからである。人間を特許化することを禁じたのは、特許局がアメリカ合衆国憲法修正第一三条にその根拠を見いだしたからである。人間の所有を禁じた奴隷禁止に関する修正条項である。

しかしながら、人間を除外することにも、問題はなきにしもあらずであった。その一つは、人間の生命段階のうち、胚や胎児に関しては、現在のところ修正第一三条はこれを保護の対象としていないので、特許局の一九八七年の決定では、遺伝子操作を受けた人間の組織や細胞、あるいは人間の遺伝子そのものは特許化可能ということになる点である。遺伝子操作を受けた「人間の」腎臓、角膜、腕、足、その他いかなる部分でも、事実上いくらでも特許化ができることになる。

　動物の特許化を認めた自らの決定が引き起こしたこのような議論に対して、当事者であるレーガン政権も、特許局の責任者たちも、何ら対応策をもち合わせていなかった。新聞の社説という社説は、この新政策をさんざん批判した。生命倫理専門家のロバート・ネルソンは、この決定に関する一般の受け止め方を代弁して次のように述べている。

「これはとんでもない決定である。この決定によって、また一つ人間の生命を保護していたバリアーが取り払われた。ひとたび生命の特許化がはじまれば、それをとめることは誰にもできない」

　一九八七年五月には、環境保護団体、農業関係者、動物愛護団体などが、経済動向監視委員会とアメリカ人道協会の働きかけで連帯し、議会に対し動物特許の禁止を求める運動を開始した。次の年、動物特許の制限もしくは禁止に関して、少なくとも九つの法案が議会に提出された。結局いずれも成立にはいたらなかったが、下院、上院ともに、それぞれ生物の特許化を制限する立法措置を設ける取り決めがなされた。議会において動物の特許化に反対する勢力のリーダー格的人物で、オレゴン州選出の共和党上院議員マーク・ハットフィールドは、倫理的にみて動物の特許化が許されないとする多くの声を次のように代弁している。


　動物を特許化する行為は、生命の尊厳についての倫理的問題の核心にかかわってくる。来るべき世代の人たちは、この特許政策の倫理感覚に賛同を示し、生命は単なる化学物質の集合体であり、工業製品と比べて、その価値も意味も大差ない発明品であるとする見方に同意するであろうか？それとも生命の尊厳を重視して、神が創造した生命を商品化しておとしめようとする誘惑に、打ち勝つことができるだろうか？

特許局の決定はまた、計り知れない経済的影響をもたらした。動物をはじめとするすべての生命体の遺伝子操作に関して政府が特許上のお墨つきを与えたことによって、バイオテクノロジー時代において、動物種をすべて含む「多細胞生物」というものを基本的に資材と考え、これを独占的に所有し、利用し、売りさばくことをアメリカの企業に許可したことになった。この新しい特許政策によって、生命は地球上の共通の財産という地位から、研究者や企業の私有財産へと変質させられることになった。

## 工業化される生命

この特許政策によって、これから未来に向けて巨大企業が、この地球上の遺伝子プール、すなわち生きとし生けるものすべてを特許化することによって、生命の所有と支配にますますしのぎを削ることになっていくだろう。一九九二年六月、リオデジャネイロで開催された地球サミットにおいて、当時のジョージ・H・W・ブッシュ大統領は、種の保存、生物の多様性および生命技術に関する国際協定に署名を行わなかったことに対して、「生態系の敵」として世界中から非難を浴びた。ブッシュ大統領がこの協定に賛成しなかったのは、アメリカのバイオテクノロジー企業が、規制によって地球上の生物体を特許化することができなくなることを恐れて、圧力をかけたためであるという。

この特許政策が一番最初にその経済的影響力をもたらすのは、農業の分野である。化学、バイオテクノロジー、薬品業界などの大企業は、畜産業を支配しようともくろんでいる。これらの企業は遺伝子操作によってつくり出した動物を特許化し、この動物の交配によってできた子孫一頭ごとに、またその出荷時にもそれぞれ使用権料を農家から払わせようとしている。大企業が供給する家畜を育てる役割を強いられる、新しい形のハイテク契約農家が誕生することだろう。

これまでも人間は、家畜などの動物を所有してきたわけであり、動物を特許化するのは、その所有権を拡大するものにすぎないと考えれば筋が通ると主張する人もあろう。しかしながら、人類はかつて一つの動物種をまるごと自分のものにしたことはないのである。すべてのキリンを私有し、すべての馬を私有し、これらの動物を使いたいときは、権利金を払わねばならないとは誰も考えないはずだ。倫理研究家レオン・カースは次のように書いている。「自分が生きていく上で必要な分量よりも多くの生物を所有することは誤りである。しかも他人をその利益から締め出すためだけに、ある生物を占有することはとうてい正当化しえない」。

動物の特許化の問題の行き着くところは倫理の問題である。一九八七年、二四人の宗教指導者が公表した声明は次のように述べている。

**連邦特許局が、遺伝子操作によってつくられた動物の特許を認める決定を行ったことは、人間性と自然との関係に危機をもたらすものである。動物の生命をあたかも、人間によってつくり出された工業製品のようにみなす危険な経済的圧力によって、神が創られたすべての生命に対する尊厳が損なわれる。**

宗教指導者たちによるこの声明が発表された二、三ヵ月後、ニューヨーク・タイムズは社説で批判を展開した。一九八八年二月二二日の社説は「工業化される生命」と題して、動物の特許化に反対する意見とまっ向から対立する見方を端的に述べている。それは人間部品産業のあり方を肯定する見方である。

「生命は特別なものであり、人間はなおさら特別なものだ。しかし、生物を利用した生産手段はあくまで手段であり、改造したり、クローン化したり、特許化することも許される」

チャクラバーティ事件における最高裁判決は、拡大解釈されてきた。今後も拡大解釈は生命の連鎖をたどって進行していくだろう。微生物の特許化が許されたことによって必然的に、植物の特許化が、そして動物の特許化が容赦なく行われてきた。そしていま、人間部品産業の圧力は、人間の特許化、さもなければ少なくとも人間の細胞、人間の遺伝子、人間の生体成分の特許化に向けて、その力を強めてきている。

動物特許の問題が、動物を発明者の所有物とみなしうるかという点で議論を生んだのとまったく同様に、人間の生体成分に対する特許の問題は、誰が他人の遺伝子や細胞の所有者になりうるか、あるいは、いったいどの程度にまで人体を特許化可能な所有物とみなしうるのかという、国をあげての一大法律論争へと発展していくことになるのである。

人間の臓器が取引されるようになれば、自動車産業をまねて「中古部品」が盛んに出回るようになる。
（ロナルド・M・ジョージ判事、カリフォルニア州控訴審［ムーア事件における少数意見］）

# 15 人間性の独占

A Monopoly on Humanity

ヒトの生体物質の特許化に関して闘わされた議論で、最初のものは「細胞株」をめぐる論争であった。人体の所有権をめぐる論議が、まず人体の最小単位としての細胞に注目して行われたのは皮肉な話ではあった。しかし細胞には基本的な生命現象がすべて内包されており、いまや細胞はきわめて高額なものになっているのである。細胞の取り扱い技術が非常に進歩し、クローニング法や継代培養法によって細胞を生体から取り出して、生育させたり、増殖させたりすることが可能になっているからだ。

人工的な実験環境で培養することができる種類の細胞を、細胞株とよぶ。細胞株は生きた試料として、生命現象の研究や化学物質の作用を試験するのに使えるので、非常に重要な研究手段になる。残念ながらほとんどの細胞は生体から取り出すと生育することができず、したがって細胞株を確立することができない。たとえば肝臓の細胞のうちで、実験室の環境で生育させることのできるのは一〇万個に一個の割合でしかない。しかし腫瘍やがんの細胞は、ふつうの細胞よりずっと簡単に生育させることができる。これはそれほど意外なことではない。実験室内で生育させて研究や実験に使われる細胞の多くは、このような細胞をもとにつくり出されたものである。

はじめて腫瘍細胞株が確立されたのは、一九五一年のことであった。この細胞は当時三一歳のヘンリエッタ・ラックスから切除された悪性の子宮頸管腫瘍由来のものだった。患者の頭文字を取ってHeLa（ヒーラ）と名づけられた細胞は、人工的な培地のなかで急速に成長した。それはあまりに急速であった。このヒーラ細胞は速く成長するだけでなく、無制限に増殖することができ、多くの研究室で隣の細胞試料に侵入したり、混入騒ぎが起きたりした。

混入の問題を防ぐため、とうとう科学者たちは純粋な細胞株を保持する「銀行」を設けることにした。これによって個々の研究室は、多数の細胞株を保存する手間が省け、混入の危険も防ぐことができるようになった。必要なときに欲しい細胞株をわずかな手数料（通常四〇～五〇ドル）で、保管銀行から送ってもらえるのである。料金が安いのは、細胞保管銀行が非営利団体で、細胞はもともと患者から得た無償の試料を研究者が無料で供託したものだからである。

アメリカにおける細胞銀行の大手は、メリーランド州ロックビルにあるアメリカン・タイプ・カルチャー・コレクション（ATCC）である。ここはロッキー山脈産のシロイワヤギやゴンドウクジラなど多種多様の動物の組織、各種ヒトの組織由来の細胞株を保有している。一九八九年の統計では、ATCCは三万五〇〇〇試料を世界中の研究者に送付した。

一九八〇～一九九〇年頃のあいだに、次のような手順が通例となってきた。すなわち患者はがんなどの悪性組織を外科的に切除されたあと、その組織を提供する旨の同意書にサインする。患者はその組織には金銭的な価値はないが、非営利的な研究材料として用いられるといわれて納得する。しかし今日、バイオテクノロジーは「悪性」の組織を重要な人間部品産業の商品につくり替えることができる。

外科的に取り出されても、これまで「価値のなかった」人体組織が、新しい実験技術を用いてヒト細胞株につくり替えられることにより、今後はホルモン、抗がん成分、抗体といった非常に価値の高い生体成分を産生するようになる。新たにつくり出されたヒト細胞株は何十億ドルもの人体成分を生み出す。ヒト細胞株の価値が急に注目されることになった結果、細胞株の所有権、細胞株が生み出す利益に関する権利などをめぐって法的な争いに火がついた。バイオテクノロジーがもたらしたこの利権を求めて、研究者や企業は仲間内で争い、さらにはまた患者と争うことになったのである。

法廷闘争は、研究者が細胞培養技術を開発しはじめた頃にはすでに、人体組織の所有権をめぐる争いという形で発生していた。一九六二年スタンフォード大学のある微生物学者の手によってはじめてがん組織ではなくふつうのヒトの組織から細胞株が確立された。そしてこれが、研究者対国立保健研究所（ＮＩＨ）の法廷闘争に発展した。正常ヒト細胞株の培養に成功するという歴史的発見がなされたとき、この研究者はＮＩＨの連邦研究資金を受けて仕事を進めていた。ＷＩ－三八と名づけられたこの細胞株の培養が可能になった後、彼は抗ウイルスワクチンを産生する用途にこの細胞を販売する会社を設立した。ＮＩＨは彼に対して、この細胞は連邦予算によってつくり出された連邦所有物にあたり、連邦予算による研究成果を不当に商品化したと抗議した。研究者は大学を辞任した後、細胞の所有権を求める裁判を起こした。一九八一年になってようやく法廷外で和解が成立した。細胞の販売による利益金は研究者にとどまったが、細胞の所有権の問題は解決しないままに終わった。

一方、同じ年、カリフォルニア大学サンディエゴ校でさらに複雑な事件が勃発した。この大学の研究者チームは、がんに対する抗体を分泌するヒト細胞株を樹立しようと研究を進めていた。この研究を知った日本人研究者萩原秀明博士は大学の研究チームに、子宮頸管がんにかかっている彼の母から採取したリンパ細胞を使ってみてはどうかと進言した。研究チームはこれに賛同し、彼の母から得た細胞をもとに細胞株の確立を行った。でき上がった細胞株は、うまい具合に貴重な抗ガン細胞抗体を分泌していた。チャクラバーティ裁定の前例にしたがって、この細胞株は大学の研究チームによって特許化された。

この後、特許所有者が知らないうちに、萩原博士は自分の母の細胞から生み出された細胞株の一部を日本にもち帰り、彼の父が運営する萩原健康研究所（ＨＩＨ）に提供した。ＨＩＨと特許所有者とのあいだで細胞の取り扱いについての取り決めがなされ、最初はこれでうまくいっていたが、ＨＩＨはだんだん満足できなくなってきた。萩原家は、細胞株とその産物に関する所有権を主張するという、これまでに例のない行動に出た。細胞はもともと彼らの家族の一員に由来するものであり、元の組織の所有権は彼らにある。そして細胞株がもたらす利益についても所有権があるというのが彼らの主張であった。一九八三年双方は和解し、大学は引き続き特許権を保持する一方、[*]萩原家はアジア地域における特許使用の独占ライセンスを受けるということになった。

## 人体部品は誰のもの

次におきた事件はこれ以前の事件をかすんだものにしてしまった。アラスカで商売を営んでいたジョン・ムーアが自分の組織が生み出した利益に対する所有権を求めて起こした訴訟は、闘いが何年も

＊訳注　この特許「がんに対するヒト型モノクローナル抗体の製法」は、すべてのがんを特許対象にしており、世界的にその特許権の所在が争われていたが、一九九五年二月一七日審決され、日米欧での実質的な製造特許が萩原氏の会社（現・日本薬品開発）に認められた（一九九五年四月一三日朝日新聞大阪版）。

続き、大いにマスコミをにぎわせた大事件となったのである。

この事件は、チャクラバーティ事件から派生した最も有名な事件といってよいもので、ムーアがカリフォルニア大学を相手どって、彼のがん組織をもとにつくり出した特許細胞株によって、大学といくつかの企業が得たはずの三〇億ドルの分け前を求めた訴訟である。

一九七〇年代半ば、ジョン・ムーアの人生は崖っぷちにあった。というのも彼は非常にまれな毛様白血病というがんに冒されていると診断されたからである。病名を確かめるため、一九七六年一〇月五日彼ははじめてカリフォルニア大学ロサンゼルス校（UCLA）医療センターを訪れ、精密検査を受けることになった。入院し、血液、骨髄をはじめさまざまな生体サンプルを大量に採取されて検査が行われた。担当医のデイビッド・W・ゴルデ医師はムーアに彼の病気は確かに白血病であり「生命の危険がある」と知らせた。実際、医師はムーアの脾臓は正常なときには五〇〇グラムだったものが、病気のせいでいまや六キログラム近くに肥大していると告げた。ゴルデ医師はがんで肥大した脾臓を切除すべきであることを強く主張した。ムーアは脾臓切除手術を承諾する同意書にサインした。

手術する前からゴルデ医師とUCLAの研究者シャーリー・W・クアンは、切除する脾臓には、細菌やがんと戦う重要な白血球二種類の成長を促進する、ある種のタンパク質を産生する能力があると考えているようであった。ムーアが後になって主張したところによれば、ゴルデ医師は手術前からすでに脾臓の一部を確保する計画を立てて、組織を研究ならびに商業目的に利用する可能性を探ろうともくろんでいたにちがいないという。一九七六年一〇月二〇日、UCLA医療センターの外科チームがムーアの脾臓を摘出した。脾臓の一部は術後、UCLAの別の研究部門に運ばれ研究用に供された。研究目的の一つは、ムーアのT細胞から細胞株を確立することにあった。期待どおり、つくり出された細胞株は、貴重な抗細菌成分や抗がん因子をつくり出すことがわかった。

一方、ムーアは一九七六年一一月から一九八三年九月にかけて、いく度もシアトルの自宅からＵＣＬＡまで通わなければならない日々が続いた。この検査はゴルデ医師の指示で、健康管理のために必要なことであり、ＵＣＬＡの施設でゴルデ医師の手によって行われる必要があるためであった。毎回病院を訪れると、ゴルデ医師は血液、皮膚、骨髄、精子などを採取した。後になってムーアの主張するところでは、これらの通院は、健康診断のためではなく、商業化に向けて細胞株をより確実なものにするための研究実験に必要だったためではないかという。当時、ムーアは医師から彼のがん組織をもとに重要な細胞株がつくり出されている話を一度も聞かされていなかった。

ムーアがゴルデ医師の治療を受けていたあいだ、ゴルデとクアンは、この新しい細胞株の商業化に向けて忙しく働いていたという事実には議論の余地がない。特に、彼らは細胞株の特別な能力について宣伝を行い、多くの企業に細胞株のサンプルや細胞株が産生した物質のサンプルの供与を行っていた。

チャクラバーティ裁定が生命の特許化を認めたほんの数ヵ月後の一九八一年一月三〇日、カリフォルニア大学評議会がこの細胞株の特許申請を行った。特許申請書には、ゴルデとクアンが発明者として名を連ねていた。特許のもつ潜在的な利権を示唆することによって、ゴルデは一九八一年から八三年にわたって、ジェネンテック社、サンド社、アメリカ・サンド社、サンド薬品社と次つぎに契約を結び、ムーアの細胞株の商業的応用に関する共同研究を行うことにしていた。ジェネンテック社は自社株七万五〇〇〇株をゴルデに名ばかりの額で提供したほか、カリフォルニア大学とゴルデに三年間で三三万ドルを支払った。サンド社もゴルデと大学に一一万ドル支払っていた。一九八四年三月、細胞株に対する特許が認可された。これは細胞株とそれに由来するインターフェロン、Ｔ細胞成長因子をはじめ九つの貴重なヒト成分に関する特許であった。

カリフォルニア大学における取り決めによって、大学当局、ゴルデならびにクアンは、この特許がもたらす利益はいかなるものでも分配することになっていた。この細胞株の価値は、最終的には三〇億ドル以上にものぼると見込まれていた。ムーアに知られるのを避けるため、この細胞株ははじめＲＬＣ株とよばれていたが、結局、すべてが明らかになったいま、Ｍｏ株として有名になってしまった。

一九八四年、ムーアは彼の脾臓組織が生み出した利益の配当を求めて訴訟を起こした。彼の訴状には、ゴルデ、クアン、大学当局ならびにいくつかのバイオテクノロジー企業に対する訴因が一三も列記されていた。なかでも告知義務の違反、転用（ムーアの所有物を不当な目的に使用した）、虚言、詐欺罪、不当所有などが罪状としてあげられていた。一大法廷闘争が繰り広げられて二年、ムーア事件はムーアの敗訴に終わった。予審法廷はムーアの訴えを棄却したのである。法廷はムーアに対して、自分が廃棄した組織について所有権を主張することはできないと端的に申し渡したのである。

ムーアはこの判決を不服として控訴し、引き続き、自分の身体組織をもとに他人が大金をもうけた場合、自分にも所有権があると主張した。一九八八年七月、ムーアの粘り強い闘いが報われるときがきた。カリフォルニア州控訴審裁判所は、下級審の判決を覆したうえで、ムーアには自分の身体組織に対する所有権があり、彼の名前が冠された特許細胞株に共同所有権があると裁定した。

個人の細胞に由来する産生物に対して、当人の所有権をはじめて認めたこの判決は、バイオテクノロジー産業に衝撃の波をもたらした。企業にとって、細胞や組織や遺伝子などの特許化可能な生体試料の提供者がすべて分け前を求めて押し寄せてくるという図は、十分脅威に値するものであった。裁判所は議論の的となったこの判決のなかで、明確な立場を示していた。「自分のからだについて、究極的に自分が支配する権利があるということは、所有権の核心ともいうべき事実である」。

裁判所はまた、ムーアが外科手術に同意したことをもって、彼の組織が商業目的で利用されることに同意したことにはならないと裁定した。臓器提供者や組織提供者には、倫理的にみて手放した人体組織に所有権はなく、大学側に所有権は移るとした大学の主張に対して、裁判所はこれを厳しく否定した。ロスマン判事は多数意見として次のように述べた。

原告には自分のからだの組織に所有権がなく、大学と企業側に所有権があるとする被告の主張は、首をかしげる点が多い。被告は、摘出された原告の脾臓をどう取り扱ってもよいと考えており、それをもとにつくり出された生物体を特許化することも問題ないとしている。摘出された臓器のもとの持ち主に所有権はない、という根拠をもとに、その臓器組織とそれに由来する細胞の所有権が自分たちにあるとする被告の主張は成り立たない。

少数意見としてジョージ判事は、人体組織はその「所有者」によって売ることができる所有財産であるとした多数意見に反対した。裁判所の判断が人間部品産業への門戸を開いたという印象を与えることに対して、彼は特に注意を喚起している。

「人間部品の商業化を規制する法律がなければ、自動車部品産業を模倣したような、中古人間部品産業が出現してはびこることになる。しかも自動車部品市場を規制する法は適用できないから野放し状態となる」

ゴルデおよび大学などの関係者は、本件をカリフォルニア州最高裁に上告した。一九九〇年七月の判決は、これまでの二つの判決を折衷したようなものであった。州最高裁は控訴審判決を覆し、ヒトの細胞および組織は、ほかのいかなるものとも異なり、所有財産とはいえないとした。ヒトの人体組織は、その供与者によって、販売したり物々交換することはできない。したがって、ムーアは自分の人体組織に対して、いわゆる「所有権」はない。しかし、最高裁はムーアを完全に見捨てたわけではなかった。代わりに最高裁は、ゴルデがムーアに対して果たすべき信頼関係維持の義務を怠ったとした。すなわち、ゴルデはムーアにその組織がもつ潜在的な経済価値について、十分に説明しなかったという点である。

「医療行為の実行にあたって、信頼関係維持の義務を満たすべく患者にその同意を得るとき、医師は、科学的目的にせよ、経済的目的にせよ、医師の判断に影響を及ぼすような個人的関心について、それが直接患者の健康状態に関係のないものであっても、患者に告知しなければならない」

最高裁の判決は、ムーアが特許に対して所有権を主張することはできないが、大学の告知義務違反に対するいくぶんかの慰謝料を請求することはできる、としたのである。

ムーア事件に関する最高裁判決に、バイオテクノロジー企業は一様に安堵のため息をついた。バイオテクノロジー企業の特許細胞株や他の特許製品に対して、何万人もの組織提供者が特許の共同所有者となるために押し寄せてくるという最悪の悪夢だけは回避されたからである。

人間部品の商業化と特許化に反対する人びとにとっても、ムーア判決は複雑な受け止められ方をした。人体をおとしめて物品とみなす新しい規準をおし進めようとした控訴審判決を、最高裁が覆した点は非常に価値あるものだ。医者や研究者と患者のあいだで、医療行為に先立って、人体組織が生み出す特許利権の取り分が議論されるといった、人間部品をめぐるやっかいな構図が出現することだけは避けられたわけである。しかも、もし控訴審判決が最高裁によって追認されれば、移植を目的に臓器や胎児組織が売買されることを禁止している現在の法の精神をないがしろにすることになり、非常に危険な前例をつくることになってしまうところであった。反対意見を述べたジョージ判事が記したように、控訴審判決は、自動車部品と変わるところなく、人間の臓器、組織、遺伝子を扱う人間部品産業に対して、危うく免罪符を渡してしまうところであった。

しかし一方、この判決には、チャクラバーティ事件において最高裁判決が冒した過ちと問題点を緩和するものは何も含まれていない。ムーア事件において最高裁は確かに、患者が自分の組織を売る権利を否定し、ヒトの細胞や組織を医療産業の現場で単なる商品として取り扱うべきではないと述べている。しかし、チャクラバーティ判決に従えば、特許権を保持した者が患者の細胞、組織、遺伝子などの売買と利用に関して、政府お墨つきの独占権を得ることになる。今回の最高裁判決はこの考え方に何も反対していない。むしろムーア判決は、ムーア自身に自分の人体組織の所有権はなく、カリフォルニア大学に所有権があると判断したことでチャクラバーティ判決を補強したことになった。臓器や組織は慈善の精神に基づいて無償提供されるのに、特許保持者はそこから巨万の富を得ることができるわけだ。ムーア判決において、多数意見に反対を述べた最高裁判事ブロサールは、この判決がはらんでいる矛盾について次のように述べている。

多数意見は原告の訴訟理由を否定したが、このことは、人体組織を研究もしくは商業目的に売買することを禁じたことにはならない。また、原告の病因となった細胞が、たまたまもたらした価値を利用して、特定の個人や企業が経済的利益を得ることを禁じたことにもならない。多数意見は、この生物試料が市場でどのように扱われているのかということを無視して、単に、細胞の提供者である原告が細胞のもたらす利益を得ることを禁止しただけであり、被告が原告から細胞を不当な方法で入手、保有し、何ら制限を受けることのないことを悪用して大もうけをしたことを追認したのである。

## 侵されつつある人体部品

ムーアが自分の細胞がもたらした利益の分け前を得ようと腐心していたのと同じ頃、ヒトの細胞をめぐる特許紛争がほかでも生じていた。

一九九一年一〇月二九日は将来、人間部品産業の記念日となるかもしれない。この日はじめて、特許局は、何の操作も行われていない人体の一部そのものに特許を認可したのである。特許第五〇六万一六二〇号は、カリフォルニア州パロアルトのシステミックス社に与えられた。この会社は、血液中のすべての細胞の出発点となるヒト骨髄「幹細胞」の研究を行っている。この特許が大きな注目を集め、かつ法的に疑問視された理由は、特許化された細胞が何らかの製造物でもなく、細胞株でもなかったからである。この細胞は人為操作や遺伝子操作、その他の改変を一切されていない。連邦特許局は、これまで何の手も加えられていない人体の一部に特許を認めたことはなかった。

幹細胞は骨髄移植や血液を用いた治療に有用だが、単離するのが非常に難しい。システミックス社の研究陣は、幹細胞をこれまでになく純粋に得る方法を開発したと申請したのである。もしこれが本当なら、システミックス社の方法は、骨髄移植の改良や白血病をはじめとする血液患者だけでなく、エイズ患者でさえ治療可能な新しい遺伝子治療法の開発に向けて、非常に大きな進展をもたらすことになる。

ほかの科学者たちを驚かせ、騒然とさせたことには、システミックス社の特許がヒトの幹細胞を単離する方法だけでなく、単離された幹細胞自体をも含むものであった点である。アメリカ白血病協会の医療問題副理事のピーター・クインゼンベリーは、次のように発言した。「幹細胞が特許化されるなどという事態は、まったく信じがたいことだ」「どこで一線を画すことができるのか。腕を一本特許化できるとでもいうのだろうか」。

もし幹細胞特許がこのまま存続すれば、続々と訴訟騒ぎが発生することになるのは明白である。幹細胞を用いて病気や疾患の有効な治療に役立てたいと考える個人や研究所は、すべてシステミックス社とライセンス契約を結ばなければならないことになるからだ。そうなればシステミックス社はヒトの幹細胞に関して完全な独占体制をもつことになる。倫理問題専門家のトーマス・マレーは言う。「彼らは人間の共有財産を侵して、その一つが自分のものだと主張しているのだ」

これまでの三〇年にわたり、幹細胞や何千もの遺伝子、数千におよぶ植物、何百種類もの動物、そして人間の胚までもが特許化されてきた現実を見れば、チャクラバーティ裁判で下された最高裁の誤った判断が、今後どのような影響を及ぼすかが如実にわかる。一九八〇年のこの判決に反対した人びとが予言した「恐ろしい怪物の行進」のほとんどが、驚くべき速さで現実のものとなろうとしている。

チャクラバーティ判決以来進行してきた生命の特許化の拡大の程度が、どれほど大きいものかは次のように考えたときよくわかる。一九八〇年当時、生命が特許化できるかどうかを裁判所が検討した時点では、その対象が下等で微弱な石油分解細菌だけでなく、ヒトの胚や遺伝子操作を施されたサルやヒト遺伝子二万個全体を視野に入れていただろうか。もちろん、そんなことはなかったのである。最高裁はそのような高等生物や人体組織の一部の特許化を認めたつもりは、さらさらなかったのである。もし、そのような判決がなされていれば、たちまちのうちに世論が沸騰したはずだ。

しかし、この章と前章でみたように、ひとたび事態が坂を転がりだした結果、特許化はまたたくあいだに拡大していったのである。

研究機関が法的手段と技術を駆使して、多くの生物や本来人類の共有財産であるはずの遺伝子や細胞を次つぎと特許化していくなかで、未来に対する見通しは不安がつのる一方だ。この動きを停止させない限り、特許化の勢いはとどまるところを知らず、すべての生命形態を征服していくだろう。細胞の解析とヒト遺伝子の解読が進行するなか、商業的に重要な遺伝子や細胞の特許所有権をめぐって、企業や研究者の争いが続いている。

生殖産業の進展に伴ってヒトの胚が本格的に特許化される日が来るのは目にみえている。ヒトの遺伝子を多数組み込まれた動物も特許化されつつある。遺伝子操作を施された人体組織も特許化されるのは間違いない。さらに将来的には、遺伝子操作を受けた人体そのものも特許化されるだろう。

特許化の進行とともに生物と機械の法的区別はなくなり、生命ともの、の区別も消滅しはじめることであろう。

操作された卵は、分裂し、成長をはじめる。八細胞から九六細胞のあいだなら、すべての細胞は、ちゃんとした胚に成長しうる。そして、そのまま成体に育つ。したがって、もともとはたった一つの受精卵から、九六人の赤ちゃんをつくり出すことができる。大きな進歩である。九六台の機械として働く九六人の同一の人間！

（オルダス・ハクスリー『すばらしい新世界』）

胎児または成体細胞から哺乳類が生み出されたのは、これがはじめてである。

クローンヒツジ「ドリー」をつくったイアン・ウィルムット博士）

# 16 クローンウシをあなたの手に

A Clone Just for You

効率のよい人間部品産業を確立するためには、生物体を工業的規模で生産する人工的なプロセスを、生物工学的につくり出す必要がある。すなわち、遺伝子にしろ、遺伝子操作をした細菌や植物、動物、あるいは人間やその一部にせよ、いずれの場合でも無限にコピーがとれるような大量生産手段が必要だということである。

貴重なヒトの遺伝子を苦労して取り出し、特許化できても結局のところ、それが工業的規模で複製され生産できなければ、利用価値も商品価値もない。思いのままに次つぎとつくり出せないとしたら、トランスジェニックの家畜をつくったり、研究動物をつくったりする意味がない。どんどんコピーができないのに、遺伝子操作で「優れた」ヒトや、完全な「人間部品」をつくって何の価値があるか、ということになる。遺伝子革命が起こった当初から目標は明確であった。すなわち、機械や本や服やコンピュータを大量生産するように、人体とその一部をはじめとする生物体の大量生産ができるようにならないものだろうか、ということである。

自然の生殖は、生命を大量生産する方法として使えないのは明らかである。自然な交配による生物の生産はゆっくり過ぎるし、計画どおりには進まないことが多く、予想外のことが起こりやすい。人間部品産業が求める速度を満足させるのには効率があまりにも悪い。しかし、いまや新しい生殖プロセスが出現している。この方法は自然の生殖法にとって代わるものだ。この革命的な生物工学的手法は、クローン化技術とよばれるプロセスで、ラテン語の語源は「ひきちぎってくる」という意味をもつ。

クローン化とは、ある個体のなかの一個の体細胞がもっている生物情報をもとに、遺伝子的に同一の個体をもう一つつくり出す技術である。クローン化技術が開発されて以来、この技術の潜在的価値が徐々に具体化してきた。最初はカエルのクローン化が行われ、小さな哺乳動物でも成功した。ここ三〇年のあいだに家畜をはじめ、大動物のクローン化が行われている。次の世代には、コピー人間が登場し、闊歩することになっても不思議はない。

この話を恐ろしいものと受け止める人もいるはずであり、また多くの人は眉をしかめるだろう。しかし科学者の世界では、クローン動物の作製に反対する声はほとんどなかったし、クローン人間の作製を支持する者も多い。クローン化技術支持の第一人者であるジョシア・レダバーグ博士は、次のように述べる。「優秀な人材が出現し、その遺伝子型が判明したときは、ふつうの生殖によって子孫を増やすことによって、男の子になるか、女の子になるかで形質が変わってしまうなどの危険を冒すより、直接本人のコピーをつくればよいではないか」。

## ハロー、ドリー

一九九七年二月二二日よりはじまった、クローンヒツジの「ドリー」をめぐる世界的な過熱報道は、過去にしばしば報じられてきたクローン化計画を一気に〝時代遅れ〟のものにしてしまった。

それまで無名だった五二歳の発生学者イアン・ウィルムット博士は、クローン化技術に関する目覚ましい研究結果を発表し、科学界に大きな衝撃を与えた。スコットランド・エジンバラ郊外にあるロスリン研究所のウィルムット率いる研究チームが、フィン・ドーセット種の成体ヒツジの乳腺細胞から、そのヒツジとまったく同じコピー、すなわちクローンをつくることに成功したのだ。成体の哺乳動物の細胞を使ったクローン化により、「遅れてきた」双子がつくり出されたのは、それまでに例のないことだった。哺乳動物の胚のクローン化は行われていたものの、成体の哺乳類の体細胞からクローンをつくり出す実験には、それまで誰一人として成功していなかったのである。

クローン化技術におけるウィルムットのこの偉業を、ニュートンの重力の発見や、太陽系のしくみを明らかにしたガリレオの地動説になぞらえる声もあった。

ビジネス・ウィーク誌は、その表紙でクローンを「バイオテクノロジーの世紀」の先触れと称え、「クローン動物ははじまりにすぎない。遺伝学の基礎的な進歩により、生物学は二一世紀の科学の進歩を左右することになるだろう」と予言している。まったく当然のことながら、トランスジェニック動物について長年にわたって研究し、ウィルムットのクローン化プロセスに関する特許によって利益を得る立場にあるエジンバラの企業ＰＰＬセラピューティクス社の株価は、ドリーの発表からわずか一日で一六パーセントも上昇した。

また、ウィルムットのクローン化の成功は、クローン人間の可能性をめぐる世間の大論争をも再燃させた。

週刊誌は「われわれもヒツジに続くのか?」「クローン人間は可能か?」といった見出しを競って掲げ、ドリーの発表から数日のうちに、ヒトのクローン化を禁止する複数の法案が連邦議会や州議会に提出された。世論の圧力を受けたクリントン大統領は、連邦政府の関係各所の責任者に対して、「ヒトのクローン化に関する研究には、連邦政府の資金を割り当ててはならない」との指示を出した。また、その少し前に組織された一八人の委員からなるアメリカ生命倫理諮問委員会（NBAC）に対しても、「この技術に関する法的および倫理的な問題を徹底的に調査する」ように指示した。

一九九七年六月九日、NBACは待ち望まれていた報告書を発表した。だが、NBACの勧告やその論拠は、驚くほど視野の狭いものだったのである。NBACは、「体細胞の核移植により子供をつくる試みを支援する」連邦政府の資金援助については、モラトリアムを継続することを勧告し、そして、このモラトリアムを明文化する連邦法の施行も提案した。ところが、そのモラトリアム期間はわずか三年から五年としたうえ、期間満了時点で再検討すべきであるとの条件がつけられたのだ。おまけに、ヒトのクローン化を禁じるいかなる法律も、動物やヒトの遺伝子、細胞株のクローン化を妨げないようにするべきであると勧告し、それ以外のからだの構成要素のクローン化についても、邪魔をするべきではないと暗にくぎを刺したのだ。

NBACの勧告の手抜かり具合は驚くべきものだった。ヒト胚のクローン化の禁止を熱心に促していないうえ、子供のクローン化についても、禁止が勧告されたのは「体細胞」のクローン化のみだった。しかも、この禁止の対象には、たとえばホールとスティルマンの実験などで生じえる「ヒトの胚」を用いたクローン化も含まれないことになる。さらには、「民間の資金援助を受けた」ヒトのクローン化研究については禁止を勧告せず、民間の研究者や病院、研究所が自発的に禁止勧告を守るよう求めるにとどまった。

ＮＢＡＣの報告書で何よりも多くの人を失望させたのは、その限られた勧告でさえ、倫理的な根拠に基づいたものではなく、現時点でのクローン化プロセスの安全性の欠如を理由とするものだったことである。クリストファー・Ｓ・ボンド上院議員は次のように述べている。

「倫理という観点から、ＮＢＡＣが揺るぎない声明を躊躇なく出してくれるものと期待していた。だが、そうした難しい問題に触れるのをＮＢＡＣが避けたため、倫理的な問題の解決は、連邦議会や州議会に委ねられることになるだろう」

医療業界の大半は、ＮＢＡＣの勧告を支持した。だが、不妊治療クリニックは例外だった。不妊治療業界の関係者は、成人の細胞を使ったヒト胚のクローン化も妨げられるべきではないと主張した。そうしたクローン化によりできた赤ちゃんを、自分たちの胚をつくれないカップルや、自分たちのコピーを望むカップルに提供するためである。場合によっては、不妊治療クリニックを訪れた人びとに、見た目のよい子供やおとなの写真を見せ、写真の人物とまったく同じ、クローン化した胚のコピーを手に入れられますよ、と保証することも可能になる。

おとなからつくられたクローンは、いつか本人が病気になったときに、移植する臓器や組織の供給源となる可能性もある。あるいは、部分的に懐胎させたクローンから得られる胎児組織を使えば、元の患者に完全に適合した移植だって可能になるかもしれない。

二〇一〇年現在、ボンド議員らの度重なる努力にもかかわらず、いまだヒトのクローン化を禁止するいかなる法案も連邦議会を通過していない。

## ウニを刺激し、カエルを複製する

クローン化技術の歴史は、一〇〇年以上も前にさかのぼることができる。当時、自然界で起こる無性生殖の一つであるパルテノジェネシスが研究されはじめていた。パルテノジェネシスとは動物や植物でごくまれに起こる奇妙で不思議な生殖様式で、この言葉はギリシャ語で「処女」を意味するパルテノスに由来する。つまり父親由来の遺伝子が交ざり合うことなく、母親由来の遺伝子だけで発生が起こる現象を意味している。一種の「処女懐胎」である。パルテノジェネシスによって、単一の細胞から子孫が生み出されることになる。ここには、たとえば細菌が分裂して増えたり、酵母が出芽によって増えたり、植物が挿し木によって増える現象も含まれる。

パルテノジェネシスはある種の昆虫や動物でもみられることがある。非常に珍しい例だが、人間でも報告例がある。人間のパルテノジェネシスの例で有名なのは、第二次大戦中ドイツのハノーバーで起こった一例である。一九四四年、連合軍の爆撃を受けて道端に倒れている一人の女性が見つかった。九ヵ月後、彼女は女児を出産した。その子は母親とまったく同一の指紋、血液型をもち、その他の特徴も母親と瓜二つであった。母親は首尾一貫して男性と交渉をもったことは一度もないと主張し、検査もそのことを裏づけていた。それでは、いったいどのようにして妊娠したのだろうか。医師団は、爆撃のショックが彼女の子宮内の体細胞に何らかの刺激を与えて、パルテノジェネシス、すなわち無性生殖を引き起こしたのではないかと考えた。

一九世紀は科学者がパルテノジェネシスに夢中になった時代であった。一九世紀の終わりまでには、先駆的な研究者たちによって各種の卵細胞に化学物質を与えて人工的にパルテノジェネシスを引き起こし、子孫をつくらせる実験が試みられるまでになった。一八九六年、ドイツの発生学者オスカー・ハートウィックは、ストリキニーネ、クロロホルムなどをウニの卵を入れた海水に混ぜてみた。驚くべきことに、卵は精子の力なしで発生を開始した。三年後、同じくドイツ人学者のジャック・ロエブはこのウニの卵の実験の追試に成功した。以来、半世紀にわたってウニの卵のパルテノジェネシスは数多く行われるにいたった。事実、その数は把握できないくらいに上った。アイルランドのベルファストで行われたパルテノジェネシスの学会で発表されたピーコック博士の調査によれば、一九五二年までに、精子の力を借りずにウニを発生させる方法として、三七〇を超える方法が開発されたという。その内訳として、物理的衝撃を与える方法四五例、化学薬品を用いる方法九三例、生物学的反応を用いる方法六四例、これらを組み合わせる方法一六九例があげられた。

一九三九年、雑誌ライフの表紙に載った何の変哲もないウサギの写真によって、ほとんどのアメリカ人は、はじめてパルテノジェネシスという現象を知らされた。外見は正常であるにもかかわらず、このウサギはふつうのウサギとはまったく違うものであった。このウサギはグレゴリー・ピンカスという研究者によって、人間の避妊技術に関する実験の一環としてつくり出されたものであった（ピンカスは後に、避妊ピルの先駆的研究を成し遂げた）。ピンカスが雌のウサギに熱ショックを与えてみたところ、偶然にもこの世にもまれな仔ウサギが誕生することになったのであった。ウニの場合と同様、熱ショックが雌ウサギの卵細胞に発生を起こさせる引き金になったのだった。熱ショックを受けた雌ウサギの卵細胞は、雄ウサギの力を借りずに発生プロセスを進んで、とうとう仔ウサギの誕生にいたったのである。

人工的に生命を複製する上で、このパルテノジェネシス技術は人間にとって重要な第一歩となった。クローン化技術が実際の方法として形を現すまでには、人間の細胞と遺伝子のしくみに関する膨大な知識の前進がまだまだ必要ではあったが、当時非常に興味深いヒントが明らかにされていた。遺伝子本体の構造がはじめて明らかになるまで、なお二〇年を残した一九三一年、アーネスト・メッセンジャー博士は著書『進化と神学』のなかで、次のような考えを報告した。「基本的に、生物を構成する細胞一つ一つに、種族のかたちづくるすべての本質が内包されている」。七年後、この考えをもとにノーベル賞学者ハンス・シュペーマンは、ある奇抜な実験を思いついた。それは受精卵から核を抜き取り、代わりに他の細胞の核を入れてこの移植核が発生を行うかどうか調べようというものであった。シュペーマンによれば、「この実験によって分化した細胞の核であっても、卵細胞の原形質のなかに置かれれば、発生を開始させることができるかどうか調べることができる」のである。

一九五二年になって、ようやくクローン化理論が具体的なものとなった。その年、ペンシルベニア州フィラデルフィアにあるがん研究所のロバート・ブリッグス博士とトーマス・J・キング博士が、受精直後のカエルの卵細胞の核を同じ種の別のカエルの核と交換するという画期的な実験を行った。この受精卵は、はたして核を供与したカエルと同じカエルになったであろうか？

答えはイエス。できたオタマジャクシは、すべて核を供与したカエルの複製となった。こうしてカエルがクローン化されたのである。

引き続いて、カエルのクローン化に成功した実験が何例か行われた。しかし、哺乳動物のクローン化は、はるかに難しい技術が必要で、遺伝子工学者たちは何十年も努力しなければならなかった。それでもパルテノジェネシス技術はクローン化技術へと進展し、生物を工業的に生産する基礎技術が確立されつつある。D・S・ハラシー博士は次のように述べている。

「卵細胞は環境を与えているにすぎない。染色体の集合物である移植核が遺伝形質を決定し、クローン化生物をつくり出すのだ」。

## コピーされたウシと異常動物の出現

一九九〇年、ウィスコンシン州マディソンで開催された畜産エキスポには六万人が訪れた。そのなかで参加者たちは、雑誌ホルスタイン・ワールドの特別号として公式プログラムとは別に配布された、見開き二ページの広告に目をみはった。広告文のはじめには次のようなキャッチ・フレーズが躍っていた。「畜産エキスポでクローンウシを当てよう」そして写真を見ると、五頭の同一のウシがコピーされて順に重ねられており、大きな活字で「クローンウシをあなたの手に」と記されていた。広告には次のような説明があった。

遺伝子操作によるクローン化生物は、あなたの牧場生産の品質を向上させる最新かつ最速の方法です。クローン化生物が遺伝子操作を応用した技術であることをさらによく知っていただくため、グレナダ・バイオサイエンス社とホルスタイン・ワールド誌は、牛乳と肉質の面で優れた遺伝素因をもったクローンウシがあたる企画を作りました。畜産エキスポ参加者のみなさまは、ぜひホルスタイン・ワールド誌のコーナーにお立ち寄りの上、「クローン化生物と新技術革新」のビデオをご覧ください。そして「クローンウシをあなたの手に」のチャンスも！

畜産エキスポにおけるグレナダ社の宣伝は、この会社がクローンウシの作製に成功して以来、大規模に行われてきた営業戦略の一環である。

一九八八年二月、ニューヨーク・タイムズの一面に、グレナダ社が「家畜の繁殖を工業的能率で」

行う技術開発に成功したという記事が報じられた。この記事には、グレナダ社がいかにして、ブリッグスとキングによるカエルの核移植技術を発展させ、ウシの胎児をクローン化することに成功したかが語られていた。三〇年間にわたる困難な研究努力の歴史の末、グレナダ社が成し遂げたことは、クローン化の歴史における画期的な一里塚であり、高等哺乳動物一般のクローン化が実現可能なものであることを示し、かつ、商業化への道を開いたのである。

新聞記事は次のように伝えている。「グレナダ社の研究陣はコンクールで優勝したウシの胚から細胞核を取ってきて、あらかじめ核を取り除いて新しい核を埋め込めるようにしておいたふつうのウシの受精卵に移植した。このようにしてできた受精卵の一部を、代理母となるウシに移植し妊娠させる。残りの受精卵は将来に備えて凍結保存される。生まれてきた仔ウシは、みんなコンクール優勝したウシが胚のドナーとなった遺伝的複製ウシである」。記事によれば、これらのクローン化された仔ウシは、テキサスにあるグレナダ社の実験牧場で「代理母のそばで戯れながら元気に育っている」とのことである。

グレナダ社のクローンウシは、それまでの一〇年における家畜のクローン化技術の進展の総決算的産物である。一九八〇年代は、研究者や企業が争ってクローンヒツジやクローンウシ作製レースを繰り広げた時代で、その時々にメディアをにぎわせていた。このクローン化競争の初期段階における二大ライバルの一人は、グレナダ社のクローンウシの黒幕的存在であるオランダ人学者ステン・ウィラードセンであり、他方はミシガンのニール・ファーストであった。ファーストはW・R・グレイス社から資金を得て、ウィスコンシン大学の研究施設でクローンウシの作製を行っていた。この競争の勝利者は莫大な富を手中にできる。もし、クローンウシが完全なものになれば、この技術は三〇〇億ドルのアメリカ国内肉牛市場と一八〇億ドルの乳牛市場を大きく変えることになるからだ。

ウィラードセンによって哺乳動物胎児のクローン化技術が開発されたのは、彼がイギリス・ケンブリッジの農業・食糧研究機構動物生理研究所で実験を行っていたときのことだった。そこで、ウィラードセンは細胞融合によってヒツジ（sheep）とヤギ（goat）の合いの子であるギープ（geep）なる奇妙な動物をつくり出して、善くも悪くも有名になっていた。ケンブリッジを離れてグレナダ社で一年間仕事に従事した後、彼はカナダのカルガリー大学に落ち着いた。同時にカルガリー市にあるアルタ・ジェネティックス社にも籍を置いていた。彼が開発した方法によって、ウシだけでなくウサギやブタの胎児のクローン化が成功した。

ウィラードセンの好敵手であるニール・ファースト博士は、アメリカにおけるトランスジェニックウシの作製とクローン化の第一人者といってよいだろう。ウィラードセンと同様、ファーストの仕事もまた、ウシの胎児のクローン化における画期的な技術革命である。そしてファーストの仕事もまた賛否両論をもたらした。

ウィスコンシン州は牧畜が盛んな地である。ウィスコンシン大学におけるファーストの研究は、遺伝子操作によって牛乳を大量に生産するウシをつくることであった。そのようなウシは、いまでもすでに供給過剰な牛乳市場に、さらに牛乳をもたらすことになり、大きな議論を引き起こすことになった。先にも述べたように、遺伝子操作によってつくられたウシ成長ホルモン（ＢＧＨ）をウシに与えて、牛乳生産を向上させる計画に、農家は死活問題だとして強硬に反対した。大量の牛乳を生産するようデザインされたクローンウシを、何千頭もつくろうというファーストの研究に対しても、農家は当然反対を唱えた。そのようなウシは牛乳市場を供給過多にし、牛乳価格の下落をもたらすと。

事実、ファーストの研究が批判的に報道されたため、彼の研究資金は滞りそうになった。ファーストの資金源はＷ・Ｒ・グレイス社である。この会社は化学製品やエネルギー関連の多国籍企業だが、過去に環境公害問題で適切な対応を怠ったとして、悪いイメージをもたれていた。グレイス社はこれ以上、世論の批判にさらされることを避けたいと考えており、ファーストの仕事がますますメディアをにぎわせるようになっていくことをにがにがしく思っていた。

また、ファーストが後援者であるグレイス社におかまいなしに、遺伝子操作とクローン化についての論文を出版するやり方も気に入らなかった。グレイス社からウィスコンシン大学に宛てた一九八六年一〇月付けの文書では、（ファーストの）研究に付随して批判的な報道が続けば、ファーストに対する研究資金援助は困難な状況になると端的に警告されていた。続いて出されたファーストへの文書では、ファーストの研究が農家を刺激して、グレイス社製品のボイコット運動につながる可能性もあると憂慮を示した。グレイス社はまた、「ウシ胚の遺伝子操作」や「ウシ胚における核移植」などのファーストの論文には、「批判的な報道を引き起こすと考えられる表現やキーワードが含まれている」と指摘している。さらに会社はファーストに対して、彼のクローン化技術に関する論文には、特許の対象となる知見を知られてしまうような情報が公開されていると、会社の弁護士が指摘しているとの警告を発している。この文書のなかでグレイス社は、ファーストに対して問題を生みそうな論文は公表しないよう要請した。

取得を予定している特許を、ファーストの行為が危うくしていることにグレイス社が焦っていたのは事実のようだ。この後すぐの一九九一年五月、グレイス社の子会社アメリカン・ブリーダーズ・サービス（ＡＢＳ）社が、はじめて胎児クローン化技術に特許を取得したことが報じられた。

この特許は、過去一〇年間にファーストが開発した技術に対して与えられたものである。ＡＢＳ社は特許化されたこの技術によって、すぐにでも同一の乳牛、肉牛のコピーが何千頭もつくられ販売できるともくろんでいた。ＡＢＳ社特殊遺伝学部門の主任マーブ・ペースは、「生まれてくるウシの性別、遺伝形質、繁殖能力など、これまで一種の賭けでしかなかったことが、この技術によって確実なものに変わる。われわれの目標は、一九九〇年代半ばまでに最初のクローン化雌ウシを市場に供給することだ。その後、乳牛および肉牛農家に優秀なクローン化ウシ胎児の雄、雌を供給する」と述べている。グレイス社とファーストとのあいだで科学情報の共有をめぐって、いざこざがあったことを知る者にとってはしらじらしく聞こえたが、グレイス社副社長ピーター・ボーアは、この新特許が「長年にわたる産学協同研究の成功のよい具体例である」と述べている。

しかしウシ胎児のクローン化技術を特許化しつつあったのは、グレイス社ただ一社だけではなかった。グレナダ社もウシクローン化技術に関して、特許を確保していた。いよいよ双方の競争が熾烈な局面を迎えるかにみえた矢先の一九九二年はじめになって、なぜかグレナダ社は、クローン技術部門と特許をグレイス社に売却してしまったのである。あれほどこの技術に執着していたグレナダ社が、どうしてこうも急激に方向転換したのだろうか。

数ヵ月後、その答えとなりうる事実が判明した。一九九二年三月、グレナダ社が大いに宣伝していたウシクローン化技術に、予想もしなかった暗転が起こったことが国際的メディアによって報じられた。記事には「研究室で異常動物が発生」と題されていた。「異常な巨大牛がイギリスとアメリカの農場で誕生」と題された報道も現れた。記事は、グレナダ社のクローン化技術が「恐ろしいまでに悪化」していった経緯が語られていた。

問題はクローン化されたウシの体重にあった。八〇ポンドくらいがウシ胎児の通常の重さなのに、クローン化されたウシ胎児の体重は、代理母ウシの子宮内で一五〇ポンドにまでなっていた。出産には緊急帝王切開手術が必要となった。このウシは、イギリスのジーナス社とグレナダ社の共同出資によるベンチャービジネスの一環として、つくり出されたものだった。グレナダ社は、クローンウシの胎児を市場規模で生産するため、ステン・ウィラードセンを雇い入れていた。ウィラードセンの方法を用いて、グレナダ社は一〇〇〇頭の代理母ウシにクローン化胎児を移植、妊娠させていた。ところが五頭に一頭のわりで胎児は通常よりも大きく、二〇頭に一頭のわりで巨大仔ウシとなることがわかって研究計画は暗礁に乗り上げた。この異常巨大ウシはアメリカの大学研究機関に送られ、調査が進んでいる。

クローン化ウシが異常成長するというニュースは、多くの人びとにショックを与えた。元グレナダ社員で、現在国際胚移植協会の会長を務めるケネス・バンディオリは、「胎児における何かが正常ではないことだけは明らかだ」と述べている。ニール・ファーストは、この超巨大ウシに関して「不可解な現象だが、なぜ体重が異常化するのかは説明がつかない」と語った。

実験過程で何らかの誤りが発生したのだろうか。イギリス牛乳市場委員会の交配繁殖部門主任のスティーブ・エイミスは、クローン化計画を擁護して次のように語る。「クローン化技術を使えば、均一な生産物が得られるはずである。実験の途中で巨大ウシといった問題が起こるのも、また研究過程の一部といえる。事態が生じるまでは何が起こるかわからないのも、また研究の常だ」。一九九一年からウシのクローン化技術を販売しはじめたジェンマーク社社長のフランク・バーンズは、最高級の品質を有する家畜を育てたい農家にとって、クローンウシはまだまだ「のどから手が出る商品」であるといえる、と主張している。

このニュースにショックを受け、拒絶反応を示す人びともいる。そのような人たちはクローン化計画全体に疑問を呈している。経済動向監視委員会のジョン・スタウバーは、次のように述べている。「この事態はバイオテクノロジー産業が約束する品と、実際に売りに出されたものとが、いかに違うかを如実に示す典型的な例だ」。イギリスの倫理問題研究者であるアンドリュー・リンゼイ博士も、次のように語る。
「大量のミルクを生み出すとか、よりおいしい肉の動物機械をつくってもうけようとするのが彼らの姿だ。これらの目的で動物を操作することだけでも、倫理的にグロテスクだといえるのに、実際の結果として異常動物が生み出されたとなれば、さらにグロテスクな問題を上乗せしたことになるだろう」

結局、ファーストとウィラードセンは二人とも、一九九六年にイアン・ウィルムットが成功させ、のちに特許を取得したクローン化技術に敗北したのだった。ウィルムットの手法は、クローンの元として胚細胞を使う必要がなく、成体の哺乳類の体細胞（非生殖細胞）からクローンを作製できるものだった。この点についてウィルムットは次のように説明している。
「成体のヒツジの乳腺から細胞を採取し、何度も分裂できる条件を保ちながら実験室で培養する。その後、あらかじめ核を除去しておいたヒツジの未受精卵に、培養した細胞からとった核を移植した。この『再構成された』胚を、人間の体外受精で用いられるのと同様の手法でヒツジの代理母に導入したのだ。着床した卵のうちの一つが、乳腺の持ち主であるヒツジと遺伝的に等しい健康な仔ヒツジに成長した。そのほか、ヒツジの胚および胎児組織から得た細胞から成長した仔ヒツジも生まれた」

成体の細胞を使ってクローンをつくれるウィルムットの手法は、クローンを妊娠する代理母が依然として必要ではあるものの、ファーストやウィラードセンの開発した手法に比べていくつかの大きな利点がある。こうした利点は、遺伝的に等しい家畜を（そして霊長類や人間を含む他の哺乳動物を）大量にクローン生産できるのではないかという期待につながっている。さらに、培地で育てた細胞から動物を生み出すことが可能ならば、科学者は意図的に、これまでよりもずっと大胆な方法で、新種の動物や、あるいは人間のクローンといった細胞の遺伝子をも操作できるようになるわけだ。

しかし、過去の実験と同様、ウィルムットのクローン実験も、数多くの不幸な子孫を生み出している。ウィルムットの研究チームは二七七個の「再構成された」胚を作製したが、成功したのはわずか一例にすぎなかった。ウィルムット本人も認めていることだが、多数の死亡例に加え、出産まで生きのびたクローンの中にも「発育異常」が数多く発生した。すでに述べたように、そうした深刻な先天性異常は、クローンではよく起きることである。

だが、クローン研究者にとってそれよりも気がかりなのは、ドリーが二〇〇三年に六歳で死亡したことだろう。死因となったのは、進行性肺疾患をはじめ、早期老化によると見られるさまざまな症状だった。このことは、成体の細胞のクローン化から生まれた子供が、元となる成体細胞に存在する老化の問題を引き継ぐ可能性を示唆している。その後の研究でも、クローン化のプロセスによって、クローン動物の遺伝子に重大な損傷が生じることが明らかになり、健康なクローンが生まれることは、かりに可能であるとしても、例外的なケースにすぎない点が指摘された。

一部の科学者は、この研究結果はクローンの子孫にはあてはまらず、健康な子孫が生まれる可能性もあると主張しているが、その主張の正しさを決定づける証拠はない。結局のところ、クローン化計画は科学的事業としても営利事業としても、大きな失敗に終わっているのである。

## よみがえるリンカーン――クローン人間

家畜の大規模なクローン化が進展しているとはいえ、あいかわらずうまくいかない原因を解明しようと研究者は努力を続け、企業は企業で、引き続きクローン化技術の特許化と商品化に向けて競争を激化させていくなかで、次なる問題点が立ち現れてきた。人間のクローン化である。クローン化技術を長年にわたって取材してきたある記者は、次のように話している。

**大型の哺乳動物をクローン化する技術ができ上がったことによって、同じ技術が人間にも当てはめられるのではないか、という考え方がここ何年かのあいだに頭をもたげてきた。つまり母親から胚を取ってきて、研究室内で操作を施すことにより遺伝的に同一の赤ちゃんを複数つくり出し、代理母の子宮に入れて妊娠・出産させる、という可能性だ。もちろんこの考え方は、遺伝子操作技術の進歩をめぐる議論に新しい火種をもたらすことになるだろう。**

過去の歴史の進展のようすをふり返れば、家畜のクローン化から人間のクローン化への移行は、たやすく起こりうるといえる。過去五〇年における動物の生殖を改良する技術の進展をみると、いずれも同じ方法が、人間の生殖にも応用されてきたからだ。

一九五二年、凍結精子を用いて初のウシが誕生した。一〇年を経ずして凍結精子技術はヒトの人工授精における中心的技術となってしまった。一九六〇年代には、胚を「代理母ウシ」に移植することによって仔ウシを得る方法が開発された。一九八〇年代には、ヒトの胚を代理母に移植するという胚移植技術が、アメリカをはじめ世界中の不妊治療病院でごくあたり前の方法になっている。一九七三年、凍結胚を用いて初の仔ウシが誕生した。調査によれば、現在アメリカでは年に一五万件の凍結ウシ胚移植が行われ、約一〇万頭の仔ウシが生まれているという。先に述べたように、凍結胚技術は、ヒトの試験管内授精法における重要な補助手段となっている。世界中で何百人もの赤ちゃんがこの方法で誕生している。アメリカではじめてこれが行われたのは一九八六年であった。現在アメリカの病院では、三万人分以上の凍結胚が移植を目的として保存されている。

クローン化技術もこのパターンをたどるとすれば、初のクローン化ヒト胎児が一〇年以内に実現することは十分ありうる話だ。レダバーグらが描いている究極的な未来像、すなわち、人間部品産業の最終的な到達点ともいうべき状況が現実のものとなるのである。

しかし、みんながみんな、クローン化人間を歓迎しているわけではない。バイオテクノロジーに批判的な人びとの多くは、クローン化人間による反ユートピア的状況を想定している。

遺伝子操作技術を用いて、あらかじめ必要な特性をもつよう決められた同一のクローン化人間からなる軍隊をつくり出すことだってできる。たとえば、月に人間を送り込んで新しい開発を行おうという計画がもち上がれば、兵士でも、科学者でも、オペラ歌手でも何でもつくり出すことができるだろう。

クローン化人間が科学的に可能であることは認めつつ、それほど憂慮しない向きもある。

確かに、明日にでも巨大化人間を遺伝子操作によってつくり出し、これをクローン化して増やすことだってできるだろう。しかし、ご主人様の意のままに動く心をもたない遺伝子工学の怪物といった未来図を、私はまったく心配していない。洗脳とかマインドコントロールといった現存の技術は、すでにそのようなことをもっとうまく行っているのである。このような技術がいくらでもあるというのに、どうしてわざわざ遺伝子操作技術が使われるだろうか。

遠い未来図の議論はさておき、人間クローン化の初期段階として考えられるのは、もっとありふれた商業的、実用的利用であり、これまでに遺伝子や植物、家畜、実験動物などを操作したり、複製してきたりした場合と同じ道をたどるであろう。エドワード・ヨクセンは、人間のクローン化技術は、現在の、いわゆる「すばらしい」医療革命の多くと同じパターンをたどり、ほんのひとにぎりの裕福な人びとを助けるだけのものにしかならない、と想像する。クローン化技術は、この手のサービスを買うだけの金をもつごくわずかの人びとを食い物にするものとなると彼はみている。

では具体的にはいったいどのような人びとが、クローン化技術の顧客となりうるだろうか？　どこに人間クローン化の収益性や用途を求めればよいだろうか？　もちろんクローン化人間実現には、なお時間的距離があるとしても、いくつかの利用例がすでに考えられている。

**胚研究**：遺伝子工学の発展によって胚の研究が有望な分野となってきた。世界中で初期胚における遺伝子診断検査が盛んに行われており、また、胎児研究や胎児組織の研究が進んでいる。クローン化技術によって同一の胚を多数研究に供することができれば、研究上非常に有利なことになる。同一の胚がクローン化技術によって定常的に供給されることにより、研究者は実験をいつも同一の条件で行えるので、非常に都合がよい。さらに、クローン化技術とともに遺伝子操作技術を駆使することにより、さまざまな研究目的に合致した思いのままのクローン化胚をつくり出すことができる。

たとえば、遺伝子工学的に研究対象となる病気や疾患の原因遺伝子となるような、外来遺伝子やヒトの遺伝子を導入した胚を研究用につくり出すことができる。ヒトの胚のクローン化が確立されれば、クローン化技術やクローン化胚自体が、資金提供を行った企業によって特許化されても何ら不思議はない。前の二つの章で述べたように、現行のアメリカ特許法の下ではヒトの胚を特許化するのはまったく合法的なのである。

**臓器移植**：クローン化技術は、将来の外科治療における臓器提供源として、重要な役割を果たすことになるだろう。これまでにみてきたように、臓器移植において大きな問題となるのは、臓器移植先となる患者の免疫系が、移植臓器を外来異物とみなして拒絶反応を引き起こす傾向がある点だ。遺伝子操作にくわしい著述家ジェレミー・チャーファスは、クローン化技術が拒絶の問題を回避する一つの方法を提供してくれることになると予言している。彼によると、非常に高額の経費が必要ではあるが、ある個人のために「もう一つ」のからだをクローン化することが可能である。このからだから臓器提供を受ければ、双子間で移植を行うのと同じことになり、拒絶反応の心配はまったくない。

もし将来、脳の移植が技術的に可能となれば、チャーファスのいうようにクローン化されたもう一つのからだを使って、事故や病気で元のからだが破壊されてしまったような患者から脳を移植することもできるかもしれないのである。

**自分のコピーをつくる**：独身の男女が増加するにつれ、これまでの結婚とは違ったやり方で、遺伝子につながりのある子供をもうける方法が模索しはじめられた。たとえば、女性は人工授精を受け、男性は代理子宮を探すといった具合に。しかし現在の方法は、いずれも予想できない他人の遺伝子が、半分子供に交じってしまうことになる。これは本来、依頼者にとって望ましくないことだ。将来、女性（男性の場合は、遺伝的につながりのない代理妊娠を使うことになる）はウィルムットによって切りひらかれたクローン化技術の発達に伴い、他人の遺伝子を交ぜることなく自分自身のコピーをつくり出すことが可能となるだろう。

さらに、クローン化技術の助けを借りれば、子供をつくれない男女いずれもが、遺伝的につながりのある子供をもつことができるようになる。この場合もまた、クローン化胚を代理で妊娠してもらう女性を必要とすることになる。

**歴史上の有名人をクローン化する**：四〇年ほど前、カリフォルニア大学のアロフ・アレックス・カールソン博士は、埋葬された死体の組織から得た遺伝子をもとに、クローン化技術を用いて死人と同一の遺伝型をもつ人間（たとえば歴史上の有名人）をよみがえらせる死体遺伝学者が出現することになるだろうと予言した。当時、この考えはあまりに奇抜で突拍子もないものと映った。しかし、成体細胞から哺乳類をクローン化したウィルムットの躍進と、近年の「死体遺伝学」における出来事をみると、カールソンの空想もかなり実現に近づいたかの観がある。

一九九一年はじめ、アメリカ健康・医学博物館が、アブラハム・リンカーンの組織標本をクローン化する計画があると発表した。解剖標本として、博物館によって保管されているリンカーンの骨、毛髪、血痕から抽出される遺伝子をクローン化したい旨の許可申請が、ジョンズ・ホプキンス大学のビクター・マッキューシック博士から博物館に出されていたのである。

マッキューシックは、この前例のない申請には次のような正当な目的があると述べた。クローン化によって、リンカーンがまれな遺伝病であるマルファン症候群を患っていたかどうかという問題に答えを与えることができるだろうというものである。マルファン症候群は死にいたることもある病気で、特徴的なひょろ長いからだになる。予想どおり、この計画に対して、アメリカ第一六代大統領のプライバシーを死後に及んで侵害するものだとして、法的立場からの反対および倫理的立場からの反対が数多く表明された。しかし一九九一年五月、アメリカ医学会の援助によりつくられた九人の遺伝学専門家からなる審議会は、この計画に対して許可を与えたのである。

リンカーンの遺体を保管している博物館の監督官庁にあたる米軍病理学研究所が最終的な承認を与えることになる。その場合、研究陣はリンカーンの遺伝子から遺伝子ライブラリーをつくることになる。これを批判する人びとは、リンカーンの実験を先頭に歴史上の人物の遺伝子クローニングや調査が、次つぎと拡大されるおそれがあると指摘している。絵空事のようにも思えるが、カールソンの予言が現実のものとなるのかどうか、いましばらく注目する必要がある。

**優生学的クローン化**：ウシのクローン化がなされた経緯をヒトのクローン化にも当てはめるとすれば、最も起こりうるものとして、「優良」な人間をつくり出そうという動きが考えられよう。天才とか逸材とよばれる人間をクローン化すれば、社会に多大な利益がもたらされるはずだと考える科学者は少なくない。

ハーバード大学医学部の遺伝学の権威であるバーナード・デイビス博士によれば、「数学や音楽といった、ほんのひとにぎりの天才だけが重要な仕事を成しうる分野」では、そのような才能の持ち主をクローン化することは好ましいことであるという。ジェイムズ・ボナー博士も、クローン化によって人類を「優れた才能をもつ新人類」にグレードアップできるだろうと述べている。

もちろん、どんなクローン化人間をつくれば望ましいかは、個々人の夢のあり方によるだろう。ただ、ジェレミー・リフキンは、クローン化人間に関心をもつ科学者のなかで「社会運動家や改革者、革命家」などをクローン化しようという人はほとんどいないと指摘している。クローン化技術を「積極的」に優生学的目的で利用することが実現するとは思えないが、この傾向自体はまったく前例のないことではない。

人工授精を扱った章でも記したとおり、優良な形質を選抜した精子銀行が存在している。ノーベル賞受賞者やスポーツのチャンピオン選手といった、「優良」な人の精子だけを特別に集めた銀行である。毎年多くの夫婦や女性が優秀な子供をもうけようと、この優良精子を買っている。優良な人間のクローン化も市場での需要が同程度にある可能性がある。

人間のクローン化がはじまるかもしれないと考えた場合、まったく前例のない法的問題、倫理問題が発生することになる。クローン化実験が当初生み出したものがいったい何であったか思い出すとよい。ウィルムットが数多くの失敗を経験し、発育不全の動物をつくり出したことからもわかるように、もし、クローン化技術にまだ解決されない根本的な欠陥があるとすれば、異常なクローン化人間がたまたまできてしまった場合、いったいどうしたらよいのだろうか？　クローン化された人間が自分の出自を知った場合、どのような心理的影響がもたらされるだろうか？

クローン化技術の優生学的問題もある。超人類とか、新しいカテゴリーに入れられたクローン化人間の権利はどうなるだろう。人間の創造を機械的な複製過程によって置き換えることが、究極的にどのような結果をもたらすのかまったくわからない。しかし、恐るべき事態となるのは間違いない。

Part

# IV

# 人間部品産業との闘い

Closing the Body Shop

# 17 移動機械と神の見えざる手

Crawling Machines and the Invisible Hand

家に煩いをもたらすものはかぜを嗣業とする者
（箴言 一一章二九節）

過去に学ばない者は同じことを繰り返して問題を起こす
（ジョージ・サンタヤーナ）

ここまで人間部品産業のありさまを見渡してきたことからも明らかなように、医学と生物学の技術革新に勢いを得て、市場原理は、すでに私たちのからだ深くにまで侵入してきている。私たちの血、臓器、胎児、精子や卵子、赤ちゃん、そして遺伝子や細胞にまでその手を伸ばしているのは商業主義以外の何ものでもない。人体の一部や生体試料が売買されたり特許化され、遺伝子操作を施されて行くにつれ、私たちが基本としていた社会的価値観や法的定義の多くが、これまでに例をみないかたちで変質していくのを経験することになった。つまり生命や誕生、病気や死、母親、父親をはじめとした人間に関する伝統的な考え方が、ゆらぎ崩壊しつつある。

現在行われている市場原理の侵攻は、私たちのからだに関するこれまでの考え方を変えるのか変えないのか、という決断を私たちの社会に迫っているのである。もし私たちが、からだは不可侵なものであり、赤ちゃんの誕生も操作すべきものではないと考え、生と死の法的理解も子供と親の権利も変えるべきでなく、また、人間とこの自然界の生命の遺伝的固有性を大切にしたいと思うならば、このまま人間部品産業が活動を継続するのを傍観することはできないはずである。人間部品産業を店じまいさせるべきなのである。

しかし人間部品産業の侵攻を停止させるためには、なぜ人間の商品化が許されるようになったのか、その歴史的背景を十分理解する必要がある。人間部品産業の内情を詳細に調べてみたとしても、なぜ今日私たちがからだを商品とみなす奇妙な神話を信奉するにいたったのか十分解明することにはならない。なぜなら、からだやその成分を商品化するにいたったのは、不幸にも技術革新がたまたまもたらした偶然の結果ではないからだ。また、無責任な科学のせいだけでもなく、規制が不備だったからでもない。利潤追求主義だけが理由ともならないし、それを見て見ぬふりをしていた私たちの態度や政府の怠慢だけが原因でもない。

むしろ、人間部品産業が成立した背景には、文化的、宗教的、そして社会的に深い歴史的根拠が存在している。そもそも、今日、からだを過激なまでに商品化するにいたったのは、自然と経済のあり方、そしてからだに対する特殊な考え方の不可避的な帰結なのである。その考え方とは、いまを去る数世紀も以前に近代の幕開けとともに、西欧文明のなかにもたらされたものなのである。

生命を売買したり操作するという考え方は、歴史的にはいわゆる啓蒙主義の時代とよばれる時期にはじまった。当時の有力な思想家には、ガリレオ、ニュートン、ケプラー、デカルト、ロックなどがおり、それ以降の世界観と人間観を変革したのである。彼らの考え方にしたがって、人体そのものを含めて自然を研究する新しい方法が生み出された。それによって自然科学や科学技術に非常に大きな進歩がもたらされた。一方、新しい生命観として、生物体は精妙ではあるが機械でしかないという考え方が導入された。これが機械論である。人間のからだもこの思想革命の例外とはならなかった。機械論の急先鋒として高名なフランスの科学者ラ・メトリーは、人間を「直立型移動機械」とよんだ。

一七世紀および一八世紀になると、思想家たちは人間の行動を決める革新的な規準に思いをはせるようになった。新しい行動の規準となったのは、神や教会への畏怖とか、社会や王への義務などに基づく古典的な社会規範ではなかった。むしろ個人は、常に自らの主体性に基づいて行動すべきであるという規準が主張された。アイザック・ニュートンに大きく影響を受けた一八世紀の哲学者フランシス・ハッチソンの教え子の一人、アダム・スミスはその後、自由市場主義として知られるようになった思考原理を生み出した。そこでは主体性は「神の見えざる手」として機能し、社会的正義や限りない富をもたらすものとなる。

機械論と自由市場主義のドグマは、現在の人間部品産業の根幹をなす双子の基本概念である。機械論は、ほとんどすべての現代科学の基盤といってよい。機械論は、今日の社会に人間をはじめとする生物を還元主義的に取り扱う方法を深く浸透させた。その結果、生命もまた技術的に操作して商品化しうるという考えがもたらされたのである。

一方、市場原理は資本主義社会の基本的な行動規範となった。人間の部品を売買することを良しとする基本的な理由づけと倫理的根拠は、市場原理の考え方に基づいている。啓蒙時代の思想書を実際に読んだことのある人は今日ごくわずかであろうが、機械論と市場原理の考え方は私たちにとってあたり前のものとなっている。以前、人間のからだに対して抱かれていた宗教的な畏敬の念にかわって、今日私たちはごくふつうに心臓をポンプにたとえ、脳をコンピュータにたとえ、思考を回路にたとえ、消化器官を水道管にたとえることができる。とすれば、動物やからだの一部を加工製品として、つくり替え特許化することに何の不思議があろう。新車を買うように、生まれる前の胎児の特徴をあれこれより好みして遺伝子診断することに、あるいはクローン化技術を使って生物をコピーすることに、どれほどのためらいがあろう。

さらに今日、「仕事上の契約は、どんなことであれ契約である」とか、「アメリカの務めは、仕事をすることである」とか、「つべこべ言わずに利益を出せ」といった言い回しはあまりにあたり前になりすぎて、いざ事態が代理母の契約であっても、売血の仕事であっても、子供の差別を助長するような遺伝子組み換え製剤の販売であっても何の痛痒（つうよう）も感じなくなっている。

機械論と市場原理の考え方は、すでに私たちの社会の内部構造となってしまっている以上、からだを商品化する行為が簡単に止められると考えること自体、現実的でない。機械論と市場原理の構造に目を向け、それがどのようにして私たちの生活と精神を支配するにいたったかをもっとよく考えてみる必要がある。人間部品産業を生み出すにいたった歴史的、文化的背景を分析することからはじめない限り、将来に向けて、からだの搾取、からだの商品化から人間を守るための効力のある方策を考えることは不可能であり、生命操作を規制し、人間および生物全体の遺伝子的固有性を維持していく上でも有効な方法を見いだすことはできないだろう。過去の軌道を検証することなくして、未来の方向を変えることはできない。

このあとの各章では、人間部品産業の歴史的背景や哲学的変遷を検証していきたい。機械論と市場原理が現代社会にもたらしている多大な影響力を詳細に検討してみたい。

残念ながら私たちは、現在の諸問題に対し、このような分析を行うことに慣れていない。今日の秒刻みのニュース報道のスタイルは、問題をゆっくり分析するひまを与えない。出来事を歴史的文脈あるいは思想史的文脈のなかにおいて考えてみることを、現代のマスコミは強く嫌っているようにみえる。イギリスのジャーナリスト、G・K・チェスタートンは、かつて次のように皮肉った。「ジャーナリズムはいつも『ジョーンズ卿死去』というように報道するけれど、それを聞いた人は誰も生きていた頃のジョーンズ卿を知らないのだ」。戦争や地球環境問題、技術革新、大量殺人といった経済ニュース、社会ニュースは次つぎと報じられるが、どうしてそのようなことが生ずるにいたったのか、その事件にはどのような意味があるのか、ということを深く考えてみる機会は与えられないのである。

現在のような、その場限りの断片的報道のあり方では、それぞれの問題や事件を切り離し無意味なものにしてしまうだけである。個々の見出しやトップニュースは一瞬人びとをびっくりさせはするがすぐ通過していく。過去に起きた関連ある事例と照合したり比較することはない。情報は、このように決して蓄積させることもなく意味をかたちづくることもない。私たちはみんな一瞬だけ注目し、次に進むのである。

人間部品産業に関しても事態は同じである。びっくりするような見出しは、日常茶飯事だ。過去数十年のあいだにも、次のような問題をはらんだ見出しが紙面をにぎわせた。

世界中で人身売買
腎臓売ります
老化した脳を救う胎児の細胞
組織供給目的での出産増加
胎児組織を実験用マウスに移植
代理母をめぐって違憲訴訟
実験室で異常動物誕生

エイズウイルスをマウス遺伝子に導入
政府が遺伝子配列に特許申請
家畜をめぐって特許紛争激化

かくして、人間部品産業の全体像はどこかにかすんでしまうことになる。報道を通じて、からだを商品化することの哲学的意味や社会的影響に関する理解が進むことはほとんどない。からだを考える際、人間部品産業の考え方とは正反対の別の価値観がありうるということを主張する声はほとんどない。その結果として、生命の商品化と操作は衰えることなく進行する。

神はご自分にかたどって人を創造された。神にかたどって創造された。男と女に創造された。
（創世記　一章二七節）

生物体は、どんなに小さい部分でも究極的には機械である。
（ゴットフリード・イルヘル・フォン・ライプニッツ）

# 18 機械論的な「からだ」

The Body as Technology

どの文化圏においても、基本的に人間の姿は単一もしくは複数の神によってつくられたものであり、神聖なものであると考えられてきた。

ユダヤ教からキリスト教への流れのなかでも、人間は神に「似せて」つくられたものとされている。創世記に明確に記されて以来、この考え方は何千年にもわたって西欧の倫理観の基礎となってきた。聖書の説くところすべての生命は神によってつくられたものであり、それゆえ「良き」ものである。キリスト教においては、人間の姿は神がその形を表したものであり、同時に人間の姿を通じて、神は喜びや痛みを受容されているという考え方に示されるように、人間のからだに大きな意義を与えている。キリスト教初期の教会では、キリストの「肉と血」を分け与えられることによって、人間と神とが合一すると教えていた。この考え方によって、からだにはさらに究極的な神聖さがもたらされていたのである。また、遺体は敬意をもって取り扱わねばならないとされた。肉体はたとえ死しても、栄光を受け天国で再びよみがえることを教会は約束していた。

神の教えはしかし、しばしば現実のものとはならなかった。からだは神によってつくられた聖なるものであるとの教えにもかかわらず、非人間的な行為が繰り返されることをキリスト教が防ぎきれなかったことは、歴史をみてのとおりである。キリスト教がはじまって以降も、歴史はたび重なる戦争、迫害、奴隷制などの残虐な行為で満ちている。G・K・チェスタートンは「キリスト教的理想主義は達成されんと努力されることもなく、目標となったこともない。むしろ困難であるとみなされ、努力目標にならないとわかったのだ」と述べたが、いずれの史実も、この言葉の正しさを証明している。

しかし同時に、ユダヤ教、キリスト教における人間性に対する考え方から、人権や個人尊重の考え方の進歩が生まれたことも否定できない。人間の姿は本来、神をまねたものであるという伝統的な教えが、今日の正邪の判断の基本となる考え方を生み出したのである。奪うことのできない人権、拷問の禁止、戦争において市民を巻き添えにすべきでないという教会の命令、死刑の恩赦、貧しい者や被差別者に対する配慮、遺体に対する敬意ある取り扱い、これらはすべて創世記の教えに基づいた行為なのである。

歴史上いかなることが起ころうとも、西欧文明において最も確かな現実として人間のからだがあり、それは神がもたらしたものだというイメージは社会全体の共通認識であった。アメリカにおいても、私たちの先祖は当然のものとしてこのようなイメージをもち、ここからいくつもの信念をつくり出してきた。

今日、からだについての伝統的なイメージは粉ごなに破壊されてしまった。過去数世紀のなかでも、特に近年、科学技術の進歩が目まぐるしく進み、人間の生命の定義が揺らぎつつあることと相まって、身体に対する理解と見方は、自由落下なみの速度で下落してしまっている。聖なるはずのからだは徐々に俗なるものへと変化してきた。からだはもはや神の姿を模倣したものではなく、工場における機械と同様なものととらえられている。神のイメージは現代的な見方に道を譲ってしまった。すなわち、からだは機械となったのである。

生命を機械論的にとらえるというのが、今日の基本的な考え方である。第一六回国際遺伝学会会長のロバート・ハイネス博士は次のように述べて、バイオテクノロジー時代の中心となる考え方が、機械論であることを改めて聴衆に向かって強調した。

少なくとも過去三〇〇〇年のあいだ、大多数の人間は、人類が特別の、不可思議な存在であると考えてきた。これがユダヤ教とキリスト教共通の人間観だ。遺伝子操作が可能となったいま、何がわかったかといえば、人間が生物機械であることが非常に明確になったということがいえよう。生命は神聖なものであるという基本の上に、伝統的な考え方は成立してきた。しかし、もはやそうではない。生物には、何か特別な独自なもの、神秘的なものが備わっているという考え方で進んでいくことは、もはや成り立たないのである。

この科学者の主張は何も特殊な例ではない。これより数ヵ月前のニューヨーク・タイムズの社説には「工業化される生命」と題して、次のように論じられている。

「人間は生物機械であり、いまや改変したり、クローン化したり、特許化したりできる。これによる影響は重大なものとなりうるが、一度に少しずつしか進展しない。だから十分制御できるものである」

また、たとえばアメリカのコンピュータサイエンスの第一人者であるマービン・ミンスキーは、脳を「なまの機械」（ミートマシーン）とよんで、人間の心をコンピュータでモデル化しようとしている。

機械論のドグマが、人間のからだについて異常な神話をもたらした。そしてそれは、人間部品の商品化にぴったりの神話なのである。事実、私たちは機械論的思考にすっかり浸ってしまっているので、人間の臓器、生体試料、組織、遺伝子、細胞といったものでも、市場に出回っている一般的な加工物品と特に変わるところがないという感じ方をしてしまっている。バイオテクノロジー、生殖技術、臓器移植などが展開され、市場が拡大されることによって、機械論的思考はさらに強化増大されてきた。

「欠陥」のある赤ちゃんが中絶されるありさまを、これまでの章でもみてきた。ある医療専門家は、これをいみじくも「新車購入」の精神構造だとよんだ。また、裁判所が人間のからだを法律上「工場」であると定義したり、代理妊娠によって赤ちゃんを「製造」する行為に、対価が支払われるのを許可したりするようすも目のあたりにしている。さらに、生命を工業的に製造するクローン化技術の革命についてもみてきた。政府や企業が動物や人体の一部を、あたかも工業的製造物のごとく特許化するようすも調べてきた。動物を「生命工場」に仕立て上げて、高価なヒト遺伝子産物をつくらせたり、死体を臓器の「供給源」として保存したりするさまも検証してきた。

いまや、まさにバイオテクノロジー時代の開花のときである。とはいえ、機械論的思考自体は、過度に熱した遺伝子学者や医者、コンピュータ・ハッカー、雑誌編集者といった人びとがあおり立てて急に出てきた題目ではない。むしろ、宗教に代わる一種の信念として、古くは機械化がはじめられた時代以来、ここ数世紀にわたって西欧で育まれてきた考え方なのである。

だから、どうしてからだを機械とみなすにいたったのか、いかにしてからだが聖なるイメージをはずれて、バイオテクノロジーの対象となっていったのか、これらの歴史を理解せずして今日の人間部品産業を組み伏せることなどできるはずがないのである。

## ガリレオの大罪

西欧の科学史における一つの画期的な出来事は、一六三三年六月二二日に起こった。この日ガリレオは、宗教裁判官による強大な圧力に屈して、天上世界のありさまに関する彼の異説を「破棄する」と誓った。すなわち、「宇宙の中央にあるのは地球ではなく太陽であり、動いているのは太陽ではなく地球である、という考え方はまったく誤っておりこれを破棄する」ことを彼は誓わされたのであった。以来、ガリレオは迷信と蒙昧（もうまい）の殉教者として、近代啓蒙時代における究極的シンボルとして、その名をとどめることとなったのである。

そして今日、ガリレオはいま一度新たにその罪を問われている。西欧社会の自然に対する考え方が、「母なる地球」（Terra Mater）から近代科学的な機械論的見方に変質していった裏に、ガリレオが重要な役割を果たしている。一七世紀、生命が機械とみなされるにいたったもとにはガリレオの考え方があるのである。

ガリレオの斬新な世界観は、彼が哲学者ではなく数学者であったという事実を考えたとき納得できる面もある。自然界は、形而上学的な見方や精神論から解明できるものではなく、定量的な測定や厳密な数学的解析を通してのみ理解できるのだというのがガリレオの信念であった。記憶であるとか、想像力、個性、嗜好といったものは、ガリレオによって主観的な測定不能なものとして捨て去られてしまった。宇宙を数学的な測定可能な対象として認識するために、ガリレオは、ギリシャ時代、ローマ時代にさんざん議論された物質論を再びもち出してきた。ガリレオは生物も無生物も、すべて物質を構成する微小な、しかし究極的には測定可能な粒子の相互作用として説明できると信じたのだ。

この考え方は「原子論」とよばれてきたものであり、ガリレオは最も有名な原子論者の一人となったのである。原子論に基づいてガリレオは、定量できるもの、測定できるものだけが現実のものであり、定性的、主観的なものは現実のものではないと主張した。ガリレオによれば、性格とか好みというのは意見の相違にすぎないものであるが、原子と空間は真実である。

科学史家ルイス・マンフォードは以下のように記している。

ガリレオは、教会審問官によって告発されたいかなる罪よりも、ずっと重大な罪を犯していた。彼の本当の大罪は、教会の教条や規範を含めたさまざまな人間の経験の全体像を、観測可能で、物質と運動のことばで説明できる、ごく限られた部分に置き換えてしまったことにある。

さらにマンフォードは次のように記している。

ガリレオは、人間が歴史的に獲得してきた権利を明け渡した。人間の記憶のなかにある経験を放棄した。つまり、これまで培われてきた文化そのものを無視したのである。（人間における）主観的なものを破棄したことによって、ガリレオは歴史上の中心課題であった人間の多面性という問題を、視野の外においてしまったのである。

新しい科学という制度の下では、すべての生命は解体された上で、より機械論的な姿に整形し直されて、機械論的世界像の一部に組み込まれていくことになる。つまり、機械的なものだけがこの新しいイデオロギーのなかの実体ある存在となる。したがって、人間が存在してゆくためには、有機的なもの、自立性、主観的なものを犠牲にして、機械論的なものにならざるをえないのである。

一七世紀を特徴づけるこの人間像の大革命において重要な役割を果たしたのは、ガリレオだけではない。ガリレオのほか、ベーコン、ケプラー、ニュートン、デカルトら当時のオピニオンリーダーたちを、哲学者スコット・ブキャナンは「世界を分断する人びと」とよんでいる。確かにそのとおりである。彼らは自然と人間がもつ非機械論的側面をすべて切り離して、それらは分析対象としてなじまないものであり、不可知なものであって、結局それほど重要なものではないと断定したのである。

彼らは厳密なまでに数学的、機械論的手段でのみ自然を取り扱うことに専心した。自ら「新科学」とよぶこの考え方によって、彼らは人類がこれまで直面したこともなかったような大きな思想革命を引き起こしたのである。自然界や人間のからだに関する認識を変革するうえで非常に重要な部分に、当時の思想家たちは大きく寄与している。彼らのいずれもが、自然の働きは機械の働きのアナロジーとして考えることができるとしていた。

特に、当時最もよく使われたアナロジーは時計であった。この考えをもって、彼らは中世的な宇宙観にまっ向から挑んでいった。「近代化学の父」とよばれ、輸血実験を最初に勧めた一人でもあるロバート・ボイルは、宇宙とは、中世の人びとが主張していたような有機体ではなく、つまるところ時計じかけであると記している。ボイルによれば、宇宙とは、

高価な時計のようなものである。ちょうどストラスブールにある時計のように。すべての部品が非常に精巧に組み立てられており、ひとたび動力が入ると、すべての部品は偉大

なる設計者の思惑どおりに運動を開始する。そして動力源が最初からすべて計画している方法にしたがって、特定の時刻に特定の機能を発揮するのである。

神が時計の設計者であり、自然は時計であるという考え方は、自然を解明していく上で新しい神学として、また、新しい科学の枠組みとして機能することになった。太陽系の運行に関する一定の法則性が発見され、重力をはじめとする物理学法則の概念が確立し幾何解析法が駆使されるようになると、宇宙が時計じかけであるというイメージがさらに確信されるようになってきた。さまざまな分野で、効率よく働く機械や装置が次つぎと開発されたこともまた、自然を機械論的に取り扱うという考え方を強化していくことになった。

一七世紀末になると、アイザック・ニュートンも、現実世界を記述する強力な道具として、時計じかけのアナロジーを利用するようになった。「小さな懐中時計を動かしている物理法則は、同時に地球、太陽、そしてかずかずの惑星をも動かしている」。このようなニュートンの法則を聞かされた者は、みな彼の物理法則が正しいものと信じた。

彼ら啓蒙時代初期の思想家のうちに、行きすぎた急進性を見てとるのは現在では簡単なことである。しかし、当時の思想家たちは、自らの宇宙観が発展していく過程で、その方向が見失われる結果、新たに生み出される歴史的、社会的影響力というものをほとんど意識していなかった。そのうえ彼らは革命的ではあったが、同時に反動的な側面をも併せもっていた。誰もがみな片足を中世的世界に置いたまま、他方の足を近代社会に踏み出したのである。

その結果、奇妙な信念の混合が生じた。太陽系の運行を幾何学的に証明してみせたヨハネス・ケプラーは、同時に太陽や惑星に、精霊や天使の存在を考えることに余念がなかった。重力を「発見」

し、光学解析に革命をもたらしたアイザック・ニュートンもまた、当時一流の錬金術師でもあった。解析幾何学を創始し、生理学にも新しい理解をもたらしたルネ・デカルトは、自分のしていることは単に神の考え方を明らかにすることであると信じていた。この信念は、教会から批判を受けたガリレオの信念と同じものであった。

思想家の思い入れはどうあれ、啓蒙時代に築かれた機械論的自然観は、いまなおわれわれの心を陰に陽に支配し続けている。歴史家で哲学者でもあるウイリアム・バーレットは、次のように指摘する。「近代化の波は一七世紀にはじまった。しかし当時の思いは、通りすぎた後の道しるべとして今日消え去ってしまったわけではない。当時存在したはずの緊張感や逆説的な感覚を含めて、すべてそのままわれわれ現代人の意識のなかに不安や不確かさとして存在し続けているのである」。

啓蒙思想家たちの影響力は、とりもなおさず人間部品産業が立ち現れてきた鍵として働いている。時計じかけのアナロジーは、惑星や非生物学的物質に適用されただけでなく、人間を含む生物全体にも適用されたからである。

## 「動物機械」と魂の死

たとえば、遊びざかりの仔イヌが茶目っ気たっぷりの目つきで飼い主を見上げているようす。あるいは、ネコが小鳥に気づかれないよう身をかがめて忍び寄るようす。動物園のオリに入れられたライオンがイライラしながら、同じ円弧を描いて何回も歩き回るようす。午後遅くハトが悲しげな声で鳴くようす。生まれたばかりの仔ヒツジの無垢なようす。私たちの身の回りの動物たちのようすを見て誰もが喜びや驚きを感じ、物思いにふけりつつ親愛の情を深めているはずだ。しかし、一七世紀、一八世紀の啓蒙思想家はそうは思わなかった。彼らにしてみると、動物を物理的にとらえるのと同時に、擬人的にとらえることは、不快で混乱をもたらすものであった。

確固たる唯物論者および機械論者として、科学革命当時の思想家たちの多くは、いかなるかたちであれ、動物に感情や知性があり魂をもつという考えに、かたくななまでに反対した。当時、教会を中心とした人びとは、この新しい科学的視点に対して、これまでの常識的なものの見方、あるいはごくふつうの感覚とは、まったく正反対のものであるという印象を抱いた。それゆえ、教会勢力の考え方と啓蒙思想家たちの科学的信念はことごとく対立することになっていった。動物には魂があるのか、それとも時計じかけの生物機械なのかという論議は、その後一世紀以上にもわたって哲学的論争の中心課題となった。

フランシス・ベーコンは、時計じかけのアナロジーを動物のからだにあてはめた最初の人物である。一六二〇年出版の著書『ノバム・オルガナム』に彼は記している。「時計を組み立てることは、実に緻密さと正確さとが要求される仕事である。歯車の動きは天体の軌道を模している。規則正しく時を刻む動きは動物の脈拍を模している」。ベルギーの解剖学者アンドレアス・ベサリウスの示した人間の生理学に関する理論や、イギリスの医師ウイリアム・ハーベイが、一六二八年血液はポンプのように循環していることを見いだしたことによって、人間のからだは機械であるという一七世紀の考え方がますます強固なものとなっていった。

しかしながら、生命体の解析に「新科学」をはじめて導入した人物として格別の評価を受けているのはデカルトである。有名な『方法序説』（一六三七年）のなかで、デカルトは事実上すべての生命活動は機械論的説明によって理解可能であると主張する。彼は、動物のからだはいわば「魂なき自動機械」であり、その動きは一般の機械と何ら変わるところはない、とする。

この考え方はまっ向から教会の教えと相反する。当時の正統的神学の考え方によれば、いずれの生命体にも魂がある、とされていた。植物には植物なりの魂があって、自らの生長と形態をつかさどっている。動物にはもう少し進んだ魂があり、それは「感性をもった魂」である。その魂が動物たちに、運動、習性、わずかな記憶、想像力、知識などを与える。動物の場合、魂は不滅であるとはいえない。しかし人間の場合、からだと切り離すことができない不滅の魂をもつとされていた。デカルトにとっては、この神学的概念は観察事実と相いれないものであった。

考えてもみたまえ、すべての身体の機能はどれも機械的な説明をすることができるものばかりだ。たとえば、肉の消化、心臓や動脈の拍動、栄養と成長、呼吸、歩行、睡眠いずれもそうだ。さらに光、音、におい、味、温度などが感覚器官の外部受容器に入力されるようす、共通の感覚や想像に対して引き起こされる思考の共通性、それから身体を構成する部品の動くようす、これらを見れば、多かれ少なかれ、その運動は時計などの自動機械と何ら変わるところがないといえよう。それゆえ生命のなかに、植物的なものにせよ感性的なものにせよ、魂を想定する必要はない。

動物の機械論的解釈は、大きな論議をよび起こすことになった。何十年にもわたってヨーロッパの主要な思想家たちは、デカルトのいう動物機械について論争を続けた。伝統的神学を標榜する人びとは、デカルト派の考えが教会の教えに背くものとして攻撃した。彼らはまた、デカルト的動物観が、そのうち人間にも精神というものなど存在しない、という考え方へと拡張されることを恐れていた。他の教会指導者たちも、デカルト派が自然の価値を損ねていると感じ、たとえ動物であっても時計じかけであると主張することに対し疑問を感じていた。イエズス会神父ジローム・ボーギャンは、次のように述べている。

世のデカルト派が、イヌは単なる機械であるとの考えをみんなに押しつけようとすることを私は断固拒否する。想像してご覧なさい。イヌを可愛がることと自分の時計を可愛がることが同じと考えられますか。イヌが主人を慕うように、時計が主人を慕うでしょうか。それとも時計が一二時を指したり一時を指してくれるのは、主人を喜ばせようと思ってやっているのだとでも主張するつもりですか。

新プラトン学派の哲学者たちもまた、デカルトが動物の世界から無邪気さ、激しさ、威厳、さらには知恵といった「要素」を取り去ってしまったという事実に反対を唱えた。彼らは動物のようすを一見しただけでも、そのような要素や感情が備わっていることは明らかにわかると主張した。哲学者ニコラス・ハーツエーカーは記している。「デカルトの意見のなかで、最も奇妙でわれわれの常識からかけはなれている点は、動物に精神はなく機械であるとした点だ」。

デカルト的動物観が、動物の虐待にも重大な悪影響を与えたことも批判の対象となった。一六四〇年六月、ある司祭がデカルトに質問状を出した。動物に精神がないとするなら、どうして動物は痛みを感じるのか、と。それに対してデカルトは答えた。動物は痛みを感じない。痛みはその意味を理解してはじめて存在するものであり、動物にはその理解はない、と。

この考えに立てば、デカルト派の人びとが盛んに生体解剖を重要視し、実際に行った事実も驚くにはあたらない。デカルト派が動物の虐待に盛んに関与していたとする事例は非常に多い。ジャン・デ・ラ・フォンティンが記録した実験のようすをみると、デカルト的哲学がいかに生命を粗末に扱うことに寄与していたかがわかる。

デカルト派で自動機械について口にしない者はいない。彼らはまったく平然とイヌを打ちすえる。そして、あたかも自分が痛めつけられているように思ってイヌを哀れむ人びとを、からかうのである。彼らは言う。イヌは時計と同じだ。打ちすえると声を発するのは、からだのなかのバネがきしむ音にすぎない。イヌ自体は何も感じていないのである、と。彼らは、この哀れな動物の四肢を広げて板にはりつけにし、彼らの大きな関心であるところの血液循環を調べるため、生体解剖を行っているのである。

このような考えに基づいて生体解剖が行われたことに対して、大きな反論が起きた。一六四八年、神学者ヘンリー・モアはデカルトに対し手紙を送り、デカルトの考え方は「死に結びついた殺生」の概念であると断定した。

しかし、デカルト説を信奉する人びとも後を絶たなかった。デカルトの合理性を確信した人びとは、ますます生命現象を機械のアナロジーとみなすようになっていった。解剖学の技術が進み、生物体とその部品がことごとく既存の機械装置と比較されはじめた。啓蒙時代の大思想家の一人、ゴットフリード・ヴィルヘルム・フォン・ライプニッツは「自然界における機械、すなわち生命体は、そのどんな小さな一部を取ってみても、究極的には常に機械である」と主張した。生物体を構成する臓器はそれぞれ「柱、支え、梁に類似していたり、囲いや覆いに似ている。あるいは、軸やくさび、てこ、釘抜きに似ているものもある。また、紐やとめ金、蛇腹のように見えるもの、ふるい、こしき、パイプ、水道管、タンクに類似のものもある」と記載する科学者も現れた。

一方、デカルトはまだ十分究めていないと考える人びともいた。なぜなら、デカルトは動物を機械的なものとみなしたものの、人間は例外としていたからである。デカルトによれば、人間はほかの動物とは異なる。確かに「機械論的」身体をもってはいるが、同時に不滅の精神をもっている。その精神は、人間特有の理性の根源となっているとしていた。

他の唯物論者にしてみれば、ことさら、このような二重の規準は必要ないものであった。彼らにとって、人間の生命と行動は、結局のところ機械論的なものである。一七世紀の哲学者ジョン・ロックによって主張された意識の機械論的解釈にしたがえば、思考ですら機械論的法則にしたがって作用しているのである。人間は物心両面ともにまったくの機械とみなせるのである。

デカルトを不十分とする唯物論者の一人に、ラ・メトリーがいた。ラ・メトリーは、人間の人格そのものの機械論的解釈に踏み込むことになった人物である。

彼の最も有名な著作『人間機械論』（一七四八年）のなかで、ラ・メトリーは、他の動物と同様、人間もまた精神をもたない機械であるとする説を提示した。自分の考えはデカルトの考え方に基づいていることを認めつつ、基本的な点で相違があるとしている。つまりラ・メトリーはデカルトと異なり、人間機械をことさら動物機械と区別する必要を認めないのである。彼はこともなげに、機械論的法則によって身体行動とともに思考そのものも生み出されているとの考えを支持している。それゆえ、人間に精神を与える神というものも想定する必要がない。以下は、ラ・メトリーが自分の意見のどこがデカルトに基づいており、どこが相違するのかを記した部分である。

**この著名な哲学者（デカルト）が、いくつもの誤りを犯していることは事実である。しかし、彼が動物の本質を見抜いていたことも事実である。彼は、動物が純粋な機械であることを最初に示し**

た人物である。しかし結局のところ、彼がいかに人間と動物の違いを説明してみても、それは単なるごまかしであり、明らかに詭弁である。そうすることによって、時計じかけのアナロジーの裏に隠された毒を、神学者たちに飲み込ませようとしているのだ。

この毒は、神学者たちには見えていないけれども、みなを驚かせるには十分である。つまり、このアナロジーが示すものは、どんな科学者であれ、有能な審問官であれ、彼らが得々とうぬぼれているところの人間という生物も、結局のところ動物であり、とどのつまりは、直立歩行する機械にすぎないという事実を認めざるをえないところへ追い込むものだからである。

当時は誰も予想できなかったが、ラ・メトリーの機械論的人間観がもたらす影響は、はかりしれないものがあった。歴史家デイビッド・F・チャネルは記している。

一八世紀の末までには、機械論が有機的生命を説明できるようになっていた。それは生体の臓器の働きから精神の創造的作用までに及んでいた。機械論による還元主義的世界観のなかでは、機械も生物もともに機械論的な言葉で説明することができる。両者が、見かけ上明らかに違っていても、生命を機械に格下げすることによって説明できるというわけだ。

つまり生命とは、人間でさえもその基本的機能においては、機械的なしくみをもっているということになった。

思想は次つぎと発展してゆくものである。機械論的動物観は機械論的人間観に発展し、それが生命の商品化と人間部品産業の基本的思想を提供したのである。歴史家ドナルド・ウォースターは、デカルトとその流れをくむ思想家たちの業績をとらえて、次のように述べている。「動物を格下げして、無感覚の物体、あるいは内的指向性や精神をもたない原子の集合体とみなすことによって、彼ら思想家たちは、とどまることのない経済的搾取への最後の障壁を取り除いてみせたのである」。

この思想の縮図として、現在の動物生殖細胞の遺伝子操作や、動物を遺伝子組み換えして、高価な生体成分を産生する工場へのつくり替えがなされているのである。機械論的動物観がきわまった結果として、動物の特許化思想があり、法的に動物を機械として、あるいは生産物として定義するという行為がまかり通るのである。ラ・メトリーの機械論的人間観は、何世代にもわたって科学者や思想家に受け継がれた結果、二〇世紀の人間部品産業が血液、臓器、さらには胎児までをも商品化することに道を開いた。滑車やポンプ、ガス管や水道管が商品なら、人間の部品も商品とできるはずだというわけである。あとはそれを利用する医療技術の進歩さえ実現すれば、人間の部品に価値が付与されることになるはずだ。結果として、臓器移植技術、生殖技術、遺伝子操作技術などの進歩が、いずれも生命の商業化への道を拓いたことは、これまで見てきたとおりである。

機械論的思考は、西欧文明が工業化時代に入るとますます先鋭化していった。複雑で高度な機械が次つぎと開発されるにつれ、生体の機械論的理解も進化していった。二〇世紀になると、機械論の主張者は、ちょうど動力装置が最も力を発揮するように改良されたのと同じように、最も効率のよい生物をつくり出そうとしはじめた。

この試みは、人間の生活と人間部品産業に多大な影響をもたらすことになった。さらにこの動きは、二〇世紀における最も有害な行為とでもよぶべきものへ、直接関連してゆくことになる。

それは優生学である。

人体は、二八の連結部分をもつ装置で二本の支柱だけで均衡をとりうる。一種の電気化学的変換装置でもあり、抽出した特別の燃料を内部の貯蔵槽に蓄えている。それが何千もの溶液ポンプ、気送ポンプの動力に使われる。六万二〇〇〇マイルにおよぶ細管、何万もの信号機、鉄道線、輸送システムが内蔵されている。砕石装置や起重機もある。全体には、くまなく通信システムが張りめぐらされ、うまく使えば七〇年間まったく修理の必要もない。この複雑な装置は操縦室から非常に正確に制御されている。操縦室には、望遠鏡も顕微鏡もあって、全体の管理や記録が行われている。

（バックミンスター・フラー）

効率を目的としてとらえる誤りを犯す者の行く末は、独善的なものでしかない。

（オーウェン・バーフィールド）

# 19 人間モーター

The Human Motor

工業化社会を迎え、機械論的思考は大きな発展を遂げることになった。

工業化時代の科学者は、自然界をもはやガリレオやニュートン流の時計じかけの世界とはみなさず、むしろ熱とエネルギーを限りなく生産する大きな広がりをもつ内燃機関としてとらえるようになっていた。生体もまた、デカルトやラ・メトリー流の比較的単純な装置のアナロジーとしてではなく、むしろ蒸気機関や発電装置に代表されるような、近代的動力機関と同じものであるととらえられるようになってきた。科学史家アンソン・ラビンバックは、次のように書いている。

「一九世紀になると、エネルギーをさまざまなかたちの仕事に変えられる近代的動力機関が登場した。これによって、デカルト流の動物機械論は大きな変化を余儀なくされることになった。人体と工業的装置は共に、エネルギーを機械的仕事に変換する動力とみなせることになったのである」

この宇宙と生体を動力機関とみなすという革命的な考え方は、熱力学とエネルギー保存の法則という重要な発見によって強化されることになった。特に、ドイツ人生理学者で物理学者でもあったヘルマン・ヘルムホルツの業績が大きい。

ヘルムホルツは自ら導いた法則を機械にも生物にも適用した。ラ・メトリーから一世紀を経て、「動物体は、熱と力を生み出す方法に関してみると、蒸気機関と変わるところがない」とヘルムホルツは述べている。さらに、「エネルギー消費については、人間の労働と機械の労働とを並べて理解することが可能である。労働力の程度が大きければ大きいほど、また労働時間が長ければ長いほど、腕の疲労はより大きくなり、蓄積されていたエネルギーがこのあいだに消費される程度が大きい」と説明している。

この新しい機械論的思考の支配下において、これまで以上に大きな生産と利益の獲得をめざして、人間と動力機関は、物理的にも、心理的にも結合されることになった。工業化時代の進展に伴い、労働者からも機械からも科学的に最大限の生産性を得ようとする動きが、社会全体を効率主義のとりこにした。一九一〇年頃までには、「啓蒙的な」政治家、科学者、工業界のトップは、みな天然資源と人的資源をさらに効率よく利用することの必要性を、いつでも、どこでも主張するようになっていた。哲学者リチャード・ウィーバーは次のように述べている。

「近代工業生産者にとって、効率が『神』を意味する言葉となり、前近代社会における宗教的、倫理的規範に取ってかわるものとなってしまった」

## 効率至上主義の到来

新たに「動力機関としての人間」という神話を主張しはじめた人びとにとって、重大な問題があった。人体は明らかに近代的動力機関ほど「効率」が良くないという点であった。特に、人間はいかんせん疲労するという現実に直面せざるをえない。ある科学者は次のように説明した。「筋肉は不完全な機械であり、一方向だけにしか動かない機械である。上腕二頭筋は前腕を上腕方向に動かすことしかできない。この限定された動きが消耗をもたらす」。

疲労することは古くからあたり前のことであり、むしろ頑張って働いたことの証でもあったが、いまや人間機械における問題として検討の対象となった。カール・マルクスでさえ、工業化社会にどうしても疲労が避けられないことを問題視していた。「工業労働は、神経系をその極限まで消耗させる」「同時に工場労働は筋肉の自然な動きを制限し、肉体的にも、精神的にもことごとく自由を奪ってしまうものである」とマルクスは書いている。工業的生産過程でうまくやってゆくためには、からだがより機械に近づく必要があると彼は主張する。

「工場労働で一番難しい問題は、人間がともすれば散漫に仕事をしがちになる習慣をやめさせて、自ら変動のない制御された機械的労働を果たせるよう訓練することにある」

人間のからだはもっと効率よく働く必要がある。機械の設計者や工場の設計者は、執念を燃やしてこの課題に取り組んだ。ちょうど彼らが機械をいかに効率よく磨耗させずに利用するかについて腐心したように、今度は生理学者が人間機械を最も効率よく利用するには、どのような動きをとらせたらよいかについて、数多くの研究をすることになった。人間を動力機械としてとらえる考え方において、もはや、時計じかけという見方は中心的なものではなくなったが、なお生きていた。つまり効率がよいとは、最小限の入力で最大限の出力を、最小限の時間内に達成できることである。人間の身体運動が写真撮影などによって、こと細かに検討・解析され、いかにして最大効率の運動を行えばよいかが考えられた。心理学者は心理学者で、精神面の疲労とストレスの研究に精を出した。

人間のからだを可能な限り効率のよい生産機械となす努力は、アメリカの工学設計者フレデリック・ウインスロー・テイラーの業績とともにその頂点の時期を迎えた。第一次世界大戦に先立つ数年間に、テイラーは労働者が最大限の効率で働くよう「管理」するシステムをアメリカとヨーロッパに導入した。テイラーは、労働者の「時間と動作」に関する先駆的研究者である。彼の研究グループは、工場で労働者が生産作業に従事する際に行う動作をいちいちこと細かく検討した。それをもとに、どうすれば労働者の動作が、最も無駄のないものになるかについて、改良点を勧告し、実行させたのである。

テイラーのもたらした革命は、以後数十年のあいだに工業国のほとんどに行き渡ることになり、何百万人もの労働者の作業形態に直接的な影響を及ぼすことになった。現代社会におけるテイラーの影響力は、非常に大きなものといえる。彼は労働効率の理想化をさらにおし進め、工場労働者だけでなく、ごくふつうのサラリーマン一般にまで、その考えを実行に移させるまでになった。経済史研究者であるダニエル・ベルは、「もし誰か一人社会変革功労者をあげるとすれば、効率化の論理を生き方の問題に高めた人として、テイラーの名をあげることができよう」と述べている。

私たちのうちの多くは、いまもなお、ヘルムホルツ流の人間動力機関の考え方と、テイラー流の最大効率の論理にとらわれつつ生きているといえる。

今日の暮らしの端々に、彼らの考え方や論理の影響力に思いあたる節がある。たとえば、ここ何世代にもわたって私たちの勤労とは、労働者という機械を自ら操作する行為にすぎないとみなされている。

経営者はテイラーの考えを取り入れて、タイプをどれくらいの速度で打てるか、また組み立てラインの成績はどのくらいかなどを調べることによって、労働者に機械と同様の効率を期待しているのである。それでもどんなにテイラー流の考え方に従って頑張ってみても、私たちはしばしばノルマを達成できないし、同じ仕事を何回も繰り返せば疲労し病気にもなる。騒音や空気の汚染がからだを悪くすることもある。動力機械と違って、心理的な安心感や援助が必要になることもある。単なる効率や生産性よりも、生活のなかに何らかの意味を見いだすことのほうが大切になる。

このような「人間モーター」の神話に踊らされた現代社会の労働現場は、結局のところ、からだの破壊にゆきつく。毎年、六五〇万人以上のアメリカ労働者が就労中、けがをしたり、病気になっている。病気になった者のほぼ半数は、目、耳、筋肉などを「同じことに繰り返し酷使したこと」による犠牲者である。これは不自然な動作を強要されたからだに発生する、現代の労働現場に特有の職業病といえる。

コンピュータの仕事一つをとっても職業病が起こりうる。

一分間に六〇語を入力する「人間モーター」は、一時間に一万八〇〇〇回のキー操作をすることになる。この動作は手根管症候群をはじめとする神経系、筋肉、視覚系の重篤な病気を引き起こす可能性がある。職業病は不況の時期に激増することが知られている。会社はより少ない労働力で、より大きな効率を上げようと要求を強化するし、労働者は職を失うことを恐れて、病気や疲労による身体症状を無視する傾向にあるからである。

## 遺伝子診断による選別

職業病や労働災害がひっきりなしに起こるなか、経済界の要請に応えるかたちで、より効率のよい労働力を求めて、人間部品産業の技術者や企業家たちが、テイラー一派のような効率改善の先駆者にも思いもよらない方法によって、その活動を拡大しはじめた。経営者や企業を対象とする保険会社は、彼らにとって「望ましくない」形質をもつ労働者を遺伝子診断によって選別し、管理しようとしはじめている。望ましくない形質とは、効率の悪い労働を行う傾向をもたらしたり、職業病に特に陥りやすい傾向をもたらすような遺伝的素因のことである。近年の、ある議会報告書は次のように記している。

遺伝的素因に関する個人情報が、遺伝子診断や遺伝素因検出テストなどを用いて会社側に利用される可能性がある。たとえば、職場にある特定の薬品に近づくと、特に異常が出やすい傾向をもたらすような遺伝的素因がないかどうか、個々の労働者に対してスクリーニング検査が行われる可能性が考えられる。また、職業病と必ずしも関係しないような一般的な遺伝的素因をスクリーニングされる可能性もある。遺伝的素因に関する個人情報が就職審査に使われたり、現在の労働者の選別に使われることもありうる。個人の遺伝情報はひとたび記録されれば、昇進の決定基準に用いられることもありうる。個人の遺伝情報が就職、保険の加入などの分野で乱用されれば、ある種の不公正や差別をもたらすことになる。

多くの企業がすでに自社の労働者に対して、遺伝子診断や遺伝素因調査を開始している。議会の科学技術評価委員会（ＯＴＡ）が一九九〇年に出した報告書によれば、フォーチュン誌が選んだ企業のトップ五〇〇社のうち一三パーセントが、自社の労働者に対して何らかのかたちの遺伝的スクリーニングもしくは遺伝素因調査を行った、あるいは行いつつあると答えた。その後、より広汎に、被雇用者がスクリーニングを受けさせられたことは間違いない。ＯＴＡによれば、前記企業の約二〇パーセントが五年以内に労働者のＤＮＡ診断を取り入れたいと回答しているのだ。

労働者を遺伝的素因によって差別することはすでに行われている。カリフォルニア・パシフィック・メディカルセンター遺伝学部内のポール・ビリング博士をはじめとする研究者は、遺伝的素因に基づく差別の事例を多数報告している。遺伝的素因に問題があるとして、たとえば雇用者が採用を拒否したり、保険会社が本人やその家族の加入を拒否するといった例がある。就業中に不調を訴える労働者に対する企業側の責任をなるべく軽減し、遺伝的にみて効率のよい労働力をできるだけ確保するために、遺伝子診断を採用する企業がますます増加することになれば、遺伝的素因が適切でないという理由で労働者が差別を受ける事態は今後さらに拡大していくだろう。

遺伝子診断による選別や検査が、就職や保険審査にあたって広く活用され、ある特定の人びとが排除されるようになるのに伴って、一九九〇年以降今日にいたる二〇年のあいだに、遺伝上のプライバシーが最も重要な人権の一つになっていった。

この問題に関しては、数多くの訴訟が起こされている。たとえば、一九九五年九月には、カリフォルニア州バークレーにあるローレンス・バークレー国立研究所を相手どり、サンフランシスコ法務支援事務所の援助を受けた職員たちが集団訴訟を起こした。被告となった研究所は、エネルギー省からの多額の出資をはじめ、連邦政府からの資金援助を受けている。原告側は訴状のなかで、同研究所が本人の認知や承諾なく黒人職員の遺伝子を検査し、鎌状赤血球貧血症に関連する遺伝子の有無を調べて、その遺伝情報を職員の情報ファイルにこっそり書きこんだと主張した。だが、労働者にとっては悪夢のような判決により、原告側の訴えは退けられた。裁判所は、秘密裏に行われる遺伝子診断は職員のプライバシーの侵害にはあたらないと判断したのである。

最近の同じような訴訟では、国防総省の出した指令が争点となった。この指令は、米軍の現役兵士および新兵全員にDNAサンプルの提出を義務づけるもので、各兵士のDNA情報は七五年のあいだファイルで保存される。これに対して、海兵隊に所属するジョン・C・メイフィールド兵長とジョゼフ・ヴラコフスキー伍長の二人が、DNAの収集や保管、使用は表現の自由とプライバシーの侵害にあたり、アメリカ合衆国憲法で定められた適正手続きに違反するとして、DNAサンプルの提出を拒否したのである。連邦裁判所の下した判決は、政府側を勝訴とするものだった。ただし、和解とともにれる措置も講じられ、原告の海兵隊員二人は軍法会議にはかけられず、懲戒処分および七日間の基地での謹慎という比較的軽い処罰を受けるだけですんだ。ともあれ、全兵士にDNA診断を義務づける指令は、効力をもったかたちで残されたままだ。

裁判所が遺伝子診断や検査に制限を加えなかった一方で、アメリカ各州議会の反応も鈍く、有効な法案が成立したケースはごくわずかだった。連邦議会レベルでは、雇用機会均等委員会がアメリカ障害者法（ADA）遵守手引書のなかで、「雇用者は疾患などの障害に関連する遺伝情報をもとに人を差別してはならない」と明言している。だが、ADAでは、遺伝情報を差別の根拠として使用しない限りにおいて、本人の同意がない場合でも雇用者が被雇用者の遺伝子検査を要求できる点が認められていた。その後、二〇年近い過程を経てようやく、連邦政府は遺伝的な差別に関する決定を下した。

二〇〇八年五月、保険業者や雇用者による差別を禁止する遺伝情報差別禁止法（ＧＩＮＡ）がブッシュ大統領の署名により成立したのである。この法律では、次のことが定められている。

保険業者に対して――

■健康保険または保険業者は、顧客に対して遺伝子検査を要求してはならない。ただし、自発的に遺伝的研究に参加するよう求めることはできる。

■保険業者は、保険料の決定や保険加入からの除外、保険対象範囲からの除外を目的として遺伝情報を入手してはならない。

雇用者に対して――

■雇用者による遺伝情報の入手や遺伝子検査の要求が禁じられている。

■遺伝情報に基づいた被雇用者の雇用や解雇、賃金の決定が禁じられている。

■遺伝情報を所有している雇用者に対しては、その情報を秘匿すべき「医療記録」として扱うことを義務づけている。

ＧＩＮＡが施行されたいま、この法律が遺伝情報に基づく雇用や保険における差別を食い止めるに足るものか否かは、いずれ明らかになるだろう。いずれにしても、ＧＩＮＡの施行は、新たな「商業的優生学」を防ぐためのきわめて重要な一歩である。

より効率の良い「人間モーター」をつくり出すために、将来使用されるバイオテクノロジーは、現在の遺伝子診断などをはるかに凌駕するものになるだろう。数十年先には、労働現場に数多くの遺伝子操作技術が応用される様を目のあたりにすることになろう。

企業や保険会社にとって好ましくないと考えられる素因（たとえば、アルコール中毒や鬱病になりやすい傾向）を取り除くよう遺伝子治療を強要されることになるかもしれない。もっと未来には、労働現場の有毒物質に対してより抵抗性をもつように遺伝子操作されたり、特定の職業に好都合な肉体的特性を遺伝子操作によって増強された労働者が出現するかもしれない。遺伝子診断や体細胞、あるいは生殖細胞に対する遺伝子操作などの新技術は、この世に最も効率のよい生産性を達成するための究極的な手段をもたらした。機械論的効率主義を追求しすぎた労働現場をより安全なものにするとか、より人間のからだに合ったものに改善するという方法の代わりに、労働者のからだを遺伝的に選別し、検査し、改造して、現代の労働現場によりよく適合させようというわけである。

私たちのからだから効率よい機械を連想する考え方は、労働現場以外でも私たちの文化のなかに入り込んできている。それは現代における身体像を機械のイメージでとらえるもので、ある評論家は、これをテクノボディとよんでいる。

理想のテクノボディは、男性の場合、引き締まった機械を思わせる格好いいボディということになる。女性の場合も、この傾向があてはまる。体毛がなく、筋肉質で、場合によっては光沢のあるからだ、つまりほとんど機械そのものである。熱心にからだのことを考える多くの人にとって、健康なからだとは効率のよい機械のように見え、かつ、機能するもののことを指し、自然で均整の取れた動きをするもののことではなくなりつつある。

むろんこのテクノボディは自然なからだのあり方ではないが、一方で多くの人びとが自分の体格について満足していない現状がある。調査によれば、自分のからだの外見に満足できない男性は、一九七〇年代半ば～一九九〇年の一五年で二倍に増加し、全体の三四パーセントに達する。自分の外見に満足できない女性はさらに多く、三八パーセントである。自分の体重や胴まわりのサイズが気に入らないと感じている人は、アメリカ国民の半分をこえている。身長、筋肉のつき方、顔つきなどを深く気にしている人の割合もかなりの値になるという。

何百万人もの人が毎日、理想のテクノボディをめざして、ご苦労なトレーニングをからだに強いている。モーターで鉄のおもりが規則的に動く運動用具でからだを鍛えて、美しい筋肉質のからだをつくろうと励んでいる人も多い。ある評論家は、社会全体が筋肉病に取りつかれていると形容している。運動用具メーカーは、ボディビル用具を年間七億五〇〇〇万ドルも売り上げるという。

同時に、余分な脂肪がつかないようありとあらゆる努力がなされるのは、体重が私たちの最も気になる問題の一つであるからである。一九九〇年の統計によれば、アメリカ国民はダイエット関連の商品やセミナーに三三〇億ドルもの金を使っている。その多くは必ず、長続きする「すばらしい」食事管理システムを売りものとしたものだ。

新しい身体像を求めて外科手術までもが用いられることになった。ここ半世紀のあいだに、美容整形外科手術は驚くべき急成長を遂げている。毎年一五〇万人ものアメリカ人が美容手術を受けていると推計されている。美容整形外科は産業として年間四〇億ドルに達したほどだ。「よぶんなお肉」を何とかするためにも、美容整形手術が活躍することになった。毎年二五万人以上のアメリカ人が体脂肪除去のため、脂肪吸引手術を受けている。結局のところ、アメリカ人は教育や社会福祉事業よりも大きな金額を、フィットネスや美容のために費やしている計算になる。

将来的には、遺伝子操作による技術的進歩が美容整形をさらに促進してゆくだろう。あるいは現在の方法に取って代わるかもしれない。現在、科学者たちは遺伝子操作によって人間の身長を伸ばしたり、体重を減少させたり、筋肉を増加させたり、あるいは老化を防いだりする技術的方法の開発に余念がない。人間に対して、美容目的で遺伝子操作技術を利用することは、「向上型遺伝子治療」とよばれている。バイオテクノロジー分野では、向上型遺伝子治療は、従来病気を治すのに用いられていた遺伝子治療をしのぐ勢いで、発展して行くだろうと考えられている。

## 超人類をつくり出す

テイラーが唱えたような労働現場での動作の改善にはじまって、現在、からだを改造しつつある整形手術、筋肉増強法、薬剤、向上型遺伝子治療などが、人類の弱点につけこんで効率主義を拡大してきた。しかし、その完成にはさらに強力な方法が必要となってきた。より効率的な人間のからだをつくり出す究極的な方法は、生殖過程をより厳密に管理し、個人が受け継ぐ遺伝的素因をより正確にコントロールすることである。もし、人間のからだを機械により近づかせることが可能なら、その達成に必要となる方法と材料についても管理しなくてはならない。

この本の最初において、人間部品産業がどのようにして、この異常ともいうべき道程を開始したのかをみた。新生殖産業においては、ノーベル賞受賞者らの精子や卵子を利用して、新生児の遺伝的素因をあらかじめ方向づけようとする手法が用いられはじめた。胚を移植する前に遺伝子診断をする技術が開発されたことによって、「パーフェクトな赤ちゃん」の誕生をめざす動きもはじまった。遺伝子操作を人間の体細胞に施す方法の開発や現在研究中の生殖細胞操作技術などによって、人類は自らの進化のコントロールに向けて第一歩を踏みだしはじめたのである。さらに将来人間のクローン化が可能となれば、生殖過程と遺伝的素因の品質管理における究極的な手段が実現することになる。

これらのことは、バイオテクノロジーの進歩によって促進されてきたことは事実だが、より優秀な人間、より効率のよい人間をつくり出す目的で、遺伝をコントロールしようとする試み自体は、遺伝子の構造が明らかになる何十年も前からすでに存在していたことなのである。いまからおよそ一世紀半前には、科学者や社会改革を唱える人びとが、より優秀な人材をつくり出す一方、社会に不適合な生命の誕生を防止するための方法論と理念を整備することに着手していた。

この新しい科学は「優生学」とよばれた。優生学を主張する人びとは、当時の機械論と効率主義のなかでより先鋭化していった。アメリカにおいて、優生学を主張した中心人物の一人は優生学を「より良い交配によって人類を改善する科学である」と形容している。

優生学の背景となったのは、もともと作物や家畜に使われていた選択交配の手法を、人間にも応用しようとする考え方であった。ウィスコンシン大学学長チャールズ・R・ヴァンハイスは、一九〇〇年のはじめに次のように書いている。「農業に関する知見は十分蓄積されており、これを応用すればアメリカの農業生産を倍増することも可能だ。……同様に、優生学に関する知見も十分蓄積されており、これを応用すれば、次の世代までに欠陥をもつ人びとはいなくなるだろう」。有名な優生学者であり、ユートピア社会を唱えたジョン・ハンフリー・ノーエスも次のように述べている。「競走馬、優良牛や優良豚をみれば、人間に対して何が可能で、何をすべきかがわかるはずだ」。さらに近年になっても、評論家ジュリアン・ハクスリーが主張するような議論が依然存在している。

国内政治であれ国際政治であれ、重要な進展を効率よく達成するためには、個々の社会的・政治的動きが偶発的に積み重なったり、国際的政治機構が特別に動いて応急手当てをしたりすることに期待していてもはじまらないし、教育改革を待っていてもらちがあかない。むしろ、人間の知的能

**力、実際的能力を遺伝子レベルで向上させることに期待すべきである。**

優生学（eugenics）という語は、ギリシャ語で「生まれつき高貴、生まれつき優秀」という意味の語源をもち、優生学運動の父とされるフランシス・ゴルトンによって、一八八三年に造語されたものである。彼は、グレゴール・メンデルと同じ一八二二年に生まれた。彼は、かのチャールズ・ダーウィンのいとこでもあった。ゴルトンは、いとこのダーウィンの画期的業績「好ましい生命種の保存に関する自然淘汰による種の起原」にいたく刺激された（このダーウィンの古典的業績の題のうち、八〇パーセントが現在削除されてしまっていることに注目したい。おそらく優生学的印象を与えることが懸念されたためである）。ダーウィン自身、人類のなかに好ましい人種と、好ましくない人種があると信じていた。彼は次のように書いている。

**戦争は文明の進歩に大いに貢献してきたし、いま現在もそうであるといえる。より文明化していた、いわゆるコーカサス人種は、生存をめぐる競争においてトルコの人びとを打ち負かしたのである。それほど遠い将来を考えるまでもなく、世界中でより高度に文明化した人種が無数の劣等民族を駆逐していくことになるだろう。**

いとこのダーウィンのこの予言を実現しようとして、ゴルトンは「より良い適者としての種族もしくは血族が、不適者をいち早く凌駕する機会が増大すること」を確実なものにするための仕事に一生を捧げた。彼の人類に対する希望をひと言で言えば「ちょうど、特別な能力を備えたイヌやウマの血統を注意深く選別できるように、特別な才能に恵まれた人種を同様の方法でつくり出すことは実現可能なことである」というものであった。

ゴルトンは風変わりな人物であったが、なぜ彼がこれほどまで熱心に、優生学の興隆に心血を注いだのかは明らかでない。優生学に対する彼の信念がどのような心情に裏打ちされていたものであれ、無神論者のゴルトンにとって、より能力のある人種をつくり出そうとする試みは、一種の宗教となった。彼は宣言した。「人種を改良する熱意の目的とするところは、非常に崇高なものである」「それは一種の宗教的使命感を起こさせるに十分な行為である」と。

歴史家ダニエル・J・ケブレスは、次のように記している。「（ゴルトンは）優生学のなかに、教会的教条に代表される世俗的心情にとって代わる科学性を見いだしたのである」。ゴルトンの支持者たちもまた、ゴルトン同様、一種の宗教的熱狂を体現していた。ジョージ・バーナード・ショウは「いまや、優生学への信奉のみが、これまでの文明を破滅の道から救出する唯一の方策である、という主張を拒否する何の理由も見いだせないほどの盛況ぶりを呈していた」と記している。


優生学は科学として二つの手法、すなわち排除型優生学と選抜型優生学を有している。排除型優生学とは、不適格者、つまり歴史的に「劣等」とされた精神異常者、精神遅滞者、犯罪者などが増加するのを防ごうとするものである。選抜型優生学の役割は、何らかの優れた素質に恵まれた「優等」者の増加を促進しようとするものである。

優生学の流れは大きく四つの段階に分けることができる。第一期は、一八七〇年頃から一九〇五年までで、一種の準備期間である。人間をより効率のよいやり方で交配させようという考えが広まりだした時期で、ゴルトン派は、人間の運命は生物学的に決まっていることを証明しようとしていた。

彼らはしばしば低所得者の生活水準改善に関する法律に反対を唱えた。そのような法律は、不適格者の増加をもたらすことになるというのが理由である。さらに、初期の頃の優生学賛成者は、不適格者の結婚および性行為の禁止を訴えていた。一八九六年コネチカット州は、優生学上の理由から結婚に規制を設ける最初の州となった。この法律は「てんかん患者、中度ならびに重度の精神遅滞者は男女ともに」、「女性側が四五歳未満の場合」結婚あるいは結婚外交渉をもつことを禁ずる、というものであった。違反者は最低でも三年の禁固刑が科せられる。以後一〇年間に五つの州が、コネチカット州にならって優生学的婚姻法を制定した。

続く一九〇五年から一九四〇年には、優生学は第二期に入り最も影響力を発揮する時代となった。このほぼ四〇年のあいだに、優生学は世界中の国々で公的な政策となっていった。このあいだにアメリカは間違いなく優生学のリーダーとなった。一九一〇年になるとカーネギー協会が一〇〇〇万ドルの資金を提供して、ニューヨーク州コールド・スプリング・ハーバーに優生学センターが設立された。まもなく国内あちらこちらの都市にも優生学協会が設立された。有名な科学者たちは「（アメリカの）諸悪の根源を考えるとき、劣等な形質を含まない、より良い血統をつくり出すべきである」と主張した。「優良な血統の人間が世界のビジネス界を動かし、法律、習慣、教育を主導したとき、彼らを取り巻く生活状況も向上する」。

また、この時期の優生学には階級間の政治的闘争も色濃くかかわっていた。優生学の熱心な支持者の多くは、アメリカの支配者層に属する家系の出であった。アメリカの名門たるハリマン家、ロッジ家、サルトンスタール家などは、数多くの移民を前にして政治的統制力が失われることに気が気ではなかった。一九世紀末移民の波が押し寄せたことによって、ＷＡＳＰ（白人でアングロサクソン、プロテスタント）の政治的支配力がアイルランド人、ユダヤ人、イタリア人などの新参者グループによって脅かされるようになった。それぞれのグループが、代表者を選挙によって政権に送り込むようになってきたからである。優生学あるいは優生学的理念は旧エリート階級が保有できた一つの武器であり、移民の波を食い止め、移民が新しい権力基盤をつくろうとすることを阻止するために使われることになり、ある程度の効き目があったことは確かである。この時期、移民を制限する連邦法の成立に優生学の考え方が大いに利用されたのである。

アメリカにおいて、排除型優生学を実行に移す手段として用いられたおもな方法は「不適格者」の不妊化（避妊）手術である。精神病施設や刑務所に収監されている人間に、不妊化手術を施すことは日常的な手続きとなっていった。不適格者に対する不妊化手術を許可する法律を最初に成立させたのは、インディアナ州で、一九〇七年のことであった。続く一〇年のあいだに、他の一五の州がこれにならった。一九三〇年までには、二八の州が不妊手術法を成立させ、これに基づいて一万五〇〇〇人もの男女が不妊化された。一九三九年までには、この数は三万人近くにのぼった。一九五八年までに三〇州で、法に基づき、約六万一〇〇〇人の「不適格者」とされたアメリカ人に対して強制的な不妊手術が行われた。

これらの法律の多くは、優生学記録委員会の監督下のもと、ハリー・H・ラフリンによって起草された優生学的不妊化に関するモデル法にならってつくられたものである。ラフリンの法案では、不妊化を必要とすべきものとして「原因や予後にかかわらず」犯罪者、精神病者、知的障害者、アルコール依存症、ろうあ者、重病者、奇形、さらには孤児、浮浪者などのホームレスがあげられていた。

不妊化手術ならびに排除型優生学が全面的な賛成を得ていたわけではない。いくつもの有力な宗教団体が、「不適格者」の結婚、出産の権利に州政府が介入することに激しく反対した。あるカトリック神学者は、当時次のように記している。「（教会は）治る見込みのない障害者や重病患者、知的障害者らのこの世における生存を、本質的に善なるものとみなしており、これらの者もすべて神と向き合う永遠の幸福をもった生活を送ることができると考えている」。

州法に基づく不妊化手術の増加に対し、モラルをめぐる議論が熱を帯びて展開されるようになった頃、連邦最高裁はある事件の審理を開始した。これによって「不適格者」の不妊化に関する法的問題点に決着がつくことが期待された。事件の当事者はキャリー・バックというバージニア州の女性で、不妊化手術を求められていた。キャリーの母は知的障害者であったとされ、キャリーは四歳のときバージニア州シャーロットビルの家庭に養女としてもらわれた。そこでキャリーは六年生まで学校に通ったが、それ以上学校生活を続けることができなくなった。彼女自身、自分は知的障害があると自覚していた。学校をやめた後は、保護観察の下に家事手伝いを行うことになった。そこでも「手に負えない」と判断された。そのうち彼女は妊娠してしまった。一九二四年一月、自分の母と同じくバージニア州立てんかん・知的障害者施設に収容され、そこで彼女は出産した。

数ヵ月後キャリーは、新しく制定されたバージニア不妊化法の最初の適用者として選ばれることになった。これをめぐって訴訟が行われ、州は法の有効性の証明を裁判所にゆだねることにしたのである。遺伝学の専門家らが証人に立ち、キャリーの精神年齢は九歳で、彼女の産んだ女児も障害児であると述べた。彼らはキャリーの知的障害と「不道徳ぶり」が遺伝して引き継がれたのだと主張した。州当局もまた、実際的な面から議論を行った。すなわち、もしキャリーが不妊化手術を受ければ、彼女は施設から出ることができ、州の経費も大きく節減できるというものだ。巡回裁判所でも、バージニア州最高裁でもキャリーの不妊化手術を是とする判決が下された。一九二七年春、バージニア州法に対するキャリーの訴訟は、とうとう連邦最高裁にもち込まれることになった。

バック－ベル事件と名づけられたこの訴訟事件は、オリバー・ウェンデル・ホームズ判事によって書かれた意見書とともに、善くも悪くも非常に有名な事件となった。最高裁は州法を認め、キャリーに不妊化手術を命じたのである。ホームズ自身かなり熱心な優生学支持者であった。判決の多数意見を代表して書かれた彼の意見書は、不妊化手術と排除型優生学を大いに鼓舞したものであり、その後しばしば引用されるにいたった次のような文言が記されていた。「はっきり不適格者とわかる者が、これ以上継続して出現することを社会が防ぎうるならば、座して手をこまねいているより、どれほど世のなか全体のためになるだろう。知的障害は三代続けばもう十分である」。

不妊化手術に関するこのアメリカの判例は影響力を発揮した。この訴訟事件の後五年のあいだに、デンマーク、フィンランド、スウェーデン、ノルウェーおよびカナダの二州において強制的不妊化手術が開始された。一九三三年、ヒトラーがその悪名高き不妊化手術政策を実施した。ルドルフ・ヘスも「ナチズムとは応用生物学である」との有名な声明を出した。ナチスはアメリカの優生学的政策を手本にしたと公言した。あるナチスの関係者は、アメリカを「人種政策とその考え方が他のどの国よりも、市民に行き渡っている」国として賛辞を送っている。歴史家ロバート・N・プロクターは記している。「ドイツの人種差別主義者たちはアメリカを見て着想を得たのである。その意味でアメリカはドイツの人種差別の先輩格であるといえる」。一方、不思議なことに優生学運動発祥の地であるイギリスでは、不妊化法案が成立することはなかった。

一九三〇年代になると優生学に反対する声がわき上がってきた。一九三四年、ローレンス・G・ブロックが委員長を務めるイギリス政府の特別立法委員会が、優生学の科学的根拠はきわめて薄弱なものであるとの報告を発表した。ブロックの報告書によれば、「個人個人の記録をくわしく調べれば調べるほど、その人の遺伝的要因が特定の結果をもたらしたのだと確実に断言することはますます難しいものになる」と述べられている。一九三六年には、ボストンの心理学者アブラハム・マイヤーソンが会長を務めるアメリカ神経学会の小委員会も同様の意見を示した。バック－ベルの裁判から一〇年を経ずして出されたマイヤーソンの報告書は、不妊化手術を是とした最高裁の考え方とまっ向から対立したものとなった。

「現在のところ不道徳とか性格の欠陥を、不妊化手術で根絶できるとする科学的根拠はまったく存在しない。人間の行動や性格はもとより非常に複雑なものであり、社会的状況と密接に絡み合っている。したがって、遺伝が行動や性格の出現に関与する部分はこれこれであると、明確に結論を出すことなどとうていできないのである」

数年ほど後に、アメリカの不妊化法に対して大きな衝撃をもたらす判決が下った。スキナー－オクラホマ州裁判において、下級審ではバック－ベル裁判の判例にしたがって不妊化法を是とする判決が支持されたが、一九四二年下された最高裁判決では不妊化法が憲法違反であるとされた。この事件は、ジャック・T・スキナーという囚人の不妊化手術をめぐるものであった。スキナーは、ニワトリの窃盗二犯と武装強盗一犯により有罪となっていた。

一九三五年成立したオクラホマの法律によって、彼は不妊化手術を受けることになった。この法律では、前科三犯の者は不妊化手術にあたるとしていたからである。しかし、この法律は横領罪、禁酒法違反、政治犯などのいわゆる「高級」犯罪は例外としていた。これに対して最高裁判決は、全員一致でオクラホマ州法は憲法違反であるとした。ウイリアム・O・ダグラス判事による意見書は、ちょうどドイツで進行中の優生学的悪夢が明らかになりつつあることも手伝って、アメリカ人の耳目を引いた。意見書は、オクラホマ州法が犯罪の種類によって差別的な取り扱いをしていることを激しく非難していた。判決では、次のように述べられている。「本質的に同じ犯罪を犯した人びとに対して、法が不公平にも、一方を不妊化手術とし、他方はよろしいとするやり方は、ともすれば、ある特定の人種や国籍の人びとを選択的に虐げることにもつながりかねず、大変不公正で差別的なものである」。

第二次大戦が終わると、優生学は急速に色あせたものになった。ドイツがユダヤ人、ジプシーほか「望ましくない」人種に対して行った大量虐殺政策が、優生学運動に決定的なダメージをもたらした。

外見を劣等性と単純に結びつけたり、遺伝学を不正確に運用したり、骨相学といったエセ科学をふり回した結果として、「優生学における科学性」の信用は完全に失墜した。優生学が移民を排除するのに利用されたり、犯罪者や精神障害者の不妊化手術を合法化するのに使われたり、異民族間の結婚禁止の根拠となったり、遺伝的に劣等民族とされた人びとの虐殺につながったりした事実に対し、一般市民も科学者も一様に、もうたくさんだと嫌悪感を感じていた。一九五〇年代から六〇年代はじめには、社会学者らが人間の行動異常を必要以上に遺伝的背景に求めすぎることを反省し、むしろ環境要因こそが、社会的に好ましくないとされる人びとの改善に重要であるとの立場をとりはじめた。

## 新しい優生学

しかし、再び優生学が息を吹き返してきたのも一九六〇年代のことであった。高名な科学者たちが、いま一度優生学を人類の生存と繁栄の重要な解決法として見直しはじめたのである。これは現在にいたる優生学第四期ともいうべき動きであり、特に、遺伝的異常と遺伝病との関係についての研究が進み、遺伝学が再び活性化されてきたことが背景となっている。

有名な研究成果の一つは、一九五九年、ジェローム・レジュネによるダウン症の原因となる染色体異常の発見である。引き続いて、鎌状赤血球貧血症、サラセミアなど単一遺伝子異常による病気の原因遺伝子が次つぎと解明された。その後、四半世紀にわたって遺伝子研究は急速に進展し、種々の遺伝病の原因となる遺伝子上の「異常」の箇所がそれぞれ特定された。こうして新しい優生学革命の幕が開かれることになった。

今回の優生学の進展は、政治的背景や民族差別に根ざしたものではなく、むしろからだや精神の病気や異常の原因となる遺伝的要因を解明できる「具体的」な科学に基づいたものである。新しい優生学の実行手段もまた、問題の多い非人道的な不妊化手術であるとか、大量虐殺政策ではなく、遺伝子診断、胚操作、遺伝子治療といった高度な技術が駆使される。

新しい優生学の動きも、いまのところ基本的には排除型優生学の線に沿ったものである。これまでに特定された遺伝病のほとんどは、現在のところ有効な治療法がない。したがって、遺伝的素因に関して新しい科学研究が爆発的に進歩したとはいうものの、その「効用」といえば、「悪い」遺伝子をもった赤ちゃんの誕生を防ぐため、人工中絶を行うことしかできないという悲しい現実がある。将来的には、遺伝子工学技術によって生殖細胞遺伝子を操作することが可能となり、個人の遺伝的素因が改善され、好ましくない遺伝子が次世代に遺伝しないようにすることができるようになるかもしれない。

しかし、その手段が中絶であれ、生殖細胞遺伝子操作であれ、この新しい優生学の流れは必ず、実際の重篤な病気とは何ら関係しない各種の「悪い」遺伝子を排除する方向へ向かうことになるだろう。たとえば、各種の情緒障害とか、行動異常に関係する遺伝子を解明する研究が目下急速に進められている。これらの研究がやっかいな生物学的決定論に再び火をつけることになってきた。すなわち、人間の行動は環境要因ではなく、遺伝的要因によって決定されるという考え方である。ジェイムズ・D・ワトソン博士も、「われわれの運命の大部分が遺伝子によって書かれているということは、いまや誰もが知っている」と語っている。現にアメリカをはじめ世界中で新聞の第一面に華ばなしく掲載されるニュースは、たとえば躁鬱病、統合失調症、パニック発作、アルコール中毒、そして赤面症までもが、何らかの遺伝子と関係があることを報じている。なかでも、一九九七年にイギリスの行動遺伝学の研究チームが主張した内容は、途方もないものであった。この研究チームは、女性に備わっているとされる「直感力」に関係のある遺伝子を発見したと主張したのだ。「他の人が感じていることや考えていることを察する力、すなわち女の勘を働かせやすくする」遺伝子または遺伝子クラスターを発見したというのである。このようにさまざまな行動や身体的特徴に関連づけられた遺伝子は、今後、間違いなく、新しい優生学の研究対象とされるだろう。優生学者は、好ましくない特徴を排除し、好ましい特徴を強化しようと試みることになろう。

ジャック・T・スキナーのような人物も、今日おちおち安心してはいられない。確かに犯罪者に不妊化手術を施すことは、もはや行われてはいない。とはいえ、かわって薬物治療や遺伝子治療がやってくる可能性がある。連邦政府でさえ、教育や矯正によって犯罪が是正されるという立場を見限りつつある今日、犯罪の理由として遺伝理論が再びもち出される可能性がある。

国立保健研究所（NIH）の後援を受けていた「犯罪における遺伝的要因——知見、応用とその影響」に関する会議では、犯罪と犯罪者について、次のような文がそのパンフレットに掲載されていた。

「暴力や衝動的行動をつかさどる遺伝子の研究や、犯罪行動と密接に関係する遺伝的マーカーの探索に関する研究がすでに進行中である。アルコール依存症や統合失調症といった行動様式や精神状態の遺伝的背景について、これまでに一定の成果が出てきたことも同種の研究が活気づいた一因である。しかし、もう一つの起動力となったのは、犯罪には環境要因が重要であるという研究方法がゆき詰まってきたことにある。懲罰や転換法リハビリテーションといった方法は、どれも犯罪の急激な増加を食い止めることに役立っていない。特に、アメリカが過去三〇年間に経験してきた暴力犯罪は、一向に衰えていない。遺伝学的研究は、ある種の犯罪行動を犯す傾向のある人物を特定することに道を開き、そのような遺伝的素因に対して薬物治療などの侵害を与えない治療法が役立つことを示せるようになるだろう」

国民のあいだに議論があるにもかかわらず、これまで社会的な要因によって引き起こされると考えられていた行動が、遺伝的背景に支配されているという新知見は必要以上にマスコミをにぎわせている。先走ったマスコミに加え、この世界における社会的問題、感情的問題は、すべて遺伝子によって支配されていると考えたい気運が科学者のなかにも存在することが手伝って、新しい遺伝学上の「新発見」が次つぎと発表されることになる。

一九九〇年四月には、アメリカ医学会雑誌の巻頭論文として、アルコール依存症がある遺伝子と関連しているとする知見が報じられた。この論文のために、新聞記者向けの要約文が用意され、ロサンゼルスでは大勢の人を集めた記者会見がセットされた。また、この論文を書いた研究者が出演したビデオインタビューが、アメリカ医学会の週間テレビニュースの一部として衛星放送された。ニューヨーク・タイムズは、第一面にこの記事を掲載した。この後行われた視聴者調査では、アメリカ国民のうち六〇パーセント以上の人びとがいまやアルコール依存症に遺伝的要因が関与していることを知っているると答えた。

しかし、この研究をくわしく吟味してみると、この分野の多くの科学者が、この論文は間違いであると結論している。「アルコール依存症の遺伝子」が存在することを示す統計学的な証拠は、この研究のどこにも存在していないと、多くの研究者が指摘している。同様の問題点が、統合失調症や躁鬱病と遺伝子の関係を論じた研究にも存在していることがわかってきた。国民の耳目を引いた第一面の報道は、数週間後には片隅の小さな訂正記事に変わっていた。

しかし一方、新しい優生学の興隆は、連邦政府がヒトの遺伝子全体を完全に解読せんとする計画に多額の資金を援助していることに力を得て、さらに歩調を先に進めていくだろう。研究者たちが遺伝子地図をつくり、遺伝暗号の解読を進め、ヒト遺伝子に関する知見がどんどん増大していく過程で、ヒトのさまざまな性質に関係している遺伝子が見つけられたというニュースを、私たちは今後ますます頻繁に耳にすることになるだろう。次の新聞第一面の記事は人間の知能に関係する遺伝子の発見かもしれない。先にも述べたように、高いＩＱに関与する遺伝子の研究に対して、連邦政府から五〇万ドル以上の研究資金が支出されているのである。

新しい優生学に対する人道的問題、倫理的問題も重大なものになるはずである。調査によれば、もし赤ちゃんに肥満の遺伝子的素因があるとわかれば、中絶すると答えたアメリカ人は一一パーセントにも上るという。いまのところ調査例はないが、生まれてくる子供がもし低いＩＱ、アルコール依存症、犯罪行動などの遺伝的素因をもつとわかれば、人工中絶を選ぶ親のパーセンテージもかなりの値になるのは疑いの余地がない。遺伝子診断を専門とする大企業が出現し、胚や胎児を調べてその遺伝的形質を親に知らせる商売がいまや開発されようとしており、ヒトの遺伝的形質を操作したり、変化させる技術を売り物にする人間部品産業も現れてくるだろう。まさに優生学が商業化される時代を迎えたのである。

人間を含めすべての生命体は機械であるとする考え方が現代に具体化された結果、とてつもない歴史的展開が起こった。人間部品産業が大幅に拡張され、労働のあり方が変質し、また人間自身のイメージがつくり替えられてきたようすをここまで見てきた。これはさらに、新しい恐るべき優生学的技術を利用して、より効率のよい新世代の創出へと連なってゆくことにもなる。

人間のからだをめぐる機械論の侵攻が、今後どのような結末をもたらすのか注視するとともに、現在の人間部品産業の興隆をひとえに機械論だけに帰するべきでないことに注意することも大切である。人間のからだが操作の対象となり商業化されるにいたったのは、私たちが自由競争主義・自由市場原理、つまり「神の見えざる手」の働きを信じたがための必然的結果でもある。

近年、人間を経済的動物となしたのは、西側世界でのみ起こったことである。
（マーセル・ミース）

貪欲さ、暴利、予防措置、これらが現代の神々である。
（ジョン・メイナード・ケインズ）

# 20 貪欲主義

The Gospel of Greed

過去の文明では、民衆の関心が高まるような問題が生じた場合、神の意志は何を望んでいるかを確認することによって答えを見つけようとしてきた。戦争を開始すべきか、どこに畑を拓くべきか、あるいはとどまるべきか、移動すべきかといったときに、昔の人びとは神の導きを求めて祈り、あるいは瞑想にふけった。祈とう師、占い師、巫女とよばれるような人びとは、神が示す啓示やお告げを感じ取ることができる者として、大いに尊敬されていた。進歩的とされたギリシャ人でさえ、政策の助言を受けるため、デルフォイの神託所へ通ったのである。

今日、たとえば政治家が労働政策であるとか、公害対策であるとか、健康保険、さらには生体試料売買の可否などの公共政策の問題に直面すると、彼らは現代の占い師たるエコノミストのもとを訪れる。そして彼ら現代のシャーマンたちは、今日の切実な問題に対する託宣を述べるにあたって、決して神の啓示や教条に頼ることはなく、それに代わって大量の難解な統計データや、いわゆる「経済法則」をふり回すことになる。経済学者のロバート・H・ネルソンは述べる。「昔の祈とう師はいつも問うた。ある行為が神の意図されたこの世界に見合うものであるかどうかを。現在、経済効率と経済成長の原理によって、神の意図はすっかり現代の経済学のことばに置き換えられてしまった」。

現代経済の占い師にとっての金科玉条は、市場原理のイデオロギーである。すなわち、自らの利益のため他人に働きかけよ、である。どのような政策提案でも、エコノミストの問うところは比較的単純明快である。その提案は市場の足を引っ張ったり、妨害はしないか？　その提案は個人消費を低下させはしないか？　もし答えが「妨げる」であれば、その政策は好ましくなく、答えが「妨げない」であれば、その政策は良しということになる。第二の基準は国内および国際的経済の枠組みから問われるものである。その政策提案は、経済効率の上昇に役立ち、国内外の長期的な生産性向上に寄与するか？　答えがイエスならその政策は良し、ノーなら好ましくないとなる。

今日、重要な政策上の問題を経済学的に解析するとき、エコノミストのなかには、自分たちのやり方は「科学的」なものであって、イデオロギー色はないという主張がある。自分たちは経済学の鉄則を運用する厳正中立な立場にあるというわけだ。しかし、多くのエコノミストは、自分の役割が価値観や社会的行動を最終的に仲裁することであると知りつつ、それを楽しんでいるのである。エコノミストたちは常々、権益、自律性、自由経済、経済効率、競争、経済成長といった市場原理のお題目のほうが、以前の社会や文明がもっていた旧態依然とした倫理的宗教的規範よりも、ずっと社会にとっての善を生み出すものだと公言してはばからない。

経済学の世界では、市場原理のイデオロギーこそが「信仰なきものの信仰」となっている。ある作家は次のように記している。啓蒙時代からこのかた「経済学は神学の一分野に収まりきらないものとなった。むしろ現時点では神学が経済学の一部となっている」。エコノミストによっては、ほとんど宗教がかった言葉で経済学を語る者もいる。ノーベル経済学賞受賞者であるエコノミスト、ハーバート・サイモンは、個人個人が私欲に基づいて自由に相互作用することを想定する「古典理論」から、「完全に整合した」合理的な状況が生み出されると述べている。このような状況はかつては神の業とされていたものだ。彼はさらに、経済学の体系は「きわめて簡素で美しい」という。「飢えの苦しみからすべての者が解放されるような至福の黄金時代」を想定する経済学者もいる。このような黄金時代は、かつて哲学者や宗教家が有史前や天国にその存在を求めたものだが、経済学者によればこの地球上に「もう少しすれば」出現するものとされるのだ。何者にも拘束されない経済市場が、世界を「自由」なものにするというわけである。

市場信仰は、一般市民のあいだにも浸透しつつある。私たちにとって経済上の要請が、個人生活においてでさえ神の意志にとって代わっている。すなわち、生活上の悪を取り除くことは、もはや個人レベルでも社会レベルでも神にお願いすることではなくなり、むしろ富を築き、より多くの消費財を手に入れることによって解決できるものとなっている。

現在、人生の意味は、ウォール街のモットーとしてよく知られた「人生の勝者とは、一番多くのおもちゃをもって死ねる人である」という言葉に表されるものとなった。市場原理が物不足を駆逐したとき、個人と社会の病はいやされ、世界に調和がもたらされるという説を私たちはだんだん信じるようになってきている。個人と社会の到達目標についてのこの考え方は、私たちの日々の言葉の使い方に如実に表れている。今日、使われている「全幅の信頼（full faith and credit）」とか「信用（trust）」、「価値（value）」、「貯蓄（save）」、「物（goods）」、あるいは「契約（bond）」といった言葉は、そもそも経済用語からきたものであって、決して日常用語や宗教上の用語ではない。

市場原理のイデオロギーは、これまでもそして現在も人間部品産業の中心的教義として機能している。機械論思考と科学技術の進歩によって、人間のからだは機械のように部品化してとらえられるようになってきた。そして、人間部品を商品化できることについての倫理的根拠を、市場原理と機械論が与えることになった。自由市場原理を標榜する人びとや、人間部品産業企業家そして政治家たちが、巧みに人間を商品化してきた過程はこれまでにみてきたとおりである。血液の商品化にはじまり、世界中で行われている臓器売買、公然と横行する精子・卵子の売買、代理母契約、胎児・赤ちゃんの商品化、生体試料の販売合戦、遺伝子・細胞などの特許化など、枚挙にいとまがない。裁判所が、人間部品の売買、代理出産を許可するようになるようす、人間のからだを部品「工場」と規定するようになるようすもみてきたとおりである。

このように市場信仰が、人間のからだを侵しつつある状況を見ると、いくつかの大きな疑問が生じてくる。いったい、いかにして市場原理はこの社会のモラルや倫理観を凌駕してしまったのだろうか？ いかにして市場原理は政治家の金科玉条となりえたのか。市場原理が人間部品の売買、出産契約、遺伝子や細胞の特許化に対して、どうして規範や法的な根拠となることができたのか？

もし私たちが人間部品産業と渡り合ってその横行を規制する手立てを考えようとするつもりならば、まずこれらの疑問点に対して解答を用意しておく必要がある。

## 神の見えざる手

市場交易は、もう何千年にもわたって人間の活動の一部である。先の氷河時代以後ずっと、人類は相互に物のやりとりをしてきた。アフリカの集落からヨーロッパの都市にいたるまで、人びとはいつでも物々交換や交易を続けてきた。フランス中部の谷に住んでいたクロマニョン人の狩人が、地中海に住んでいた部族から交易によって貝殻を手に入れていた証拠もあるほどである。ドイツの北東部では考古学者によって、革の肩ひもがついたカシの木でつくられた箱が発見された。なかには青銅器時代の道具と見られる短剣、鎌、針などが入っていた。専門家によれば、この箱は、当時各地を回っていた旅商人の見本箱で、これをみせて彼の集落がつくっていた特殊な道具を宣伝し、交易を進め、注文を集めていたと想像された。むろん私たちの祖先が行っていた「経済」活動は交易だけではなかった。たとえば狩猟、漁労、採集の公正な分配や、海賊行為、侵略行為の戦利品の分配などもあった。

初期の社会生活では交易は重要な活動ではあったものの、市場交易が彼らの社会の基本的な経済上の問題を解決する主要な手段とはならなかった。たとえば集団内の資材を目的別に分配したり、物資を集団内で分配するといったことは、市場交易とは別に行われていた。古代社会では、市場が、ある文化の社会構造から独立して自立した存在として機能するとはまったく考えられていなかったし、そうあるべきものとも考えられていなかった。市場も経済活動もすべて、必ず宗教的規則とその社会のタブーに従うものとされていたのである。経済学者カール・ポランニーは次のように記している。

「現在より以前の時点では、市場が経済活動の付属品以上のものであったためしはない」

中央アフリカのある市場のようすは、この点に関する事情をよく示している例である。

**市場で流血事件が発生すると、いつでもすぐに罪ほろぼしの儀式が必要となる。事件発生時点から、女性は市場を立ち去ってはいけないし、何人も商品に触ってはいけない。商品は清められた後でないと食用にできないのである。どんな小さな事件でもヤギ一頭が生け贄に捧げられる。**

西洋社会でさえ、市場の力は私たちの祖先が生活していた当時の、文化的・宗教的信仰、伝統、社会規範の支配力に比べれば、ごく限られた役割しかもっていなかった。しかし、一八世紀半ばになってすべてが変わった。たった一世代のうちに、市場に対する考え方が、単なる相互交易の場所であったところから、社会全体が形成される基盤となり、人間の本質についての考え方が依って立つ基盤となるイデオロギーへと変化したのである。

市場原理のイデオロギーが形成されはじめたのは、一七世紀から一八世紀にかけて科学技術の革命が最盛期を迎えていた頃である。生産性の向上と新しい発見への期待に満ちた時代の風に鼓舞されて、当時の啓蒙思想家たちは、宗教的ドグマや昔からのタブーにとらわれない科学的な法則によって人間の行動を説明しようと心を砕いていた。そして物理学的に宇宙を説明した数学法則のように、効果的かつ予測可能なかたちで人間の行動原理を説明するものとして、市場原理に基づく人間の主体的行動という考え方を編み出したのである。

一八世紀の哲学者フランシス・ハッチソンは、ニュートンたちが発見した自然科学における物理法則に見合うような「社会科学における物理法則」を求めた先駆的人物である。ハッチソンは、これまでのユダヤ教・キリスト教的善意が人間を動かす力の一つであることを否定しないかわりに、別のより大きな利己的行動という力を社会的要請の中に見いだした。ハッチソンによれば、利己的行動とは社会にとって物理的自然界における重力のようなものである。「自分の利益を追求する行為は、日常の社会生活全体にとって重力のように必須のものである」。

利己的行動を革命的な新社会理論へと完成させる仕事は、ハッチソンの弟子、アダム・スミスに引き継がれた。スミスにとっては、利己的行動こそが広く人間活動を規定する原理であり、新しい経済秩序を説明する基盤となりうるものであった。一八世紀スコットランドの経済学者であり、哲学者でもあったスミスは、今日なお現代経済学の祖と仰がれ、「自由経済」理論とよばれることになる考え方を打ち出した人物なのである。スミスは利潤追求行動と市場原理とが「神の見えざる手」となって機能し、魔法のようにすべての人びとに善をもたらすのだと説いた。

スミスの経済理論は、当時勃興しつつあった工業化の波に対応するかたちで出現したものともいえる。一七七六年は彼の有名な経済学書『国富論』が出版された年であり、当時イギリスは技術革新のまっただ中にあった。一八世紀のさまざまな発明のなかでも、飛び杼（ひ）、精紡機、ジェニー紡機などは紡績工業を一変させた。この技術革新の結果、イギリスにおける綿の消費量は一七七〇年から一八〇〇年のあいだに一二倍に増加した。蒸気機関の発明および時を同じくして起こった化学と冶金技術の進歩もまた、天然資源をどんどん使って工業生産を驚くべき速度で向上させることができるという期待をふくらませた。スミスはこのような経済成長を目のあたりにして、人類は制限さえなければいくらでも富を築き上げることができるはずだと感じた。

スミスの著作に記されているとおり、自由市場の原理とは、個人が自らの欲望を何者にも妨げられずに追求することによって、意識するしないにかかわらず、公共の利益をも生み出すものであるとされる。

> すべての個人は、自分の労働力を最大限に発揮する方法を見つけようと、常々努力することになる。これだけをみると、個人に利することはあっても、社会に利するところはないようにみえるのも確かである。しかし、自分の労資を常に高めるよう努力し続ける者は、公共の利益につながる方向をめざして進んでいることは明らかなのである。

また、スミスにとって、政府はより小さいほど良いことになる。

産業の一分野に大きく肩入れして、より大きな経済成長をめざす政府も、逆に産業の一分野を制限してある一定の成長を維持するような政府も、いずれも、産業を振興しようとする大目標を事実上損なっていることになる。

このような行為は、社会が本当に豊かになり大きくなるのを振興するどころか、抑制してしまうことになる。したがって、干渉を行うすべての体制はこれを完全に排除すべきであり、単純明瞭で自由な政府が自発的に成立するだけでよい。何人も自分の方法で自己利益を追求することを誰にも妨げられず、自分の努力と資本は他の人びとのそれらと競争関係におかれるのである。政府は産業を監督する業務から完全に手を引くべきなのである。

スミスの自由放任主義は彼に続く学者にも引き継がれ、もし政府が経済活動に干渉しないならば、個々人の自然な経済的希求は、すぐに社会全体の福祉へ寄与することになると主張された。個人が自らの利益を追求する過程で、需要と供給の「法則」がすべての商品に働いて、その価値と生産量を規定することになる。競争と利益追求の結果として、社会には豊かな経済的繁栄がもたらされる。教会や政府の指導の下に行われる社会的規制や個人の義務といったものは、スミスの理論のなかではまったく意味をもたない。そのような義務や規制の強要は近視眼的な考えであり、利益追求行動における神の見えざる手がもたらす「予定調和」的繁栄をよく理解できていない考えとされた。

スミスの自由市場主義はまた、市場信仰における最も重要な教義をもたらした。すなわち、人間は本質的に何事にも妨げられずに市場活動を行い、天然資源を利用することができる「権利」を有するという教義である。政府は自由競争、労働力の移動、資本の移動、土地の売買などを妨げることによって、この権利を侵害してはならない。この新しい市場主義がもたらしたものは何だろうか？　スミスによれば次のようになる。「消費こそがすべての生産の行き着くところである」。

人間は本質的に、経済的利益を追求するエゴイストであるから、人間の欲望や希求は、すべて実際に物質的な欲求を満たすに足る物資の充足によって解消されるものである。彼の考え方のなかには、倫理的な判断に基づく行為というものはなく、個人が物質的な利益を追求するなかでまったく現実的な判断のみがある。この新しい神学が規定するところ、社会の目的は消費であり、消費のためにより多くの商品を生産することにある。スミス以後、人間はホモ・サピエンスならぬホモ・コンサプター（消費する動物）となった。

スミスの教えは産業革命を支え、技術革新と工業生産革新を推進する上での基本精神となった。ある歴史学者によれば、スミスの市場理論は「自立的な市場という概念を通して、人間の日常生活における一種の信仰となっていった」。経済学者ロバート・H・ネルソンはスミス学派によってもたらされた革命が、これまでの神学と倫理を一変させたようすを次のようにまとめている。

もし、現在の人間社会の諸問題が、権力をもつ者が他の人びとに何かを強制することによって引き起こされているとするなら、経済学者は人類に対して、すべての関係が自由契約に基づき、完全な調和がもたらされるような未来の社会を実現する方法を提示することができる。すなわち自己利益の追求を推奨することは、人間社会において分裂や強制を促すものではなく、完全な平等と合理性ある状態へ達するために必要な状態の確立をめざしているということなのである。平等と合理性は、近代経済学の進歩によって約束される、来るべき現世の楽園に到達するために必要な要素である。

今日なおスミスの言葉は、日常生活における中心的教義となっている。たとえば、国際競争と自由貿易に基づいた新しい世界秩序こそが限りない富を生み出し、民主主義を浸透させ、人類の解放につながるといったことばを私たちは毎日聞かされている。

今日、アダム・スミスの著作を実際読んだことのある人はほとんどいないだろうが、利益追求行動の教義は、もはや誰にとっても常識となっている。生産性が向上し、利益追求が進み、上昇気運（精神的ではなく経済的な）が高まり、競争が激化すればするほど、より大きな商品とサービスの消費が生み出されるという考え方が、ありふれた不問の理として健在なままとなる。

この考え方は中世の教会教義に勝るとも劣らぬ強固さをもって、今日その地歩を固めている。『国富論』が出版されてまもない頃、エドモンド・バークは次のように記した。「この先ずっと、この本はかつてないほど重要なものとなろう」。彼の洞察力の正しさを、その後の歴史が証明したことになる。

## 市場の神話

社会全体が、みごとに自由市場信仰を全面的に信奉するにいたったのは明らかである。これまでのどんなイデオロギーや宗教よりも巧みに、市場神話はこの世のなかに手の届く楽園をもたらしてくれるようにみえたからだ。現在、私たちの身の回りにある豊かさと技術進歩の大半は、市場原理によって得られる利潤が動機となって達成されたものといえる。そして今日、市場原理が人間のからだを需要と供給の法則にしたがって取り扱いはじめることになると、これまた、市場主義を標榜する人びとによって公共の福祉に役立つ結果がもたらされると主張される。

彼らの言い分は、人間部品が自由に取り引きされることによってより多くの臓器がより安く供給され、精子、卵子、赤ちゃんを求める人へ、より公平に分配されるようになる。そして、遺伝子、細胞、臓器、胚などを遺伝子操作によって、より良いものに改良しようとする技術進歩も促進されることになる、というものである。人間部品産業が自由に経済活動を行うことに反対を唱える者は、神の見えざる手がもたらす繁栄に気がつかない反動主義者だということになる。

しかし、市場主義を支持する人びとは、神の見えざる手がもたらす影響のうち、ある部分について健忘症にかかってしまっているようだ。完全に自由な市場が、私たちの自然観と身体観に大きなショックをもたらし、私たちはそのショックからまだ回復していないことを彼らは認識していない。しかも自由競争主義が、本質的にかかえている問題に対しても認識がないようにみえる。

スミスらが主張したような社会観、すなわち個人は自由に契約を行い、自律的で自己目的的な社会が望ましい、という考え方には本質的な欠陥がある。市場原理はどんなことにでも適用できる、そして利益追求を基盤とした社会が成立しうる、という考え方の核心には矛盾が存在する。この矛盾をかかえたまま、もし市場原理による需要と供給の法則が政府の干渉を一切受けない状態におかれれば、すべてのものは商品となりうる、という半ば信仰に近い考え方が生み出されている。すべてのものが市場に流通する物品となりうる、という信念が広まっている。工業生産のあらゆる要素、すなわち機械、労働、土地、天然資源、資金、物品などすべてが市場で売買されるものとして生み出され、需要と供給による価格決定のしくみの下におかれる。このような数えきれない個々の市場は、理論的には、互いに連結してより大きな包含的市場を形成する。

しかし、実は必ずしもすべてのものが商品ではない。経済学上、商品という言葉はきちんとした範囲と正確な意味をもつ。すなわち、商品とは売買を目的として生産された物品である、と定義される。衣服であれ、車であれ、コンピュータであれ、商品とは、人間の手によって生み出され売買され、最終的に消費される。これが商品の本質であり目的である。しかし、どの社会においても、商品の定義と目的があてはまらない重要な要素がある。

たとえば、人間の労働は商品とはいえない。売買と消費を目的として生産されるものではないからだ。私たちの生活のうち、賃金労働の時間を切り離すことによって、労働を体裁よく包装して商品化してしまおうというのは、作為的であり誤った考え方である。労働は時計やモーターのような生産品ではなく、むしろ人間の一部なのである。労働は人間から切り離して考えられるものではない。

労働を買う場合、それは単に誰かに仕事をしてもらうだけではなく、本来切り離して考えることができない労働者の生活、思考、能力といったものを全体として買うことになるはずだ。昼であれ夜であれ、労働時間には、雇用者は「機械」を運転しているのではなく、労働者のおかれた環境や健康を含めて管理しなくてはならないはずである。さらに労働を売買するということは、誰がどのように労働するかというだけにとどまらない。労働者およびその家族がどこに住み、どのような生活を送るかということをはじめ、労働者の生き方の本質的な部分に影響を及ぼすものである。労働力を買ってくれる先を探す場合、労働者は仕事の内容だけでなく、その社会的意義、将来性、家族の幸福といった問題を含めて考えることになる。結局、人間そのもののあり方と労働を切り離せるとするのは、市場原理のつくり出した神話である。労働力を売るということは、本来、自分自身のあり方を決めることと同じであるはずである。

土地もまた商品ではない。土地とは自然の一部である。つまり、人間が売買と消費を目的として生産したものではない。それは、もともとこの世に与えられていたものである。そして、土地には市場価値といった限定された基準や、需要と供給の法則だけでは計れない価値と意味が内包されている。

労働や土地をはじめとして、本来商品とはならない重要な要素がどの社会にも必ず存在するという考え方は、市場原理至上主義者と鋭く対立する概念である。市場原理のイデオロギーが宗教や文化的伝統を圧倒して、社会の中心的な法則となる日がもし来れば、社会生活のあらゆる重要な局面がその影響をこうむることになる。そうなれば労働や自然は、市場原理を免れることはできなくなる。市場原理の外で、伝統や文化的価値などの社会規範の下に労働や自然がおかれるということはありえない。さもなければ、市場原理自体が機能しなくなるからだ。このように、本来商品でない価値あるものが商品と規定され、他の商品と同じ扱いを受ける運命をたどることになる。そしていくら不合理にみえても、需要と供給の法則の下におかれることになるのである。

強引な思考上の操作によってここ二〇〇年のあいだに、市場主義を唱える人びとは商品と非商品を故意に区別しない状態を続けてきた。つまり労働や土地のように、人間の生活の一部、自然の一部であったものも売買され消費できるものであるという神話をつくり上げた。商品化の神話を生み出した巧妙な理論は、市場原理をして、ありとあらゆる社会生活、天然資源をコントロール可能なものにした。こうして西側社会では、市場主義が政治的、思想的主導権を握るにいたった。

カール・ポランニーは次のように語っている。

自由経済とは、機械化に人間が適応して生じたもので、これまでの状況を破壊する一つの暴力である。これによって連鎖反応が開始される。これまでは単に隔離された市場であったものが、自律的に機能する市場システムに変質する。

重大なステップはこうである。すなわち、労働と土地が商品化される。あたかも売買のために製造されたもののように扱われる。もちろん、これらは商品ではない。土地はそもそも製造されたものではなく、労働は仮に製造されたものとしても、売買されるためではない。これまでになかったような巧妙な神話がつくり出されたのである。

引き続いて、労働に対し市場価格がつくり出される。賃金とよばれるものだ。土地に対して市場価格がつくり出される。地代とよばれるものである。この進展がどのような意味をもつのかは、労働がそもそも人間を指す別の名称であり、土地とは自然を指す別の名称であったことを思い出せばよい。この商品化の神話によって、人間と自然の命運は、独自の方法と法則で突き進む自由市場のなかで、翻弄されるべきものと定められてしまったのである。

過去二世紀、社会は市場原理がつくり出した商品化の神話に基づくさまざまな対立や緊張を経験してきた。このなかで、本来商品となりえないものを商品として扱うことが両刃の剣となった。近代的市場経済が世界中に広まるなかで、巨大な富の形成、急速な技術革新、大いなる消費を直接生み出した。しかし、その反面「神の見えざる手」が大きな問題をもたらすようになるにつれ、完全な自由市場の行く末が明らかになってきた。人間の労働や自然の売買をはじめ、作為的な商品化（たとえば貨幣）がもたらしたものは、子供の使役、非人間的な労働条件、健康の破壊、家族や共同体の崩壊、天然資源のあくなき搾取、生物種の絶滅、環境汚染、経済状態の不安定な動き、不況やインフレ、増大し続ける政府や個人の借入金など、際限のない数多くの社会的虐待、秩序の崩壊、社会災害なのである。これらの重大な問題は、しばしば社会の結びつきを脅かし、地球環境の維持を危うくしてきた。

商品化の神話が社会問題や環境破壊をもたらしたことによって、世界各国の政府は完全自由経済市場という考え方を放棄せざるをえなくなり、いくつかの分野で市場原理を制限したり、ときには排除しなければならない場合が出現してきた。市場経済システムの亀裂をなんとか繕おうとする試みは、多くの場合作為的な商品（労働、土地、金）の売買を制限したり、規制するために非常に大きな官僚機構をつくり出す結果となった。ほとんどすべての資本主義的工業国家が賃金を適正なものにするために、あるいは労働安全性の保障、失業対策、高齢者対策、健康保険制度、土地規制、自然保護、公害対策、公定歩合の設定、銀行の監督などのために大きな官僚機構をもたざるをえなくなった。社会主義国や共産主義国では、社会における生産手段を完全な管理下におき、自由市場経済を排した。

しかし、これらは「国家資本主義」社会とでもよぶべきものであり、労働と土地を収奪可能な対象としてとらえていることに変わりはない。彼らは、全世界に自分たちの主義を浸透させようともくろんだ。しかし、その試みのほとんどは失敗に終わったのである。

皮肉なことに、自由市場主義支持派は、現在、国家による経済規制に激しく反対し、多くの国で、経済統制を社会主義的に行おうとしている経済官僚と対立している。国家的経済規制と管理主義に対する反対の声は、現在の官僚主導型国家における足かせの重さと非効率性を攻撃する。しかし、自由市場主義者は、巨大な国家的管理機構がそもそも、どうして現れてきたのかを問おうとはしていない。彼らはあいかわらず自由経済の美徳を讃えるだけで、彼らが反対する国家規制が自由競争主義の自由経済によってもたらされた害悪に対応するために現れたのだということに気づいていない。つまり、本来商品でないものを商品化しようとして失敗したツケが回ってきたということに気づいていないのである。

自由市場主義と商品化の神話がたどってきた不自然な歴史こそが、今日、人間部品産業を取り巻く議論に大きな影を落としている。すでに述べたように、私たちはからだの一部を商品リストに加えて、需要と供給の法則と価格の法則の下にさらそうとしている。

しかし、人間のからだは商品ではない。消費を目的として製造された物品ではないからだ。ところがちょうど、工業化過程における新技術の開発が、労働や自然といった非商品の商品化をもたらしたように、臓器技術、生殖技術、遺伝子操作などのバイオテクノロジーの進展が人体の商品化を推し進めているのである。世界中で何万人もの貧しい人々が自分の臓器を売っている。胎児組織が交換され、収集されている。経済的に公民権を剝奪された男女は自分たちの繁殖の精髄を売っている。出産や生まれてくる子供が契約の対象にされている。女性の身体と精神が、盛況の生殖産業（リプロテック）の実験室と化している。かたや動物たちは、商品価値を高めるため、あるいは市場価値のあるヒト遺伝子や生化学物質を生産するための工場として利用するために、ときに情け容赦なく、遺伝学的に突然変異させられる。

企業はヒトの全遺伝子、および有用な細胞の特許所有権の獲得を課されている。規制にあたるべき官僚機構は肥大化して手に負えないほどであるにもかかわらず、市場主導型のテクノロジーを制限する有効な手段はいまだに見つかっていない。われわれの存在そのものが新たな市場の商品として扱われる状況を継続させないためにも、人体にかかわる新たなテクノロジーへの対処法を考案しなければならない。人体に関するモラルは何世代も前に市場の力でかき消されてしまったが、それを回復させるような原理と政策を見いださなければならない。市場中心の考え方に代わる新しい価値観を形作らなければならないのだ。

人間の労働もまた商品であり、報酬あるいは他のいかなるものとも変換可能である。(トーマス・ホッブズ)

Satanic Mills

# 21 悪魔の工場

産業革命が起こった当時において、非商品が商品化された例として最も重要で明らかなものは、労働の売買である。労働を商品化したのは工場制が発達したことによる。

機械化が行われる以前、熟練工は製品は売るものの、労働そのものを売ることはなかった。一八世紀後半、紡績工業において機械による織物が人手にとって代わったことによって、はじめて労働が変質したのである(あるいは、おとしめられたのである)。新しい紡績工業は、人手による家内工業を工場における賃金労働に変えた。大量生産方式が、人手による方法にとって代わったのである。紡績工業において、大きなエネルギーを使って機械を動かす方式が増えると、人間の労働を組織化する革命が起こりはじめた。歴史家ルイス・マンフォードは次のように記している。

機械化が、ギルド制の終焉と賃金労働の幕開けを告げた。職人親方や熟練工が職工を教育し、職制を取り仕切る方式や、職人が共同して生産品を検査する方式が終わった。一方、機械化によって利潤を追求する生産者によって強要される労働方式が現れた。これらはすべて労働の価値の下落であった。

紡績工業で、この下落が特に急速に過激に生じたのは一八世紀のことであった。つまり、工業は機械化の観点からは大きな躍進を遂げたが、人間性の観点から見ると大きな後退をもたらしたといえる。

紡績産業の工業化がはじまると、木綿の生産を人手で行うことによって生活していた地域社会が脅威にさらされることになった。一七八〇年、この事態に怒ったイングランド、レイセスターの少年ネッド・ラッドは紡績機械の打ち壊しを敢行した。以来、機械打ち壊しに加わる者は、ラッダイトとよばれることになる。まもなく、職人工と新しく現れた「機械販売店」とのあいだに争いの火の手が上がり、ヨーロッパ中に広がった。スコットランドでは手織り職人と機械織り職人との衝突がこの争いに加わった。フランスではJ・M・ジャカードによる巧妙なパンチカード方式による多色絹織機が攻撃の対象になった。この騒ぎのなか、発明者ジャカードは間一髪で脱出し、一命をとりとめた。パリではバーセルミ・ティモニアの工業用ミシンがもとで騒ぎが起こり、彼の店が破壊された。

労働を細分化し、特殊化するこの動きは、多くの者にとって重大な脅威と映ったが、アダム・スミスにとっては、労働がほかの生産物同様商品化できるものであるという概念の基礎をかたちづくるものと映った。スミスの歴史的な市場理論は、労働の売買という考え方の上に築かれている。

スミスの理論の下では労働が細分化され、みなが自分の労働力を商品として売って賃金を得ることは、社会全体の福祉のために推奨されることとなる。『国富論』の、ある章の最初の一文は「生産力としての労働の最も大きな改革、すなわちいろいろな方向に向かって応用できる特殊な能力や手先の器用さ、判断力といったものの有効利用は、すべて労働を細分化することによってもたらされたものである」となっている。

労働を細分化することによって、より多くの産物がより少ない時間で生産でき、単位あたりのコストがより小さなものとなる。この時期出現した新しい経済学者の一人、サー・ウイリアム・ペティは労働の細分化の効用を、時計の組み立てのなかに見てとって、次のように説いている。

「時計をつくる場合、一人が輪をつくり、一人がバネをつくり、他方で文字盤を彫る者がいて、また別に箱をつくる者がいれば、すべての仕事を一人の職人が引き受けた場合より、ずっと時計は性能のよいものとなり、かつ安価なものとなる」

経済学者ミルトン・マイヤーは、労働の細分化には多くの者にとって「プロメテウスが神々のもとから、火の贈り物をもたらして人間の役に立てた」ことと同じ効用があるとしている。一八世紀、一九世紀の新しいプロメテウスたる技術の進歩が、市場経済を推進する者にもたらした未来図は次のようなものだった。資本家は次つぎと新しい産業を起こし、新産業はますます労働の細分化を促進し、それによって何万人もの人間が、需要と供給の法則に基づいて自分の労働を売ることができるようになる。資本家も労働者も等しく利益を求めて進むことが、仕事の専門化を促し、生産、売り上げ、そして社会資本を向上させることになる。

## プロレタリアートの誕生

スミスが自分の市場理論を盛んに主張していた当時、イギリスでは人口増加が著しく、その結果、大きな労働力が蓄積されていた。これが労働の商品化を現実のものとした。イギリスでは何世紀にもわたって、村の共有地が基本的社会単位をかたちづくっていた。フリーマンとよばれる農民たちは、平坦な土地を見つけては自分たちの道具をもち寄って共同で開墾を行った。開墾した共有地は、作物をつくったり、家畜を育てるのに使われていた。このような共同農地はイギリスの郊外各所に点在していた。彼らは集会をもって自治を行い、初歩的な形態の民主主義的意思決定方式をとっていた。

一五〇〇年代はじめ、皮肉なことにこの共有地を地主が収用してしまう、いわゆるエンクロージャー運動がはじまった。これは一九世紀半ばまで続くことになる。エンクロージャーとは、「土地を柵や塀などの障壁で囲い込んで、人や動物の自由通行を防ぐ」ことを意味していた。過去何百年ものあいだ、農民と家畜を育んできた農地に地主たちは柵を張りめぐらせて、農民やその家族が自由に生活の糧に近づくことを禁止してしまったのである。大地主たちは古い共同農地制を破壊して、より効率よく牧羊や毛織物生産に土地を利用していった。これらの商品が高価な輸出品目となってきたからである。

農地を取り上げられた農民たちは反抗した。各地で抗議や紛争が勃発した。羊毛の値上がりに目をつけた地主たちの土地収奪に反対した一人に、サー・トーマス・ムーアがいる。

「羊たちよ、かつてはおとなしく素直で控え目に草をはんでいたものが、いまや、貪欲で荒々しいものとなり、農民たちまで飲みこんでしまうものとなった。すべての農地、家、街を消費し、破壊し、食べつくすものと化してしまった」。この詩、「羊が人を食いつくす」は各地で口ずさまれた。

そのかげで、昔から住んでいた家を追われ、新しい街へ流れて行くのを余儀なくされ、そこではじめて労働を市場で「売る」ことになる何百万人もの農民たちがいた。そして農民たちは劣悪な環境の下に生活し、プロレタリアートとよばれる労働者となっていった。アダム・スミスによって賞賛されるところの労働の商品化である。これは工場の要求そのものでもあった。人びとの社会的、経済的生活の中心は、いまや農地ではなく工場となった。一八五〇年以降、工場はイギリスにおける経済的中心となって政策決定に影響を及ぼしはじめた。その一方で工場は社会問題を生み出し、人びとの日々の生活を規定する基本的な力となっていく。

当時工場労働がもたらした急激な生活の変化は、今日想像することが困難なほどだった。主要な工業地域となった都市の多くは、一八世紀半ばまではほとんどが農地か未開発の森林だった。

一七二七年のマンチェスターはダニエル・デフォーによれば「単なる小村」であった。四〇年後、そこには何百もの大きな工場が林立し、機械工業、製鉄、皮革工業、化学工業が集合した。近代的な工業都市が形成されたのである。一七八〇年代には都市環境の変化は誰の目にも明らかなものとなった。フランスのある鉱物学者は一七八四年イギリスを訪問したときのようすを次のように記している。

滑車がきしむ音が鋭く耳に刺さり、槌音が絶え間なく聞こえる。人びとがすべての機械の動きに休む暇なく目を配っている。この光景は目新しく興味が尽きない。夜になると火と光で満たされて遠くからでも見える。こちらでは石炭が赤々と輝き、あちらでは燃えさかる溶鉱炉から飛び出した火花が光っている。重いハンマーが金床を打ち鳴らし、空気ポンプが激しく吹き鳴らされる音を聞いていると、火山の爆発でも見ているのか、はたまた不思議な力で火の神バルカンの洞窟に連れ込まれているのかわからなくなる。

工場は新しい景観を生みだしただけでなく、これまでにない、ぎくしゃくした生活習慣をつくり出した。私たちはいまや、都会的な工業化社会生活にあまりにも慣れきってしまって、農村から都市への移行がどれほどのねじれを生み出すものか忘れてしまっている。行き場を失って工業化都市に出て労働を売るしかなかった農民たちにとって、この移行はあまりにも急激な適応を強いられることになった。もはや自分たちのペースで労働することは許されず、機械のペースで仕事をしなければならない。天候に応じて定められていた農作業の繁閑も、いまや市場次第で決められる。いつも豊作とはいかずとも四季を通じて食べ物を与えてくれていた身近な土もいまはなく、工場用地の固められた、何も生えていない地面があるだけだ。

案の定、紡績工場経営者たちは、この新しく流入してきた貧しい人びとを最大限に利用した。何千人もの子供が労働力を商品として売り、新しい工場群で働かされることになった。おとなはおとなで、すれすれの生活をかけて、争って工場で働きはじめた。過酷な仕事と恐ろしいまでに劣悪な労働条件は、社会的問題に発展した。一八三二年、状況調査のために組織されたイギリス議会の委員会は、工場の監督者から次のような証言を得た。

問　景気のいい時期には、子供の女工たちは朝何時に工場に行くのか？
答　景気のいい時期は年のうち約六週間で、そのときには女工たちは朝三時に工場に入り夜一〇時から午前〇時半頃まで働きます。
問　一九時間も労働するうち、休憩や食事の時間はどのようになっているのか？
答　朝食の時間は一五分、夕食は三〇分、お茶の時間が一五分です。
問　その時間のうち、いずれかが機械の掃除に使われることもあるのか？
答　機械のドライダウンとよばれる作業をしなければならないときには、朝食時間、お茶の時間が全部これに充てられます。
問　夜遅くまで仕事をさせると、女工たちが眠ってしまわないようにするのはたいへんなことではないか？

答　最初のうちは居眠りを叱ったり、ゆすってやらなければならないこともあります。

問　作業中に事故にあったものはいるか？

答　あります。一番年上の女工が、人指し指の爪を歯車にはさまれて指の付け根をねじ曲げてしまいました。

問　指をなくしたということか？

答　指の第二関節から先がちぎれてしまいました。

問　その間、彼女の賃金は支払われたか？

答　事故のあとすぐ賃金は完全にストップしました。

恐ろしい時代である。長時間労働のうえ、工場はホコリと騒音が充満し、基本的な安全措置も何ら用意されていなかった。このような初期の工業制資本主義の光景は、私たちの胸に深く突きささり、決して忘れることができない印象を与える。さらにひどいのは、重労働のあと労働者の多くが帰りつくスラム街であった。マンチェスターにおける平均寿命は一七歳であったという。この数字は、新生児の死亡率が五〇パーセントを超えていたことを示している。

「労働（labor）」という用語は、賃金労働者として自分の労働を売る、という意味で使われるようになり、人間が記述する経済用語となった。すべての階層で「労働」という言葉が一般的に使われるようになったことを考えると、いかにスミスのイデオロギーがすばらしい勝利を収めたかがわかる。いまや人間は経済システムのどこに位置するかによって規定されることになったのだ。

人間はもはや地域共同社会のために働くことはなく、家族のため、宗教上の義務感のために働くものでもない。単に生活の糧となる賃金のために働くのである。労働者とその家族の生活は、経済システムの付帯物でしかない。家族の構成、住む場所、家族の結びつきなどは、すべてどこでどのように自分の労働を売るかということによって決まる。

自由市場主義経済につきものの、あくことなき搾取、そして労働力の過酷な消費は、当然のことながら反抗を引き起こした。労働者たちは反抗し、ストライキや破壊行為に走り、社会不安が増大することになった。社会の安定を取り戻すために、労働市場の管理と規制が必要となってきた。どこの政府も、労働者が「悪魔の工場」で過酷な労働を強いられることを座視してはいられなくなったのである。労働市場を規制しなければならなくなったことで、イギリスでは純粋な意味での自由市場経済は終わりを告げることになった。一八〇二年、生活貧困者子弟の労働は一日一二時間以内、深夜労働をさせてはならない、と法で定められた。一八一九年、綿工場における九歳未満の子供の雇用が禁止された。一八三三年、一八歳未満の労働者（全綿工場労働人口の七五パーセント）の労働時間は週四八〜四九時間以内と定められ、政府による工場の査察が行われることになった。一八四二年、炭坑における一〇歳未満の子供の労働が禁止された。一八四七年には子供ならびに女性の労働は一日一〇時間を超えないことが定められた（あとになって一〇時間三〇分となった）。

スミスの論文が世に出て一世紀後、主要な工業国では労働組合が結成され、初期の資本主義下で行われたような過酷な搾取に対抗するようになった。二〇世紀のはじめ頃には、経営者と労働者のあいだで、賃金や職場のさまざまな条件をめぐって数多くの紛争が繰り広げられた。それを受けて政府機関は不当な労働条件から労働者を保護するため、最低賃金法、労働環境の安全を確保するための法、失業者対策など各種の法律をつくった。

このような改革にもかかわらず、いまなお、労働の商品化は多くの社会危機をもたらしている。昨今のニューヨーク・タイムズには、アメリカでは「多くの子供たちが雇用され、危険な仕事をさせられている」という見出しの記事が掲載された。そこには今日、いかに多くの子供たちが雇用され、多くが危険な作業を強いられているか、そのようすが報告されている。子供の不当な就業は、アメリカの労働状況の主要な問題であるという報告もたくさんある。皮肉なことに、アメリカでは子供が不当雇用される一方で、何万人もの失業者が存在する。失業者は労働市場で自分を売ることができず、社会の下層でぎりぎりの生活を強いられている。

うまく労働を売ることができた人びとでも、ひと世代前に比べると、より長時間の労働を余儀なくされている。アメリカ人は、自発的なものにせよ、強制的なものにせよ、今日（一九九〇年）では二〇年前に比べると一年に一六〇時間も多く働いている。一ヵ月も余分に働いていることになる。そして、ドイツ、フランスに比べると一年に三二〇時間も余計に働き、多くのヨーロッパ人の三分の一の休暇しか取っていない。さらに、前にも述べたように、何百万人ものアメリカ人が仕事上の理由で病気になったり、不調を訴えるといった状態に陥っているのである。

今日の近代的工業化社会あるいはポスト工業化社会における職場環境は、以前「悪魔の工場」とよばれていた職場とちょうど同じような試練をかかえている。商品化の神話としての労働売買の歴史をふり返ってみると、労働の商品化こそが、今日の人間部品産業の前ぶれであることがみえてくる。

人生を時間単位の労働賃金と引き換えに切り売りすることは、生命そのものを取り引きすることや代理母契約で子宮を貸し出すことと紙一重である。自分の時間という、人間の最も貴重な所有物を切り売りすることをよしとする思考と同じ思考パターンが、今度は人間の最も貴重な人体そのもの、血、臓器、精子、卵子の切り売りをもよしとするのである。さらに、もし、機械や便利な装置の発明が特許化できるなら、どうして生きた「発明品」を特許化できないことがあろうか、となる。人間をはじめとする生物もまた工業化システムのなかで、売買したり、契約の対象となりうるはずである、ということになる。労働を人間性から切り離して考えることができるなら、人体もそれと同じように切り離して考えられない理由などどこにもないはずだ、となっていく。

## 生命体としての地球

人間部品産業の将来を考えるにあたって、土地の商品化によって引き起こされた問題についても無視するわけにはいかない。土地もまた、人体と同じく神からの贈り物（あるいは少なくともそこにあったもの）であり、商品でもなく、生産品でもない。しかし、土地は巧妙な市場主義によって侵食されていった。土地の商品化は、驚くほど大きな影響をもたらしている。

今日の市場主義がかかえる最も切迫した問題は、地球環境の危機である。地球環境を保護する上で現在生じている問題点のかずかずは、これまでの判断の不正確さや誤りによって副次的に生じたものではなく、市場主義の考え方がもたらした直接的な帰結であることが今日ますます明確なものとなっている。その考えは、アダム・スミスおよびそのさきがけとなったジョン・ロックによってもたらされたものである。

ロックは一七世紀のイギリスにおいて、最も影響力をもった思想家であった。アダム・スミスはロックの死後一九年たって生まれている。ロックはスコットランドの哲学界で非常に大きな力をもっていた。現実社会の進歩について、ロックはスミスと似た考えをもっていた。彼は自然を大きな非効率な未開の地であるととらえた。人間の労働と技術によって自然が使用可能な商品につくり替えられて、はじめて意味をもつというのが、彼のいう「価値」の考え方なのであった。

土地が、どんどん物質の供給源につくり替えられれば替えられるほど、より早く社会は安定し文明の進歩が達成される。ロックが述べているように「自然のままに放ってある土地はまったくのむだといってよい。一方、土地を勝手に自分のものとし自力で開墾した者はほめるわけにはいかないが、人類の共有財産をつくり出したことにはなるのである」。

ロックのこの考え方は、革命的なものであった。何世紀にもわたってイギリスの土地は市場の対象とはなっていなかった。家族に引きつがれているか、教会の所有物であった。法が厳しく土地の売買を禁じていたのである。しかし市場主義の考え方によって、自然をどんどん開発し、土地は他の物品同様、商品とみなしてよいという理由づけが与えられることになった。土地に付随する非商品的価値など考えないでよいとしたのだ。自然を「よきもの（good）」から「物品（goods）」に転換したロックの考え方は、自然と人間の関係を激変させることになる。

人間を含めたこの自然界はある日突然、多様な生命の共同体ではなくなって、開発の対象となる品目の集合体となってしまった。オゾン層の破壊、酸性雨、「温室効果」、放射性廃棄物問題、種の絶滅、森林の破壊といった新たな一連の地球環境問題を見渡すとき、啓蒙時代の思想家と市場主義の思考が未来の世代に残したつけが、いま、目の前に立ち現れてきたことを知らされるのである。

労働問題と同様、政府は生態系の破壊を防ぐため、自由市場主義による地球の商品化を規制せざるをえなくなった。アメリカでも、都市計画法、公園の設置、野生動物保護区など、数多くの規制を設けて市場主義から土地を守る試みがなされてきた。一九七〇年代に入ると、アメリカ議会は一連の法律をつくって、有害物質の投棄から土地を守り、水や空気の保全に努めることになる。ヨーロッパ諸国でも同様の環境保全法が成立した。地球環境の破壊が進むにつれ、ついには国際的なサミットが開催され、現在の工業活動による環境汚染に歯止めをかけようとしている。

自由市場主義が地球上にもたらした破壊行為を改善する試みは、少しずつ成果をあげている。しかし地球の行く末は、まだまだ安心できるものではない。多くの対策をより早く行う必要がある。

過去数世紀のあいだに、市場主義が商品化の神話をつくり上げて人間の労働と地球をその支配下に組み入れたように、いまその手が人間のからだ、血液、臓器、生殖系、そして遺伝子にまで伸びてきた。これらは文字どおり私たちの共有財産のはずである。本書を通して見てきたように、労働と土地同様、人体の商品化は重大な社会問題や事件を引き起こしている。世界中で何万人もの貧しい人びとが臓器を売っている。胎児組織の取引も盛んだ。人びとは金のために精子や卵子を売るようになった。妊娠や赤ちゃんまでもが契約の対象となる。女性のからだは、生殖産業にとって金のなる実験室と化しつつある。動物たちはしばしば過酷な遺伝子操作を施され、人間の生体物質を効率よくつくり出す工場につくり替えられている。企業は人間の遺伝子や役に立つ細胞の特許化に奔走している。

規制が進んでいるとはいえ、市場主義に先導された技術が商品化された労働力を使って、私たちの生命を消費し、土地と資源の乱開発を通じて私たちの地球を消費しつつあるのを有効に食い止める方法は、いまだ見いだされていない。市場主義のイデオロギーが労働と環境にもたらした影響を考え、新たにその触手を次の標的に伸ばしつつあることを考えるとき、私たちは人間部品産業技術に対応する手だてを講じ、私たちのからだがこれ以上商品化されない方法をあみ出す必要がある。何世代も前に、市場主義によってぬぐい去られてしまったからだに対するモラルのあり方を再評価し、基本的な考え方を見直す必要がある。からだを考えるとき、市場主義的な見方に代わるべきものを見つける必要がある。もしそれができないのなら、初期の工業時代の悪魔の工場、そして現在の地球環境の収奪や破壊と同じものを私たちのからだにも見ることになるであろう。

現在の技術の定義は狭すぎるきらいがある。生物学革命を推進してきたこのパラダイムの変化は、事実上、生命を技術的なものとみなすものである。この視点からすると、人工的な機械と生物の境界が定かでなくなる。実際には、同一物となっていく。

（シャロン・マクオーリフ、キャサリン・マクオーリフ、『商品としての生命』）

この先に見えるのは巨大な殺戮工場であり、分子生物学のアウシュビッツである。そこでは、高価な酵素、ホルモンが抜き取られているのだ。ちょうどアウシュビッツで金歯が抜き取られたように。

（アーウィン・シャルガフ博士）

# 22 岐路に立つ

## At the Crossroad

今日私たちは人間のからだをどのように扱い、どのように考えるべきかという重大な岐路に立たされている。

技術の進歩と利潤追求経済における神の見えざる手を盲信し続ける道を選ぶこともできるだろう。機械論と市場主義という何世紀にもわたるドグマを、なかば信仰に近い形で信奉することも可能だ。からだを機械とみなし、商品とみる考えを引き続き支持することもできる。手術や遺伝子操作によるからだの改変を推進していくことも可能だ。好ましくない性質をもった赤ちゃんの誕生を排除して、生殖過程を操作することをよしとすることもできる。薬や遺伝子治療を用いて「異常な」形質をもつ人びとの改変を続けていくこともできる。生物をクローン化したり、人間の部品をクローン化していくこともよいだろう。国際的な臓器売買、胎児組織の商品化、精子や卵子の売買、動物や人間の遺伝子、細胞の特許化を認めていく立場もある。これらは、いくつかの例外はあるものの、基本的に私たちの政府、監督機関、科学審議機関、裁判所が採用している方針である。

もちろん、専門家たちがそのうち人間部品産業に関する合理的な結論を出して、生命の操作と商品化に対するきちんとした規制をつくり出してくれることを期待して、何もしないでおくという立場もあろう。しかし、科学者や技術者が事実上、技術の利用を公益のためだけに限定しえた例が過去にないことは歴史が示すとおりだ。核科学の革命はX線をもたらしたが、同時に地球破滅の危険をもたらした。また、石油化学革命は農業生産、工業生産、交通手段の大幅な増大をもたらした。しかしまた一方では、種の絶滅、表土流失、酸性雨、オゾン層破壊、地球温暖化のほか、無数の環境危機を引き起こした。歴史の教訓は明白である。人間が選択的に技術をコントロールしない限り、技術が人間の選択性をコントロールしてしまう。人間部品産業も例外ではない。過去数十年、新しい医学の進歩と遺伝子操作技術は生命を救ってきた。これからもそうであろう。人類の新しい治療法として役立つのは間違いない。しかし、これら新技術とその背景にある市場原理を適切な方法で規制しない限り、人体の価値を破壊し、商業的な搾取が展開されるのも間違いない。

技術の進歩を促進することによって、市場原理の進展は、驚くべき生産性の向上をもたらしてきた。しかし市場原理は、これまた技術と同様、公益の目的だけに限定して利用されたためしがない。野放しにすれば人間、動物そして地球から、とてつもない搾取を引き起こす。市場主義が工業技術、科学技術、生物学技術による不当行為を抑止したためしはないのである。市場主義が公害、核拡散、不当労働行為、人間部品の商品化などをおしとどめたり、規制したこともない。野放しにすれば、市場主義は技術の進歩による不当行為をコントロールするどころか、むしろ促進させるのである。

もし人間部品産業を店じまいさせなければ、未来のゆく末は明らかである。この本を通じてみてきたように、人間の身体部品を全面的に商品化するための諸技術が大手を振って歩き、バイオテクノロジーは日々巧妙なものとなってゆく。さらに、新しい人間部品産業技術を推進する科学者や技術者の前には、生命操作に関する巨大な利権が待ち受けている。何もしないで座視していれば、バイオテクノロジーの進歩は人間部品産業の風潮をどんどん加速していくだろう。

臓器移植技術の成功率が増加すれば、臓器の不足に拍車がかかる。臓器需要が増大すれば、死の定義を脳の高次機能の停止にまで拡大して臓器供給を増やせ、という社会的要求がますます強まることになる。また臓器市場においては、金銭的な誘引によって臓器提供を促進させようという動きにも拍車がかかるだろう。胎児組織を病気の治療や改善に利用する技術が進歩すれば、中絶胎児は医療産業市場においてますます貴重な商品となっていくだろう。生殖技術が改良され、人工授精、卵子提供、胎児移植などによる赤ちゃん誕生の成功率が増大すれば、精子、卵子、胚そして赤ちゃんまでもがますます激しい商品化の波にさらされることになる。

遺伝子診断技術が向上し、両親が赤ちゃんのさまざまな遺伝的形質について、あらかじめ知ることができるようになれば、性別や病気でない形質のあり方だけの理由で優生学的な中絶が盛んに行われるようになるだろう。遺伝子の位置と機能に関する知見が増大すればするほど重要な遺伝子の商品的価値が高まり、特許化の争いに油を注ぐことになる。肉体的あるいは社会的に好ましくない性質に関係した遺伝子が判明してくれば、人間そのものの遺伝子操作もどんどん行われるようになるだろう。なかには人間の生殖細胞を操作して、改変された遺伝子がずっと子孫に引き継がれるような方法も出現するだろう。遺伝子操作によってヒトの遺伝子を動物へ、動物の遺伝子を植物へ、植物の遺伝子を他の生物へというような遺伝子導入が今後ますます盛んになろう。ついにはクローン化技術の革命によってヒトをはじめ、この世のすべての生物の生殖形態が変わっていくことになる。

人間部品産業が思うままに進んでいけば、深刻な社会問題、法廷闘争がくり広げられることになる。性別による中絶、保険加入や就職試験としての遺伝子診断は、一九世紀の優生学のたどった悲惨な歴史がまさに現代によみがえったものだといえよう。ヒトや動物などすべての生物が遺伝子操作の対象となっているいま、人間部品産業のイデオロギーと技術の猛攻の前に、人間を尊重し、種の多様性を尊重する伝統的な考え方は粉砕されてしまったかにみえる。市場主義が、人間の労働と土地の収奪を行うことで引き起こした危機をみれば、人間観と自然観についての文化的な規範や法的な規準は、ほんの数世代で簡単に逆転してしまうことがわかる。いまや人間部品産業は、誕生、死、そして生命の尊厳に関する伝統的な価値観を塗りかえているのだ。

人体が操作され、商品化されていくのはもはや避けることはできない。私たちは別の方策をとらなければならない。人間の身体操作に関して、休戦の宣言を行うときである。機械論的効率の託宣に強要されてからだを取り扱うことを中断すべきである。そして私たちのからだは多様であり、かつもろいがゆえに見いだされるからだの価値を再認識すべきである。からだは神がもたらしたにせよ、何億年の進化がもたらしたにせよ、賜り物であるとみるべきである。そしてその賜り物は交換したり売買できるものではなく、またすべきものでもないと考えるべきである。そうすることによって、からだの取り扱いを定めている現在の考え方を逆転していく必要がある。現在を支配する機械論と市場主義のドグマと闘ってゆく必要がある。

しかし、このことは、輸血や臓器移植を放棄したり、生殖やヒト遺伝子の研究を中止することを求めているのではない。また、生命のしくみを知る範囲を制限すべきだといっているのでもない。むしろ、現在の経済システム、社会システムがよって立つ基本的な前提に対して、強力な異議申し立てが必要であるといっているのである。ある技術が実現可能だからという理由だけで、それを実現すべきであることにはならない、と主張することは勇気を必要とする。しかし、文明社会においても、ある種のものは、どうしても売買できないということを万人に認めさせる必要がある。はたしてアメリカをはじめ、世界各国の人びとはからだに対する考え方を転換する心構えがあるだろうか？

## 私たちのよって立つ場所

からだの取り扱いに関して、重大な岐路に直面している現在、アメリカや世界各国の人びとは、どちらの道を選ぶべきか、なお意見が分裂している。現時点では多くの世論調査が示すところ、めまぐるしい生命操作と商品化の進展に混乱しつつも、多数意見は、なお人間の全面的な商品化には反対であり、私たちのからだは聖なるもの、侵すべからざるものという考え方を支持している。

そうした姿勢がとりわけ顕著に表れたのが、クローンヒツジ「ドリー」をめぐる報道の直後に実施された世論調査である。一九九七年三月にニューズウィーク誌が実施した世論調査では、アメリカ人の九一パーセントが「自分のクローンをつくりたくない」と回答した。また、調査対象の四分の三にあたる人が、「人間のクローン化は神の意志に背く行為」であると感じており、連邦政府は動物のクローン化を慎重に規制すべきであると考えている人も六五パーセントにのぼった（しかしながら、少数意見とはいえ、人体の商品化もよいとする意見が増加しつつあるのも確かである。これは特に若い世代では多数意見となっている）。

この商品化反対の傾向は臓器売買に関して著しい。アメリカ国民の多数はなお、人間の臓器の売買に否定的である。一九九一年、アメリカの法律雑誌の調査によれば、アメリカ国民はほぼ二対一の割合で移植用臓器の売買に強く反対している。六〇パーセントの人が、死後の臓器供与に対して対価が支払われることを法律違反とすべきだとしているのである。また、六三パーセントの人が生存中の臓器提供、すなわち腎臓や眼の片方といったものの供与に対価が支払われることを法律違反とすべきだとしている。六五歳以上の人のうち、死後の臓器供与を有償で行うことに賛成する人びとは二二パーセント、生存中の供与に賛成する人は二五パーセントしかいない。

しかし、調査は、高齢層に比べ若年層では、市場主義がからだに拡張されることにあまり抵抗がないとの結果を示している。一八歳から二四歳の層のうち半数近く（四四パーセント）が生存中の臓器供与、死後の臓器供与、ともに対価が支払われてよいとしている。

同じ傾向は代理母契約の是非についてもいえる。夫の精子を用いて有料で代理母に妊娠、出産してもらうことについての是非は、アメリカ人全体では意見は半々に分かれるが、六五歳以上でこれを是とするものは二七パーセントしかいない。ところが一八〜三四歳の層では、六五パーセントが有料代理母契約をよしとしている。興味深い点は、黒人は白人に比べるとずっと代理母契約に反対が多いという結果だ。年齢にかかわらず、黒人のうち代理母契約を支持するものは三〇パーセントにとどまるのに対し、白人では五四パーセントにのぼる。ジョージタウン大学の倫理学者パトリシア・キング教授はこの違いをこう説明している。「黒人社会は保守的、伝統的であり、代理母契約は『規範』からの重大な逸脱とみなしているのである」。

若年層では、自分の身体組織を売ってお金を得ることはかまわないとする人が多い。ムーア事件（第15章）のような事例を与えられた場合、一八〜二四歳の層の六五パーセントが患者は自分の組織や血から得られた利益の分け前にあずかるべきであるとしている。若年層で、からだの一部を売買することをよしとする傾向が増加しつつあることを示す結果をみて、倫理学者フランクリン・M・ツベイグは次のように述べている。「人間のからだに対して、市場志向的な取り扱いをする傾向が芽吹いているようすが如実に表れているようだ」「医療技術が今後進歩するにつれ、このような市場志向がますます促進されるのかどうか注視すべきである」。

別の調査によれば、胎児の保護に関しては、どの年齢層でも一貫して支持する声が多いという結果になった。この調査では、離婚しようとする夫妻が凍結胚の養育権と処分をめぐって訴訟合戦をするというシナリオが与えられた。これはちょうどデイビス事件（第7章）と同じケースである。調査対象となったアメリカ人の六四パーセントが、胚は親になりたいという妻側に与えられるべきだとし、一七パーセントが胚は養子に出すべきだとした。胚は破棄すべきだとしたもの（これはデイビス事件でテネシー州最高裁が示した判断である）は二四パーセントにとどまった。

さらに近年の国内雑誌が行った調査では、多くの人が中絶胎児を医療目的で利用することに反対であるとしている。回答を寄せた一三〇〇人のうち六一パーセントが、中絶胎児が研究用に供されることに反対だとした。さらに、七九パーセントの人が、回復の見込みがない自分の子供を救うのに、胎児組織を利用する目的で母親が妊娠することに反対した。

過半数には足りないものの、多くのアメリカ国民が、母親の権利に関する伝統的な社会的、法的考え方を支持している。もし、ある女性が胚の移植を受けた場合、彼女（生みの親）に子供の養育権があるとすべきか、それとも親権は彼女にはなく、子供が遺伝上の親に引き渡されることは法律上仕方がないことだろうか？　アンナ・ジョンソン事件（第8章）に酷似したこの仮想シナリオを与えられたとき、四三パーセントの人は、胚の移植を受けた生みの親が養育権をもつべきだとした。一方、三九パーセントの人が、養育権は遺伝上の親に与えられるべきだとした（この時より前に、カリフォルニア裁判所は遺伝上の親の側に立ち、生みの親アンナ・ジョンソンにはいかなる法的権利をも認めないとの判断を示していた）。

遺伝子操作に関する近年の論議についても、世論調査は大多数が、バイオテクノロジーを野放しにしてよいとは思っていないことを示している。調査によれば、ヒトでもほかの生物でも、種としての遺伝的固有性がないがしろにされるのはよくないと世論は考えている。

一九九二年、アメリカ農務省が行った遺伝子操作に関する世論調査では、もし第13章で扱ったようなトランスジェニック生物を目のあたりにしたとき、大多数の人が反対であると答えた。もし、ヒトの遺伝子をもったニワトリがあればこれを食べますか、という問いに、「イエス」と答えた人はたった一〇パーセントであった。動物の遺伝子が導入されたジャガイモがあれば食べますか、という問いに、「イエス」と答えた人は二五パーセントであった。もし、他の動物の遺伝子を導入することによって脂肪分がより少ないニワトリができればよいと思いますか、という問いには六〇パーセントの人が反対であると答え、この種の遺伝子操作を支持していない。総合的にみると五〇パーセント以上の人びとが遺伝子操作によって動物をつくり替えることは、「倫理的に誤っている」と感じている。

興味深いことには、ほとんどの人が世論はもっと大きな声でバイオテクノロジーのあり方に注文をつけるべきだと考えている。すなわち、七九パーセントの人が「一般市民はバイオテクノロジーが使用されるべきか否かという問題に関して、あまりにも発言が少ない」と感じている。

遺伝子操作が人間へ適用されることについてほとんどの人は曖昧にしか理解していないようだ。一九九二年九月、アメリカ小児麻痺救済基金は、遺伝子治療や遺伝子診断に関して一〇〇〇人の成人に対して調査を行った。その結果、一般市民は遺伝子操作に関して、ごく限られた知識しかもち合わせていないことが示された。調査対象者の三分の二以上が「遺伝子診断についてごくわずかしか知らない」か「ほとんど何も知らない」とし、九〇パーセント以上の人が遺伝子治療について「ごくわずか」または「まったく知らない」と回答した。それにもかかわらず、七九パーセントの人が重大な病気や致死的な病気の治療として進んで遺伝子治療を受けたいとした。さらに多くの人（八九パーセント）が、子供の重篤な病気に対し遺伝子治療を受けさせたいと答えた。

美容目的で遺伝子操作を用いることには大多数が反対したが、意外なことに身体上の特性を改善するためならよいと答えた人はかなり多かった（四三パーセント）。そのなかには、子供に受け継がれる知能レベルを遺伝子操作で改善してもよいと答えた人が四二パーセントいた。一方で、この調査に回答した人は、遺伝子治療が乱用されることに懸念を示しており、四分の三近くの人が「厳しい規制」が必要だと考えている。

遺伝子診断についての質問に対する回答も、同様の傾向を示した。致死的な病気が自分の子孫に遺伝する可能性を知るために、子供をつくる前に遺伝子診断を受けてもよいと答えた人は一〇人中八人近くにのぼった。また、七二パーセントの人が自分自身もしくは自分の子供が致死的な遺伝病の因子をもっていないかどうか、遺伝子診断を受けたいとした。妊娠した場合、子供が重大な病気をもっていないかどうか遺伝子診断を行いたいと答えた人は、全体の三分の二であった。個人情報の秘密という点に関しては、回答者の三分の二が雇用者は被雇用者の遺伝的性質を把握すべきでないとした。

遺伝子の特許化に関して、世論は遺伝子診断や遺伝子治療に関するほどには肯定的ではない。国際的な世論調査によれば、科学者を含む非常に多くの世論が、ヒトの遺伝子の特許化に反対している。また動物の特許化にも世論の大部分が反対している。

このように、人間部品産業は好ましくないと考えている人びとは、アメリカその他でかなりのパーセンテージにのぼっている。しかし、若年層を中心としてからだの商品化を肯定する傾向も大きい。

いま私たちは、人間および生命一般の保全と不可侵性を声を大にして主張し、人間部品産業を支持する人びとの考え方とは異なるからだのとらえ方、社会観というものを提示すべき重要な岐路にある。この岐路においては、生命操作万能の今日、機械論と市場主義の観点において人間の身体をとらえる考え方から、からだを救い出すために必要な方向転換を明確に示しうる判断基準が必要である。

次の最終章では、からだの保全を求める世論のために、いくつかのガイドラインとなる考え方を提示したいと思う。それは現在、人間部品産業がその根拠としている考え方とはまったく対照的な倫理観を提示するものとなる。さらに、将来に向けて生命操作に関する一連の政策案も示したい。それらは機械論ではなく、からだへの共感に根拠をおく視点であり、身体を商品としてではなく、授かったものとみる考え方である。

生命の尊厳に基づかない信仰は本当の信仰といえない。
（アルバート・シュバイツァー）

自ら方向を変えなければ、いまのままで終わるしかない。
（中国のことわざ）

# 23 「からだ」についての思考改革

The Body Revolution

人間部品産業の考え方から脱却するためには、技術至上主義と市場主義によってからだを浸食する現在のあり方に対抗する思考改革を行う必要がある。

たとえば健康志向、自然分娩、自然食志向、環境運動などは、この思考改革に共鳴する動きといえる。またアメリカをはじめ世界各国では、政府が成人あるいは胎児の臓器売買を禁じる法律を成立させている。この動きも、思考改革にくみするものといえる。国によっては代理母契約を違法としているし、違法判決も複数なされている。これもまた支援的動きである。多くの国で、胎児の遺伝子診断は重篤な疾病、致死的遺伝病の検出目的のみに限ると定めており、この考え方も新しい思考を支持するものだ。これらの国々では精子、卵子の売買を禁じ（アメリカはそうではない）、胎児を物品とはみなしていない。また、生命の特許化を禁じる法律もある。

どのような改革も、古きものの復活という側面をもっている。そして、からだについての思考改革も、私たちのからだを意味深く尊厳あるものと常に理解してきた、いくつもの信仰に表れた伝統的考え方の復活を必要としている。ユダヤ教、キリスト教は伝統的に「目的に対する手段として人間を扱ってはいけない」と単純明快に教えている。科学技術評価委員会（ＯＴＡ）は人体組織の所有権、売買に関してアメリカ議会が有意義な立法を行えるようにとの目的から、身体のとらえ方についての西欧諸国の伝統的見解についての調査を行った。

そこでは次のように結論している。

信仰上の伝統は、からだの価値と意義についていくつもの洞察を示している。つまり人間のからだは神の姿を模して創られたものであるから、人間が自分のからだに関して行えること、他人のからだに対して行えることにはおのずと制限がある。ユダヤ教、カトリック、プロテスタントの伝統においても、組織や細胞の移植のうちあるものは許されるが、いずれも明確に無償供与されるものとしている。

過去の教えにも強く表れているとおり、私たちのからだについての思考改革は、からだを不可侵なもの、尊厳あるものと考える見方を未来に向けようとするものであり、生命を操作し、商品化しようとする見方とははっきり道を異にするものである。

効率を再優先する技術万能主義と対抗する意味で、ここではからだへの共感という考え方を提示したい。この考え方は、市場主義を私たちのからだへ拡張しようとする考え方とは逆に、人間と人間との関係に別の観点を与えるものである。

それは、無償供与の原則である。

## 効率主義を超える「共感」

現在、からだに対する私たちの行動は、他の多くの自然に対応するときと同様、効率主義の原理に支配されている。からだを生物機械とみなし、無駄なく効率よく使おうとしている。仕事の現場であれ、医療の現場であれ、原則は単純明快である。最小の入力および最短の時間で、最大の出力。非常にわかりやすく、誰も効率主義に反対できない。

しかし、仮に自分たちの子供をこの効率主義の原則のみで育てれば（最小の食事、最小の愛情で、最大の尊敬を得て、最高の成績を期待する）その行為は間違いなく病的なものとみなされるであろう。同様に、友人やあるいはペットにこの効率主義で接すれば、精神科医にみてもらったほうがよい、といわれるはずだ。日々の生活では自分の愛するもの、大切なものに対しては効率主義だけで接することはもとより、効率主義を前提とすることさえありえないだろう。

そこにあるのは共感の原則である。子供にせよ、配偶者、友人、ペットにせよ、基本的姿勢としてあるのは効率ではなく愛情である。しかし、ことが私たちのからだについての一般的な対応、自然界に対する対応となると、この考え方が実現されなくなっている。

効率主義が共感の考え方と平衡を保てないことによってもたらされる、不幸な世界のようすをいままでずっとみてきた。効率主義のドグマに浸った人たちが、しばしば独善に陥る様子もみてきた。科学技術の進歩によってからだや自然を操作する力が増大すると、その力がしばしば弱者やまだ生まれぬ生命の操作に転用されてしまう状況も検討してきたとおりである。その例として、優生学の支持者たちは社会のなかの非効率な人びとを不妊化し、排除してきた事実がある。

ここ三〇年のうちに、脳死患者のからだを高価な臓器の容器とみなす扱いをするようになった。より効率よく胎児組織を回収するため中絶の方法を変更し、ときにはわざと生きたままの胎児を取り出すこともしている。さらにより効率よく赤ちゃんをつくり出すため、人間の生殖行為の尊厳と胎児の尊厳がないがしろにされはじめた。もし子供に肥満の遺伝的要素が見つかれば、中絶を選ぶという現実もある。遺伝子操作によってヒトの遺伝子を動物の生殖細胞に入れて子孫に受けつがれるようにして、効率よい食料資源としたり、有用な実験動物をつくり出している。植物にヒトの遺伝子を導入する計画もある。予期せぬ怪物ができるという失敗にみまわれているものの、大型哺乳類をクローン化して、完全に効率化された育種をめざす研究も続行中である。人間のクローン化も近いとの予測もある。

過去、現在、未来とさまざまな問題が生じている原因となっているとはいえ、いまだ強力な効率主義と機械論に対抗するために、共感の原理がどこまで有効であるかを疑う人たちも多いだろう。技術の進歩は効率主義と知識の有効利用に立脚して、人体をはじめとする自然を利用し、開発し、支配してきたのではなかったか。それが本来のあり方ではないのか？　臓器移植についてもそうである。臓器移植は人命を助けている。胎児組織の移植もそうなるだろう。生殖技術は、赤ちゃんができなくて困っていた人びとに赤ちゃんをもたらしている。さらには自分のからだを遺伝子操作で改良し、もっと長く生きることができるかもしれない。これらはすべて技術と効率をめざすやり方が生みだしうるものなのだ。機械論がなしとげてきたものに比べて、共感の原理に何ができるというのだろうか？

現在の認識は、効率主義と自然を支配する力を増大させるという原則にあまりに深く根ざしているため、からだをとらえる何かほかの考え方がありうるとは想像することもできないのである。しかし効率と力と支配を求めて知識を追究するあり方のかわりに、新しい生物学的知識を人間の身体と地球上の生命のよりよい理解の手助けとして使うことは、ごく簡単なことのはずである。共感の原理に基づいて復活される思考や科学のあり方は、生命科学の倫理としても有意義なものとなりうる。

共感の原則がからだを考える際に用いられた場合、三世紀前にラ・メトリーが考えたような危うい機械論が出現する危惧はない。小学校の理科の時間を思い出してみよう。そこでは私たちは機械論的見方よりも、直感的に共感的な生命のとらえ方をしていたはずだ。たとえば、生き物の一部が再生されるようすはなんと不思議なものに映ったことであろう。運悪くからだの一部を失ったヒトデやミミズが、再びその部分をつくり出す事実を私たちはうらやましくも驚きつつ学んだはずだ。生物学の実習の授業では、プラナリアを細かく切断し、頭、尾、胴体などのほんの一断片から全体が元どおり再生されるようすを観察した人たちもいるだろう。

私たち人間も血や皮膚を再生することができる。内臓の一部にもいくぶんかの再生能力がある。たとえば、もし肝臓の一部を失っても新しい肝組織が再生し元どおりになる。再生過程を目のあたりにすれば、生物は単なる部品の集合体以上の何らかの統合性があると感じることができる。プラナリアやヒトデのからだの各部分には全体性を与えるものが内包されており、それが個々の物質構造をこえて全体像をかたちづくる力になっていると感じられる。それゆえ、生物の再生能力一つみても「生物機械」論的な思考には見落としているものがあるとわかる。

生物学者ルパート・シェルダーは、次のように書いている。

生物体が単なる機械と異なる最も大きな点は、その再生能力にある。どのような人工装置にもこの能力はない。コンピュータが部品に分解されても、むろん新しいコンピュータを再生することはない。それらは単なる壊れたコンピュータである。車であれ、電話であれ、機械はみなそうである。

からだへの共感はまた、デカルト以来身体と精神を分断していた二元論の亀裂を和らげる働きもしてくれる。効率主義と科学至上主義のもとではからだはまず第一に解析され、制御され、操作される対象物とみなされる。一方、人間の姿は創造主の考えを反映したものであり、精神と肉体は別べつに取り扱うべきではないという立場もありうる。

実際、からだの特徴と精神のあり方とは基本的に密接な関係を保っている。たとえば人間の直立姿勢を考えてみよう。幼児が一生懸命はじめて立ち上がろうとしているのを見ると、誰でも人間が直立する姿のすばらしさを誇りに感じる一瞬をもつことができるはずだ。まっすぐに立ち上がれるという事実は、人間に基本的な特質を与えることになる。重力に抗して立つということが認識力、独自性そしてある種の意志力といったものを与えるのである。この意志があって、直立姿勢がある。休息するとき、眠るとき人間は横になる。直立することで他の哺乳類ではからだを支えるのに必要だった腕と手が自由に使えるようになった。これによって人間は指図したり、書いたり、手まねしたり、つくったり、壊したりすることができる。腕を伸ばすことがいろいろな可能性を開いたのである。

他の動物は消化管が走行する方向に移動する。すなわち口、胃、肛門という線上にそって移動する。それに対して人間は、足を地に頭を天に向けて直立した。移動も消化管方向ではない。直立方向の頭上に天をいただく姿勢をとることになった。心理学者アーウィン・ストラウスは、「頭上に天を見る」姿勢をとったからこそ「銀河の流れに興味を抱き、無限と永遠を感じることになったのだ」と指摘する。

人間部品産業を支える技術に対しても、機械論と、精神と肉体の二元論を超えていくことによって別の見方ができるようになる。からだについての共感から出発すれば臓器移植、生殖技術、遺伝子診断、遺伝子操作などを賛美一辺倒で偶像視することがなくなり、これらの技術が行えることの限界が見えてくる。たとえば肝臓移植を必要とする患者の大多数は、アルコールによる肝障害が原因となっている。肝臓病を患う何万人もの患者のうち、肝臓移植が救えるのは、どんなにがんばってもせいぜい毎年数百人である。肝臓病の本当の解決法は肝臓移植ではない。むしろその予防にある。アルコールの乱用や嗜好品中毒を促すようなストレス過剰、効果優先の労働習慣である。生活習慣を変え、もっとからだのリズムに合致した生活習慣をつくり出すべきなのである。

同様のことは、心臓病についてもいえる。心臓移植は、心臓病で苦しみ死んで行く何百万人のうちほんのわずかを救うことしかできない。多くの心臓病の原因となっている仕事の習慣、生活形態、食事習慣を変更し、からだに適した日課を身につけていくべきなのである。

生殖技術におけるあっと驚くような新技術の中で実際に行われている数は、不妊に悩む何百万もの人たちのうち、ほんのわずかでしかない。また不妊治療技術はコストもかかる上、それほど成功率も高いとはいえず、生殖技術産業が今後将来にわたってより多くの人たちに役立つとは考えにくい。各種のからだに損傷を与える医療行為や個人の習慣が不妊の原因となっていることも多い。たとえば不必要な子宮摘出手術、避妊器具によるからだの損傷、不特定多数との性行為による性病感染などである。からだへの共感に基づく予防的なアプローチでも、不妊の原因に対応できる。機械論的な生殖技術によるアプローチとは異なり、人間のからだに対して破壊的操作が加えられることもない。からだに対する共感に基づく方法であれば、栄養失調による乳幼児の死亡率、薬物乱用、教育の不足といった問題に対応する場合でもより広範な世論の支持を得ることになるだろう。このような新生児を救命することのほうが、新奇な生殖技術の開発よりもずっと社会的要請の優先順位が高いはずである。

ヒトに対する遺伝子操作、遺伝子診断は新しい優生学の時代をもたらした。そして遺伝子についての知識の増大は、からだや生殖をより効率化するための技術の開発に転用されてきた。しかし、このような生物学的知識の深まりは、より長期的な展望に立った共感の原理に基づく考え方に役立てることも可能だ。

共感の原理に立てば、病気の遺伝子すら人間の生存に寄与している事実に気づくことができる。そして、人間の遺伝子の多様性の重要さを再認識できる。どの遺伝子が良く、どの遺伝子が悪いと決めることなどできないことがわかるのである。非効率だとして特定の遺伝子を排除することよりも、私たち人間の多様性を祝福すべきなのだ。同じ原則を他の生命にもあてはめて、遺伝子工学を自然界の効率化に向けるのではなく、生命のより深い理解、絶滅に瀕した種の保護に向けるべきである。

## めざすべき施策

共感の原則に立つと、進歩についての理解も新しいものとなる。あまりにも長いあいだ、「進歩」ということばは、果てしない技術志向に疑う余地のない理由を与えてきた。車であれ、原子力であれ、遺伝子操作でつくられた動物であれ、私たちにより効率のよい行動、生産をもたらす新しい発明物はすべて自動的に進歩であるとされた。

今日、進歩とは工業的、技術的成長と同義語である。新しい技術に反対を唱える人は決まって「ラッダイト」とか「反進歩主義」とよばれることになる。このように進歩という言葉を使うことに慣れすぎて、私たちは進歩という言葉がそれだけでは不完全な概念であることを忘れてしまっている。それは進歩が常に「何に向かっての進歩か」ということと不可分である、という点だ。何に向かって未来をみているかを明確にしてはじめて進歩の意味を知ることができるのである。次にその未来図に照らして、進歩するためにはどの技術が有用なのかをはじめて知ることになるのである。

これまでみてきたように、共感に基づくからだの取り扱いと、人間部品産業のやり方とは、人間の未来像に関して鋭く対立している。人間のからだと他の生物にとって何が進歩なのかということに関して、二つの視点はまったく好対照である。人間部品産業の描く未来図では、臓器、胎児組織の売買や代理母契約が自由に行え、組織や臓器、精子、卵子を得るためのエリート階級が生み出される。そして生と死の定義が、人間部品の需要を満たすために変更される。また不適格者は、出生前に選別されるか出生後に遺伝子操作を施されるような優生学的未来をも視界のなかに収めている。一方、からだに対する共感に基づく未来図では、人間の姿が尊厳あるものであるという点に重きを置くことになる。人間と他の生物全体の多様性を大切なものとし、畏敬の念をよび起こすものととらえる。予防的な医療といつも健康でいられるライフスタイルを重要視する。

もし人間部品産業の未来図ではなく、共感に基づく未来図を実現したいと考えるなら、生命を取り扱う上で次に示すような施策を実行する必要がある。

■死の定義を脳の高次機能の停止にまで拡張しないこと。

■死体もしくはネオモート（生命維持装置につながれた脳死患者）を臓器保存容器としないこと。

■死体に対し尊厳ある取り扱いを行い丁重に埋葬すること。

■臓器移植研究目的のため、人為的に中絶した胎児を用いることの禁止、この操作に関する倫理問題、法律問題、特に承諾のとり方、胎児を生きたまま摘出すること、臓器供与の強要、胎児確保を目的とした中絶方法の変更、胎児供与に対する秘密報酬などの諸問題は解決不可能であるように思われる。さらに、いかに目的が救命のみであっても、その目的のためだけに胎児を手段として利用することの禁止。

■「優秀な」精子、卵子の優生学的使用の禁止。

■胚に対する実験操作の禁止。凍結胚にはできるだけ生まれてくるチャンスが与えられるよう努力がなされること。

■胎児の遺伝子診断（羊水検査、CVS、移植以前における胚の遺伝子診断）は生命の危険がある病気の検出のみに限定して使用されること。出生前の診断が性別、体重、身長その他病気でない形質の判別に使用されることの禁止。

■労働者をモニターする目的の遺伝子診断の禁止。雇用、生命保険、医療保険の適用に際し、遺伝子診断の結果に基づく個人の差別が行われないようにすること。

■遺伝子工学によって製造された薬物が、差別の対象となりうる人間の形質（身長、肌の色など）を変更するために使用されないようにすること。

■遺伝子治療は生命の危険がある病気の治療に限ること。美容目的、身体的特徴の増進目的のために遺伝子操作が用いられないようにすること。

■動物のクローン化、生殖細胞操作、およびヒト遺伝子の動物への導入に関してモラトリアムを設けること。この間、徹底した討議を行い、動物の遺伝子操作に関する倫理的問題、環境に与える影響を検討すること。

■当面のあいだ、生殖細胞に対する遺伝子治療を禁止すること。どの遺伝子が良くどの遺伝子が悪いのか私たちに判断する資格はない。

■ヒトのクローン化の全面禁止。

## 無償供与の原則

メラネシアのトロブリアンド諸島は、ブロニスロウ・マリノウスキーによる人類学研究の古典『西太平洋の遠洋航海者』の舞台である。一九二二年に出版された彼の書は、この西太平洋諸島を生活拠点にしていたマシム族の一グループの生活を観察したものである。マリノウスキーは第一次世界大戦中の数年間、主としてトロブリアンド島で生活し、島民が冒険好きで勇気ある海洋民族であることを知った。マリノウスキーは、英雄ジェソンに率いられ、アルゴシー号に乗って地中海で活躍した伝説上の海の勇者たちを想い起こした。

海洋民族の常として、トロブリアンド島民もまた盛んな交易を行っていた。しかし、この西太平洋の交易のやり方には、非常にきちんとした取り決めがあった。まず、多くの製品をごくふつうにやりとりするギムワリという交易。ギムワリではいつも念入りに製品が検分され、しつこく値引き交渉が繰り広げられる。しかし島民たちには、これとは別にクラとよばれる交易方法がある。クラには贈り物の交換という儀式的要素があり、おごそかで公平無私、真面目な態度でことが進められる。

クラで交換されるのは、主として貝でできたブレスレットとネックレスであり、マシムの人びとが住む島々を順々に受け渡されて動いて行く。その動きは円を描く。赤い貝でできたネックレス（女性的なものとされ、女性が身につける）は島々を時計回りに、ブレスレット（男性的なものとされ、男性が身につける）は反時計回りに動く。尊いクラは、単に手から手に渡されるのではなく、カヌーによって島から島へ運ばれ、村長から村長へもたらされる。この旅は何百マイルにも及ぶこともある。マリノウスキーは、ある村におけるクラ交換の光景を次のように記している。

サンゴ礁に囲まれたある現地の村で、ヤシでふいた屋根のにわかづくりの小屋の回りに褐色の裸の男たちが集まっている。そのうち一人が私に長く赤いひも状のネックレスと、大きく白い使い古されたブレスレットを見せてくれた。飾り気のない素朴なもので、脂ぎっていた。うやうやしい態度で、彼らはその品々の名前とその由来を語っていった。いつ誰の身につけられていたのか、どのように引き継がれてきたのかを。そしていまそれらの品々がここにあることが、自分たちの村にとってどれほど意味深く栄誉なことであるかを。

トロブリアンド島民は、交易の営みと贈与の営みを厳格に区別していた。クラの作法は厳しく守られ非常に大切なものとされている。日頃頻繁に行っている物々交換とは厳密に区別している。クラの儀式をすばやくやりすぎたり、なおざりに行ったりすると「クラをまるでギムワリ（の交易）のようにやっている」と非難を浴びることになる。ギムワリは終始話し合いのなかで行われるが、クラの贈り物は沈黙のなかで執り行われるのである。

マリノウスキーの記述した海洋民族たちの例は、何も特殊なものではない。贈り物の供与は、さまざまな社会で経済的にも社会的にも生活の基本的な要素を形づくるのに役立ってきた長い歴史をもっている。物々交換してよいものと、交換してはならないものとを厳密に区別することによって社会的結束を保ってきた文化は多い。アメリカ北西部先住民、中世イギリスの農民、サモア人、古代ローマ人などまったく異なった文化圏で、いずれも売買可能な日用消耗品と、売買の対象としない品とを区別している。日用の交易品の外側におかれた品々は、尊い物とみなされる品である。食物、芸術品、自然界のうちの大切な物、信仰上の用具などのなかで、その実体にかかわらず、尊ぶべき物であり値段がつけられないとされる品がある。

多くの文化圏で尊ぶべき物とされる品は、人間のからだに対する歴史的な考え方とよく対応している。贈与の儀式は生殖や葬式の儀式のときに行われることがある。赤ちゃんの誕生を祝ったり、死にぎわの人が来世にうまくいけるように願うような儀式である。人間のからだは尊ぶべきものであり、人間にとってかけがえのないもので、それを売買すべきではない、という考え方はどの文化圏でも基本的に共有されていたものである。倫理学者トーマス・マレーは記している。「値段がつけられない物に価格を与えることは、それをおとしめる行為である」。身体が生きている感覚を体現している限りにおいて、身体は尊ぶべきものである。

市場主義が、何を尊ぶべきかという考え方をねじ曲げてしまったのは明らかである。土地にせよ、食物にせよ、からだにせよ、市場主義は尊ぶべきものに侵入し、商品化の神話をつくり上げた。社会をおおう市場主義の覇権に対抗し、市場主義とは反対の考え方、すなわち無償供与の原則を再考すること、そしてこの二つの考え方のあいだでバランスを図ることは、長年のツケを清算することでもある。古い文化から学ぶべきことは多い。贈与の原則や何を尊ぶか、という重要な問題の再認識は、最も優先して学ぶべきものである。

市場主義をできる限り排し、進んで無償供与の原則に置き換えていこうとする努力は、多くの利益を社会にもたらしうる。社会学者マックス・ウエーバーは、一〇〇年も前にすでに次のように述べている。

このような市場主義社会は、人間がお互い、非人間的な機械的関係だけで生活する状態をつくっていく。市場主義がその本性を発揮する状況では、人間対人間の関係よりも、物対物の関係が重要視される。家族の意識や相互尊重の必要性はなくなり、個人と個人の結びつきによって維持される自発的な人間関係の形成も必要なくなる。これらはみな市場主義の自由な成長を妨げるものとみなされるようになる。このような完全に人間性を排除した状態は、これまで人間関係の結びつきをかたちづくっていた要素とことごとく対照的なものとなる。

市場主義と異なり、贈与は共同体の意識、相互扶助、尊敬の念といった気持ちを増強し、人間関係の結びつきを促す。これは、市場主義に対する一種の解毒剤である。倫理学者トーマス・マレーは次のように言う。

贈与は契約に比べ、より自由で、特定性や制約が少ない。市場主義の考え方では、限られた目的に関係が限定されるのをよしとする契約のあり方が有効である。贈与はより多彩な人間関係の構築と維持に向いている。未来における見返りを期待するという目的もなく、ものの交換自体は人間関係維持の重要性に比べると二の次である、というような状況に向いている。

人間のからだの問題では、贈与によって人間関係が確認されるという点はさらに重要なものになる。市場主義における人間性を排した関係はからだをないがしろにするだけでなく、からだの一部を売買する人びとをもおとしめることになる。

市場主義と契約による非人間的な方法で、からだが取り扱われた結果生ずる惨状は、これまでにずっとみてきたとおりである。第三世界では、貧しい人びとから血を巻き上げる吸血主義がまかり通っている。富める者が、貧しい人びとから臓器を買い上げることによる搾取が全世界規模で横行している。胎児ブローカーが日々収穫に出歩き、金になる部品を仕分けしている。精子を気軽に売ったものの、自分の子供がどこでどうなっているのかが気になる父親たち。一方、自分が商品化された精子からできたことを知り、愛憎半ばする気持ちで父親を捜し求める子供たち。代理母たちが商業契約よりも母子の結びつきのほうがずっと強力であることに気づいたすえに、マスコミの中傷を浴びつつも子供の養育権を求めて何年も勝ち目のない裁判に消耗する姿。研究者や企業が、たとえば知能に関する遺伝子、というような人間の特性に関係する重要な遺伝子の特許競争になりふり構わず狂奔するようすも見てのとおりである。

これらを見てわかることは明白である。もし私たちが人間と社会におけるモラルの感覚を維持し、からだを尊重すべきものとして考えたいのなら、共同体の意識、生命尊重の意志が不可欠なのである。

人間の部品を売買したり、契約したりするという非人間的な行為と対照的に、身体の一部を無償供与するという行為は、供与する側と供与を受ける側双方に、モラルによる結びつきを形成する。イギリスの経済学者リチャード・ティトマスが、多数の献血者に献血の理由を尋ねて得た回答は、次のようなものだった。

「誰かの生命を救っているという気がするから」
「スーパーマーケットで血を買うわけにはいかない。誰もが進んで供与すべきことだ」
「他人を助ける一つの小さな方法だと思う」
「私のように盲目だとほかに方法もあまりないので、こうして献血をしています」

献血は健康な自分について、感謝の気持ちを表す一つの方法だという人もいた。

「これまでずっと健康でいられたわけなので、『ありがとう』という意味で少しでも病気の人に役立てばよいと思って献血を行っています」

あるいは、恩返しの意味で献血を行う人もいる。

「私の二回の手術のとき、見ず知らずの人の献血で助けられたことに対する小さな返礼として行っているのです」

「誰かの献血によって妻の生命が救われたので」

臓器提供者を調査したときも、臓器に対する敬意の念、臓器供与による助け合いの精神、というように自己利益ではない考え方で行われている要素があることがわかっている。医療市場がますます商業化し、社会も日々いっそう官僚的、非人間的になっていくなかで、からだの一部を無償供与するあり方は、私たちがなお一緒に生活している市民どうしであり、たとえ匿名であっても互いの必要性に配慮して、病気の人や不自由な人のために何かができるという意識を確認する行為である。

無償供与とは、自己利益追求だけが私たちの神である必要はない、ということを確認する行為である。カトリック神学者のトーマス・マートンは、仏教徒のお布施行為について記し、それが無償供与によって相互依存性を確認する行為であるとしている。彼によれば、お布施行為は「みなが互いに助け合っている証拠として誰からでも供与を受け入れているものであり、信仰の根拠を体現する行為である」という。

からだの無償供与による助け合いも、まったくこれと同じである。そうすることによって、人間とその共同体の尊厳を再確認するのである。

市場主義に対抗して、無償供与の原則を確立するためには、次のような生命の取り扱い上の施策を実行に移す必要がある。

■輸血用の献血をひき続き無償で行う体制を堅持すること。製薬目的、研究目的の商業的血液売買を停止すること。

■アメリカおよび各国における移植用臓器の売買禁止を強力に支持し、売買禁止の原則を研究用臓器にも適用すること。

■胎児組織売買の禁止を強力に支持し、これが遵守されるよう監視を怠らないこと。

■精子、卵子、胚の売買禁止を実行に移すこと。代理母契約制度を全世界規模で停止し、契約斡旋業者に対し厳罰で臨むこと。

■遺伝子操作された動物、人間の細胞、遺伝子、胚、臓器など、からだの一部を含むすべての生命形態の特許化禁止を全世界規模で進めること。

私たちの思考が、これまで長らく支配し続けてきた機械論や市場主義と闘う上で、人間のからだは最後の砦とでもいうべき場所である。効率主義と機械論による考え方と、からだへの共感、人間相互の共感に基づく考え方とのあいだで、うまく均衡点を見いだす必要がある。市場主義による考え方と、商品化しえないものは無償供与するという原則とのあいだでバランスを図る必要がある。

商品化しえない尊厳あるものとして人間のからだがある。個人のレベルでも、社会のレベルでも、からだに対する尊敬とその意味を再認識すべきときである。人間部品産業が特定の個人を犠牲にしているだけでなく、尊厳あるからだのイメージそのものを損なっている事実にいま気づくべきときである。

# 訳者　あとがき

「福岡さんの書く文章はわかりやすいですね」と言ってくださる読者がいる。たいへん光栄なことである。むろん、自分で自分の文章の巧拙などとても判断できることではないが、いつも一つだけ心していることがある。それは、できるだけ、どれだけ時間がかかっても、可能な限りリーダブルな文章を書こう、ということである。

「福岡さんは、何か文章修業のようなことをしたことがあるのですか」と問われることもある。特別なことはなにもしていない。ただ、あえて一つ心あたりを探すとすれば、それは翻訳を何冊か手がけたことが、リーダブルな文章、つまり、読みやすく、自然な流れをもった日本語の文章とは何か、ということをじっくり考えるよい経験と試練を与えてくれたと言えるかも知れない。

そして、私が翻訳したいちばん最初の書物が、この本『すばらしい人間部品産業』（原題 The Human Body Shop）であった。この本が、文章について意識的にならざるを得ない、大いなる契機を与えてくれたことは間違いない。いや、それだけではない。のちに、私が、生命をめぐる問題を考え、ものを書くようになった、その最も最初の喚起を促してくれたのが本書だった。

生命を、機械論的な見方から、可塑的でより動的なもの、それでいて精妙な平衡を保つものとして、生命をとらえなおすこと。その重要さを本書は私に教えてくれた。それはとりもなおさず、この本が、極めて重要な生命の問題を、深い水深と高い解像度を保ちながら、極めて論理的に、つまりリーダブルに書かれていたからだった。

この本との出会いについて記しておきたい。それはまったくの偶然だった。九〇年代の半ばのある日、私はアメリカのボストンにいて、本屋さんの店内をブラウジングしていた。まだネットもメールもない頃のことである。本は本屋さんに行って買うものだった。

書店は基本的に、日本もアメリカもあまり変わらない。店頭の目立つところにベストセラーが平積みされ、奥に行くほど人がまばらになる。私は店内をあてもなく巡回し、とある背の高い棚の前に立った。たぶん科学書のコーナーだったと思う。地味な装丁の背表紙が目にとまった。顔を横にしてタイトルをたどると、The Human Body Shopと読めた。私はその本を引き抜いて開いてみた。

いまにして思えば、私が本を見つけたのではなく、本が私を呼びとめたのだった。それは、古くは売血から始まり、やがて人間が自らの身体（human body）を切り刻み、分節化し、あたかも自動車の部品工場（body shop）に売られているようなパーツとして、商品化するにいたった、そのプロセスを詳細にあとづけた本だった。章を追うごとに組織、細胞、遺伝子と細分化が進んでいく。

ああ、私はこういう本が読みたかったのだ。そう思った。人間を部品化し、人体を商品化している、その流れが最も急速に進展しているここアメリカで、この潮流がいったいどのように位置づけられているのか、それが知りたかったのだ。そう痛感した。

一も二もなく購入し、辞書を片手に食い入るように読み進めた。特別な病気にかかったことのある人の血は、より高価な値段で売れる。特異抗体が含まれているから。精子や卵子は、余剰として商品価値を持つ。特定の遺伝子に特許が付与され、全人類に共有されているはずの遺伝子が一企業の所有物となる。動物のからだが、薬品を製造する工場として利用される。

いずれも聞きかじっていたとはいえ、ここまで事態が進行していることはショックだった。そして、人間部品の商品化によって、新しいかたちの係争が登場する。手術によって摘出された臓器から、医師たちが細胞株を樹立し、医薬の開発が行われた。得られた莫大な利益の配分をめぐって、もともとの持ち主、つまり患者は所有権を主張できうるのか？　人工授精によって受精卵が作製される。何回かの着床の試行に備えて、受精卵は一度に複数個つくられ凍結保存される。ところが当の両親が事故死してしまった。受精卵には遺産の相続権があるだろうか。利益に目ざといアメリカの弁護士はさっそくその代理人として名乗りをあげた。ちなみに日本の民法では、「胎児はすでに生まれたものとみなす」としか規定していない。凍結され、文字どおりその発生がフリーズされた受精卵は、はたして胎児だろうか。

本書が優れているのは、ルポや事例研究の面白さや多彩さだけではない。むしろその白眉は後半にこそある。なぜ、私たち人間は、自ら自分自身のからだを商品化するようになったのか。いや、商品化しうると考えることができるようになったのか。

人間の文明史をひもとくところに戻って、考察は開始される。私たちは、本来、商品に成り得ないものを商品化してきた。それが人類の歴史である。みんなが走ったり、集ったりしていた大地。これを分断しはじめた。あるいは時間。誰のものでもなかったはずの私の自由な時間も制度化され、対価と引き換えに差し出されるようになる。すべてのものを分節化する。分節化したものを切り売りする。

水やさまざまな資源、ついには元素循環の一形態でしかない二酸化炭素までが取引の対象となる。この思考がついには最後の未開の地だったはずの私たちの生命と身体に及んできた。つまりこれは歴史の必然だということである。

私は衝撃を受けた。分子生物学者として、実験室の中で、日夜、遺伝子ハンティングとタンパク質の精製に明け暮れていた私は、このような「文明史観」をついぞもったことがなかった。

本書はぜひ日本でも読まれるべきだ。そう思った。いま、アメリカで問題になりつつある問題は必ず近いうちに日本でも問題となるはずだから。そのとき時間軸に沿った俯瞰的な視座が絶対に必要になるだろうから。

とはいえ当時の私には何をどうすればよいか、まったくわからなかった。出版のしくみも、翻訳のこともほとんど知らなかった。唯一、理科系の教科書を出していた京都の小さな出版社に知っている方がいたので、その人に、手紙を添えて本書を紹介した。大部の本なので、専門の翻訳者が訳してくれればよいと。

しばらくして返信が来た。良書であることはわかるけれど、この手の固い本はなかなか日本では売れません。翻訳もある程度、専門知識をもった訳者が行う必要があります。初版部数は多くても三〇〇〇部。外国書の翻訳は、原著者に印税を先払いしなければならず、そのぶん翻訳料はぐっと低くしないと採算がとれません。そんな条件でもやってくれるような訳者、どなたかお知り合いにいませんか。あるいは何なら福岡さん、やってみませんか。

えっ、と驚いた。むろん私は翻訳の教育を受けたこともなく、トレーニングを積んでいるわけでもない。でも次の瞬間、挑戦してみようかなという気持ちが動いた。すでに原書はかなり読み進んでいるわけだし、翻訳とはいってみれば究極の精読なのだから自分の勉強にもなるだろうと。私はまだ翻訳がいかなる行為なのかまったくわかっていなかった。

いうまでもなく、翻訳の作業には二つのステップがある。まず原文を読んでその意味するところを理解すること、そして次に、その意味するところを等価の日本語に置き直すこと。

最初のステップよりも、次のステップのほうがずっと遠い道のりをもち、大きなエネルギーを要し、そして勇気とでも呼ぶべき力が必要となることがわかったのは作業にとりかかってすぐのことだった。原文が一文でも、翻訳文は二文、あるいは、三文に分けなければ、読みやすい日本語にならないことがある。構文構造も対応できない場合がある。出来る限り原文に沿うけれども、原文に無い言葉を補わねばならないことがある。適切な日本語を思いつくのに一日中、思いをめぐらせねばならない時もある。

そしてもし、原文と訳文を対照した読者から（そんなひま人はほどんどいないのだが）、原義が正しく訳出されていないではないか、と非難されることを常に怖れなければならない。それを怖れるとどうしても逐語訳になる。それはまったくリーダブルな日本語ではない。このような相反のあいだを右往左往することになる。だから結局最後は、あえて私はこう訳しました、という一種の思い切りが必要となる。勇気、と書いたのはそういう意味である。そしてこの、長く孤独な作業はたしかに私を鍛えたはずである。

本書を読んで、私が最も教えられたこと、そしてその後、ずっと考えることになったことは、生物を、文字どおり生きたモノとして見るか、それとも生命という「現象」として見るか、ということをめぐる生命観の相克（そうこく）である。

もし物質の集合体として生物をとらえれば――それは近代科学がずっと行ってきたことであるが――生物を機能単位ごとに分節化、分断化することが可能だし、それをモノとして交換、改変、あるいは別の何かに代替しうるだろう。そしてもちろんそこに物品としての価格を設定できるだろう。

一方、もし生命を、それはたしかに物質の集合体ではあるものの、そこに成立している動的な関係性を重視した「現象」としてとらえれば、それを機能単位ごとに分節化、分断化することは、関係性を断ち切ることに他ならない。関係しているものの関係性を分断することは、本質的に不可能な行為だし、無理にそれを強行すれば、現象としての生命自体を損なうことになる。

これは他の場所でも書いたことだが、ちょっとした思考実験を行ってみたい。ブラック・ジャックのような優秀な外科医が現れて、鼻の移植手術を試みたとしよう。鼻は嗅覚機能を担うボディパーツである。鼻を摘出するために、ブラック・ジャックは、顔の真ん中にある三角形の突起物の外周にそってメスを入れる。そしてそれを切り離そうとする。だが、しかし、いったい、彼の巧みなメスは、どこまで深くそれをえぐりとれば鼻という機能を摘出したことになるだろうか。

ふつう私たちが鼻とよんでいる顔の中央にある突起物は、鼻の穴の天蓋(てんがい)構造として飛び出しているだけで、重要なのはその空洞である。そこに流入する空気に溶け込んでいる揮発成分――におい――は、穴の奥の天井、嗅上皮(きゅうじょうひ)とよばれる場所に達する。そこには無数の「においレセプター」が並んでいる。におい物質は、あるレセプターには強く結合し、別のレセプターには弱く結合する。においレセプターを持つ細胞はそれに応じて、信号を発する。その信号は細胞の裏から奥に伸びている神経線維を伝わっていく。強い結合からは強い信号が、弱い結合からは弱い信号が発せられ、その信号は電気的な情報として脳の嗅球(きゅうきゅう)という領域に達する。嗅球には、多数の信号を集め、その強弱のパターンを解読する神経細胞群がある。よい匂い、いやな臭い、魅力的な匂い、危険な匂い……。

だからブラック・ジャックのメスは、もし鼻という嗅覚機能を切り出そうとするなら、必然的に、嗅上皮から神経線維、神経線維から嗅球、という具合に奥へ奥へとその深度を深めていかねばならなくなる。

しかし嗅覚は嗅球で終わるわけではない。よい匂いならそれに近づき、手を伸ばし、飲んだり食べたりするだろう。硫化水素のような、生命に危険を及ぼすようないやな臭いならば、まず息を止め、できるだけ早くそこから逃げる行動を惹起（じゃっき）するだろう。そのためには嗅覚情報が、呼吸器や消化器、手や足の筋肉へと下降し、協調するための神経経路が必要である。

結局、からだから嗅覚という機能を切り出すためには、からだ全体を〝取り出す〟しかないことに気づかされる。つまりこの思考実験は、生命を関係性の現象として見たとき、部分（パーツ）と呼べるものはないことを明らかにする。

心臓や肝臓といった、個別に見える臓器でも、本質的にはまったく同じことである。心臓や肝臓からは複雑な血管網や神経回路網が出発し、からだ全体に広がっている。管組織が入り組み、他の組織や器官とのあいだに連続的な交通を形成している。周囲の結合組織や腱組織とは密接な細胞間接着があり、それらの細胞は、臓器側に属しているとも、結合組織の側に属しているとも、正確には断定できない。

ここに実在しているのは、細胞の連続的なグラデーションだけである。そしてそのあいだには、絶え間のない、分子の交換、エネルギーの交換、そして情報の交換がある。にもかかわらず人間部品産業は、容赦なくその関係性を分節化し、分断し、取り出そうとするあくなき試みをやめようとしない。

同じことは、生命の空間的な関係性だけでなく、時間軸に対しても行われる。本書でも詳述されているとおり、人はいったいいつ人になるのか、人はいつ生まれたことになるのか、という問題は、生命操作技術が進展することと軌を一にして私たちの前に深刻な疑問として問い直されることになった。

人は必ず死ぬ。この自明すぎるほど自明な事実を前にして、では、人はいったいいつ「死んだ」といえるのか、という問いに答えることはそれほど自明なことではない。

脳がその実質的な機能を失った時点、すなわち脳死は人の死であると定められて久しい。むろん、これは「法的に」という意味である。いまもなお、世界の多くの地域の、たくさんの人びとの間では、心臓停止、呼吸停止、瞳孔散大をもって人の死と見なす伝統的な死の考えのほうに親和性がある。

死の定義が、三つのバイタルサインの消失から、脳死の時点へと前倒しされた理由は極めて明白である。ありていに言えばそれは新鮮な臓器を得るためである。脳が活動を停止しても身体の細胞はその時点ではまだ十分に生きている。その状態で、臓器を取り出しても、殺人にならないようにするため脳死の概念がつくり出された。

人がいつ人になるのかという問題は、死の定義の対称形としても立ち現れる。

ヒトの死を、脳が死ぬ時点に置くのならば、論理的な整合性から考えて、ヒトの生は、脳がその機能を開始する地点となる。脳死の対称点としての「脳始」である。では、脳はいつその機能を開始するのだろうか。

受精卵から出発した生命は細胞分裂を繰り返し、細胞はすこしずつ専門化されていく。まもなく神経細胞が出現する。しかしまだ脳はずっと遠い。神経細胞と神経細胞とに連関ができ、シナプスが形成される。それが巨大なネットワークを構成する。回路に電気信号が流れる。それらが同調し、脳波が出現する。およそこの頃が「脳始」の時期と考えてよいだろう。

それは受精が成立してからかなりの時間がたったとき、およそ二四週から二七週目の頃である。このとき人はその人格を持ち、人となる。そう考えてよいとする主張が実際、脳研究者のあいだからも起きているのだ。なぜこのような「脳始」の議論が出てくるのだろうか。それは「脳死」が求められたのとまったく同じロジックによる。「脳始」以前の段階が、まだ人格のないヒト未満の状態、単なる細胞の塊と見なすことができれば、それを壊して、そこから再生医療のための組織や細胞を採取することが許され、それは殺人とされることもない。

本書で指摘されているとおり、受精した地点が人のはじまりだとする伝統的な考え方がある。「脳始」はそこからはるかに離れた地点にある。脳死も脳始も、現代の最先端医療がつくり出した新しい生命の分節点である。最先端医療は私たちの延命をめざしているのではない。それは実に、生命の時間を両側から縮めてくれているのだ。

本書の初版が刊行されて以来、かなりの時間が経過した。本書が予言していたとおり、私たちはますます、この〝すばらしい〟人間部品産業を推進してそのまっ只中にいる。そのあいだ、生命操作技術は、さらにその解像度を増し続けている。

一九九七年には、哺乳類で初のクローン化が成功した。イギリスでつくられたヒツジのドリーである。分化した体細胞から核を取り出し、それを受精卵の核とすげ替え、そこから遺伝的にまったく同一の個体をつくり出したのだ。どのようなプロセスでゲノムの初期化が起きたのかはまだブラックボックスの中だが、技術的には、ヒツジでできたことは原理的にヒトでも可能である。

二〇〇〇年初頭には、ヒトのゲノムの全遺伝暗号が端から端まで解読された。ヒトゲノム計画の完遂である。これで人間のゲノム情報は細胞の中からコンピュータのハードディスクの中に吸い出されることになった。遺伝子改変生物の作成に必須で、再生医療の切り札とされる胚性幹細胞（ES細胞）の樹立と技術的応用に貢献した科学者たちにノーベル賞が授与された。また、ES細胞を人為的につくり出す新しい手法（IPS細胞）が発見され大きな注目を集めることになった。本書にもある世界初の試験管ベビー、ルイーズちゃんを誕生させた医学者たちにもノーベル賞が与えられた。ノーベル賞委員会は、人工授精を推奨する意図はないとしたが、宗教関係者からは反発を招くことになった。

このような進展を踏まえ、著者のアンドリュー・キンブレル氏は、このほど原著に加筆を加え、大幅な改訂をすることになった。それを受けて私も新たな改訂訳をさせていただく運びとなった。それがこの『すばらしい人間部品産業』である。本書を新しい光のもとに刊行することができてとてもうれしい。そしてここでなされた問題提起はますますその重要性を増している。

キンブレル氏の近著に、Your Right to Know（邦題『それでも遺伝子組み換え食品を食べますか？』）がある。日本語訳の刊行には私もお手伝いをさせていただいた。遺伝子組み換え作物に対する危惧を具体的に示し、大きな警鐘を鳴らしたこの本でも、著者の姿勢は一貫している。何が起きているのか、それを知ることは私たちの権利である。そして近代科学は、本来、関係しあっているもの、連続しているもの、平衡状態にあるものを、一貫して寸断し、分節化しようとしている。そのことがもたらす問題の帰趨はすぐには見えないし、聞こえない。それは長い時間の関数として私たちにリベンジを仕掛けてくる。だからこそ私たちは、現象としての生命を操作し、介入的にかかわることに対して慎重すぎて慎重すぎることはない。

いまから十数年前に、本書が先駆けて提起した問題は、今日、この日本でも現実のものとなっている。体外授精や顕微授精による不妊治療はごく一般的な施術となった。ながいあいだ空白期間があった臓器移植が再開され、脳死が人の死であることも法制化された。本人の同意がなくとも遺族の承諾で移植が可能となった。カード化された保険証の裏面には臓器提供の意思表示記入欄がある。幹細胞を用いた治療や再生医療研究も急速に進展しつつある。

つまり本書の指摘どおり、この〝すばらしい〟人間部品産業は巨大なブルドーザーのごとくうなりを立てて前進を続けている。そして最大の問題は、本書が予言していたように、時間をかけた十分な議論や慎重な合意形成を経ることがないまま、先端的テクノロジーだけが急激な進行をさらに加速し、研究者自身を含めてそれを誰も止めることができないということである。

私たちに必要なのは、単にことの真偽や善悪を問うことではなく、もっと時間軸をさかのぼって理念を構築することである。文明史として科学を考え生命観をとらえなおすことである。その意味で本書はすでに古典的意味を帯びている。今後、ますます複雑で深刻な事件をもたらすであろう生命をめぐる諸問題を考えるときの必読書であることは疑う余地がない。

そういえば最近の日本では、こんな係争事例もあった。イネ裁判である。

農水省所管の研究チームが、病害として農家に恐れられているいもち病に強いイネを、遺伝子組み換え技術によって作出しようと計画した。彼らはディフェンシンという物質に着目した。カラシナやダイコンがつくるタンパク質であるディフェンシンは、その名のとおり、いもち病菌のような病原体に対する防御物質である。植物は、病原菌の襲来を受けるとディフェンシンをつくり出し、これを放出する。ディフェンシンはミクロな弾丸として病原体に作用し、細胞に穴をあけて殺してしまう。

しかし、イネはディフェンシンをつくる能力がない。だから、イネにもこの物質をつくり出せるようにすれば、いもち病菌に対抗できるはずだ――そこで彼らは遺伝子組み換え技術を用いて、カラシナのゲノムからディフェンシンDNAを切り取り、イネのゲノムに移植を行った。かくして新しいイネが完成した。実験室内の実験が終わり、野外実験が行われることになった。

この実験に対して地域農家を中心とする人々が拒絶反応を示したのである。遺伝子組み換えイネの花粉が飛んできて自分の水田で交雑するかもしれない。ディフェンシンが環境に出れば生態系が乱されるかもしれない。そのうちディフェンシンに抵抗性を持つ耐性菌が蔓延するかもしれない。そう危惧したのである。かくして野外実験の差し止め裁判がはじまった。

当然のことながら研究を推進する側は防戦につとめた。花粉の飛散については紙袋などの防止措置を施し、栽培も近隣から十分な距離を取っている。イネの花粉は短時間しか受精能力を持たないし、それほど遠くへ飛ぶこともない。第一、ディフェンシンはカラシナがつくっている物質であり、もともと環境中に存在する天然物質である。耐性菌が現れるとしたらとっくに出現しているはずだ。

イネがディフェンシンを生産する能力を持つと何が起こるだろうか。いもち病に抵抗することが可能となる。短期的にはそれでよい。でも長期的には？　切り離されたディフェンシンが、本来属していた文脈、つまりカラシナの中の関係性を背景に考えなければ見えてこない点である。

カラシナがディフェンシンを生産し、放出するのは、外敵から襲撃を受けた時、緊急措置として一過的に起こる精妙な反応である。一斉に防御し、外敵を一挙に不活性化する。そのあとすぐに攻撃を停止する。ディフェンシンもすみやかに分解される。

一方、遺伝子組み換えによってイネに移植されたのは、このような応答システム全体ではなく、ディフェンシンのDNAのみである。おまけに、常時、ディフェンシンの生産が起こるようにしてある。そのほうがてっとり早く、メカニズムとしても簡単だし、効果も期待しやすい。

このイネがもし広範囲に栽培されるようになるとどのような事態がもたらされるだろうか。ディフェンシンが常時、一定量、水田に放出され続けることになる。これは病原体にとって新しい環境であり、持続的に淘汰の圧力となる。生命体は絶えず変化しながら、与えられた条件に適応する道を探り当てる。

つまり、やがてディフェンシンを無力化する耐性菌が出現するのは生物進化の必然である。しかしそれには長い時間を要するだろう。常時、ディフェンシンを与え続けることは、敵を利することである。耐性菌の出現にとって時間は最大の味方である。ただ、いつそれが起きるのかは誰にも予想できない。その瞬間を見極めることも不可能である。

ここで行われているのは一種の思想戦である。機械論的な生命観、あるいは人間部品産業を推進する思考に対して、生命を現象としてとらえ、そこに成立する動的な平衡に生命の本質を見る思想の闘い。後者は常に不利である。イネ裁判は結審し、原告農家側の敗訴で終わった。具体的な被害がないこと、予防的な危惧にすぎないかもしれないことに対して、司法の判断はあまりにも現実的である。遺伝子組み換え技術の是非を問うとき、重要なのは、いま、すぐそこに危険があるかないかということではない。むしろ長い時間を経て、生命がどのように遷移するかということである。イネ裁判の判決に決定的に欠けていたのは時間に対する想像力なのだ。

本書でも明らかにされているとおり、これは人間部品産業をめぐる諸問題についてもまったく同じことが見て取れる。

絶え間なく流れ、少しずつ変遷しながらも、一定のバランス、恒常性を保っているもの。それが動的平衡である。生命現象はまごうことなく動的な平衡にある。
常に交換することによって、蓄積するエントロピーを外部に捨て、わずかに変化し続けることによって、新しい環境に適応する。だから生命は進化し続け、ここまで存続することができた。何十億年にわたって。逆説的ながら、変わることが変わらないための唯一の方法だったのである。それゆえ生命は空間的にも時間的にも連続しており、そこに分節化しうる部分とよべるものは本来、存在しない。

本書が私に教えてくれたのはそういうことだった。そして理念というものは、かそけきものであるがゆえに、語り続け、求め続けなければならない。理念は常に不利なのである。それも本書が示してくれたことだった。
あらゆる意味において本書は私の原点である。

二〇一一年三月

福岡伸一

**原書所収のNOTESは、講談社BOOK倶楽部内「講談社の翻訳書」コーナーでご覧いただけます。**

http://www.bookclub.kodansha.co.jp/books/honyaku/

## プロフィール

アンドリュー・キンブレル　Andrew Kimbrell【著者】
弁護士、市民運動家、執筆者として、およそ四半世紀にわたり活躍中。1997年には食品安全センター（Center for Food Safety＝本拠・ワシントンDC）を創設、事務局長を務める。環境保護、持続可能な農業のあり方を訴えている。おもな著書に“Your Right to Know”（邦題：『それでも遺伝子組み換え食品を食べますか？』・筑摩書房刊）がある。

福岡伸一（ふくおか・しんいち）【訳者】
1959年東京生まれ。生物学者。京都大学卒。米国ハーバード大学研究員、京都大学助教授などを経て、青山学院大学教授。2007年に発表した『生物と無生物のあいだ』（講談社現代新書）は、サントリー学芸賞、および新書大賞を受賞し、ベストセラーとなる。おもな著書に『世界は分けてもわからない』（講談社現代新書）、『動的平衡　生命はなぜそこに宿るのか』（木楽舎）、『ルシボシカミキリの青』（文藝春秋）、『できそこないの男たち』（光文社新書）などがある。

# すばらしい人間部品産業

2011年4月15日　第1刷発行
2011年6月3日　第2刷発行

著者……………………A・キンブレル
訳者……………………福岡伸一
装幀……………………重原 隆
本文デザイン…………内山尚孝（next door design）
装画……………………センガジン



発行者…………………鈴木 哲
発行所…………………株式会社講談社
東京都文京区音羽2丁目12－21［郵便番号］112－8001
電話［編集］03－5395－3808
［販売］03－5395－3622
［業務］03－5395－3615

印刷所…………………豊国印刷株式会社
製本所…………………大口製本印刷株式会社
本文データ制作………講談社プリプレス管理部

定価はカバーに表示してあります。
落丁本・乱丁本は購入書店名を明記のうえ、小社業務部あてにお送りください。送料小社負担にてお取り替えします。なお、この本の内容についてのお問い合わせは学芸局（翻訳）あてにお願いいたします。


ISBN978-4-06-216287-6　N.D.C.956　445p　20cm